Heimhilfe

Elisabeth Jedelsky

(Hrsg.)

Heimhilfe

Praxisleitfaden für die mobile Betreuung zuhause

4., aktualisierte und erweiterte Auflage

Mit 15 Abbildungen

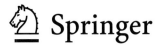 Springer

Herausgeber
Elisabeth Jedelsky
Wien

ISBN 978-3-662-46105-1   ISBN 978-3-662-46106-8 (eBook)
DOI 10.1007/978-3-662-46106-8

Die Deutsche Nationalbibliothek verzeichnet diese Publikation in der Deutschen Nationalbibliografie;
detaillierte bibliografische Daten sind im Internet über ▶ http://dnb.d-nb.de abrufbar.

Springer

Coverabbildung: © openlens / fotolia.com
Umschlaggestaltung: deblik Berlin
Satz: Crest Premedia Solutions (P) Ltd., Pune, India

Gedruckt auf säurefreiem und chlorfrei gebleichtem Papier

Springer-Verlag ist Teil der Fachverlagsgruppe Springer Science+Business Media
www.springer.com

»Ich bin zu alt, um nur zu spielen, /
Zu jung, um ohne Wunsch zu sein.«
Johann Wolfgang von Goethe, Faust I, Vers. 1546 f.

Vorwort

- **Warum dieses Buch?**

Nach über dreißigjähriger Tätigkeit führte mich eine berufliche Veränderung aus den Krankenhäusern des Wiener Krankenanstaltenverbundes hinaus in den ambulanten Bereich der Betreuung und Pflege. Bis zu diesem Zeitpunkt hielt ich in meiner Wahrnehmung, und mit mir viele gleichgesinnte Kolleginnen, die Arbeit im Krankenhaus für den zentralen und wichtigsten Ort des Geschehens von Betreuung und Pflege.

Durch diese berufliche Veränderung bekamen Begrifflichkeiten wie häusliche Betreuung und Pflege, Betreutes Wohnen, Wohlfahrtsorganisationen, demographische Entwicklung, steigende Lebenserwartung, chronische Erkrankung, Selbstbestimmung, Hilflosigkeit, Lebensqualität und vieles mehr plötzlich eine andere Bedeutung und einen anderen, in mancher Hinsicht weniger abstrakten Stellenwert.

Mir wurde klar, wo in wirklich überwiegendem Maße Betreuung und Pflege stattfindet. In meinem beruflichen Alltag präsentierten sich mir nunmehr die vielfältigsten Angebote der verschiedensten Vereine und Organisationen. Es zeigten sich Nöte, Sorgen und Ängste, aber auch Wünsche und Freuden der Betroffenen und ihrer Bezugspersonen.

In einer Zeit, in der die Wichtigkeit des lebenslangen Lernens und der Erwachsenenbildung immer wieder betont wird, war es umso erstaunlicher festzustellen, dass es für und über diese Berufsgruppe keinerlei Fachliteratur gibt.

Gerade deshalb wende ich mich mit diesem Buch ganz speziell an die Heimhelferinnen und Heimhelfer. Einerseits im tief empfundenen Respekt vor ihrer Tätigkeit, die sie tagtäglich unter nur geringer Beachtung und Wertschätzung durch die Öffentlichkeit, jedoch zum Wohle vieler Mitmenschen, verrichten. Andererseits soll dieses Buch ein wesentlicher Beitrag zur Qualitätssicherung im Bereich der ambulanten Pflege und Betreuung werden. Das Motto »zwei gesunde Hände und zwei gesunde Füße sind genug« ist bereits jetzt zu wenig und wird auch in Zukunft nicht genügen.

So soll für die Berufsgruppe der Heimhilfe mit diesem Buch die Möglichkeit geschaffen werden, Fähigkeiten und Fertigkeiten sowie Wissen und Wirken auf den neuesten Stand zu bringen.

Dieses Buch sowie die einzelnen Beiträge greifen wichtige und scheinbar unwichtige Themen auf, sollen neugierig machen und zu einer weiteren Vertiefung in die Thematik anregen. Als roter Faden dienen die im bestehenden Wiener Heimhilfeeinrichtungengesetz und in der Gesundheits- und Krankenpflege-Basisversorgungs-Ausbildungsverordnung angeführten Anforderungen und Wissensgebiete.

Eine Anmerkung noch: Für alle personenbezogenen Bezeichnungen gilt die gewählte Form für beide Geschlechter. Zur klar verständlichen und für die Leserin gut lesbaren sprachlichen Gestaltung wird im Text aber meist nur eine Form verwendet.

Viel Vergnügen beim Lesen und Lernen wünscht
Elisabeth Jedelsky

Danksagung

Den Autorinnen und Autoren danke ich für die Hilfe bei der Verwirklichung einer Idee.

Inhaltsverzeichnis

Serviceteil

Autorenverzeichnis

Prof. Dr. Gertrude Aschauer
Akadem. Lehrerin für Gesundheits- und
Krankenpflege
gertrude.aschauer@gmail.com

Prof. Dr. Andrea Berzlanovich
Fachbereich Forensische Gerontologie
Department f. Gerichtsmedizin Wien
andrea.berzlanovich@meduniwien.ac.at

Ingrid Bruckler
Lehrerin für Gesundheits- und Krankenpflege
ingrid.bruckler@gmx.at

Gabriela Eichleter
Diplomierte Gesundheits- und Krankenschwester
Kontinenz- und Stomaberatung
gabriela.eichleter@bbwien.at

Christine Fichtinger
Lehrerin für Gesundheits- und Krankenpflege
Institut für Pflegekompetenz
c.fichtinger@nurseandcare.at

Michael Frank
Akademischer Lehrer für Gesundheits- und
Krankenpflege
michael.frank@wienkav.at

MSc Birgit Germ-Oberwinkler
Pflegepädagogin
birgit.germ-oberwinkler@wienkav.at

Bernhart Idinger
Lehr- und Berufssanitäter NFS (NKI)
Österreichisches Rotes Kreuz – Landesverband
Wien
idinger@w.redcross.or.at

Elisabeth Jedelsky
Diplomierte Gesundheits- und Krankenpflegeperson
elisabeth.jedelsky@wien.gv.at

Mag.ª Ruth Kaltenbacher
Wiener Pflege-, Patientinnen- und
Patientenanwaltschaft
ruth.kaltenbacher@wien.gv.at

Christina Kejik-Hopp
Ernährungsberatung
kejik-hopp@aon.at

Renate Klimes
Diplomierte Gesundheits- und Krankenschwester
renate.klimes@gmx.at

Hannelore Knoll
Lehrerin für Gesundheits- und Krankenpflege
hannelore.knoll@wien.gv.at

Erika Lechner
Diplomierte Gesundheits- und Krankenschwester
Oberin i. R., zertifizierte Ausbildung in Palliative
Care
erika.lechner43@gmail.com

Mag.ª Gabriele Lederer
Psychologin, systemische Supervisorin
g.lederer@menschzentral.at

Veronika Litterak
Physiotherapeutin
v_munz@yahoo.com

Prof. Dr. Wolfgang Lutz
Wittgenstein Centre for Demography and Global
Human Capital (IIASA, VID, WU)
Leiter
World Population Program (IIASA)
lutz@iiasa.ac.at

Manuela Milly
Diplomierte Gesundheits- und Krankenschwester
Diabetesberaterin
manuela.milly@bhs.at

Mag.ª pharm. Andrea Rosa Morgenbesser
Klinische Pharmazeutin
geprüfte Krankenhausapothekerin
andrea.morgenbesser@wienkav.at

Mag.ª Edith Prassl
Klinische und Gesundheitspsychologin
edith.prassl@chello.at

Mag.ª Dr. rer. soc. oek. Berta Schrems
Diplomierte Gesundheits- und
Krankenpflegeperson
Soziologin
berta.schrems@univie.ac.at

Doris Semotan
Diplomsozialarbeiterin
Abt. Pflege bei Sozial Global AG
doris.semotan@sozial-global.at

Martina Taschner
DGKS
Lehrerin für Gesundheits- und Krankenpflege
tina.taschner@aon.at

Karin Traintinger-Kunz
Psychotherapeutin
katrain-ku@aon.at

Andrea Vysoky
Diplomierte Gesundheits- und Krankenpflegeperson
Fonds Soziales Wien
andrea.vysoky@fsw.at

Mag. Siegfried Weilharter
Wiener Pflege-,
Patientinnen- und Patientenanwaltschaft
siegfried.weilharter@wien.gv.at

Mag.ª Barbara Zinka
Direktorin der Pflegeakademie der Barmherzigen
Brüder
barbara.zinka@bbwien.at

Demographische Entwicklung in Österreich

Wolfgang Lutz

E. Jedelsky (Hrsg.), *Heimhilfe,*
DOI 10.1007/978-3-662-46106-8_1, © Springer-Verlag Berlin Heidelberg 2016

1

Die zukünftige Altersstruktur Österreichs hängt von der Geburtenrate, der Lebenserwartung und der Migration ab. Die Migration ist dabei der unsicherste Faktor, der sich von einem Jahr aufs nächste stark verändern kann. Sicher ist dagegen, dass unsere Bevölkerung älter wird und der Anteil der über 65-jährgen Menschen in den nächsten Jahren stark zunehmen wird. Das ist schon in der heutigen Altersstruktur vorprogrammiert. Aber auch hier können zukünftige Geburten-, Sterbe- und Migrationsraten den Prozess entweder beschleunigen oder verlangsamen.

Die 60er-Jahre waren die goldene Zeit der Familie. Fast alle Männer und Frauen haben geheiratet, und die Kinderzahlen lagen deutlich über den durchschnittlich 2,1 Kindern pro Frau, die für die Bestanderhaltung notwendig sind. Seit Mitte der 70er-Jahre sind die Geburtenraten in Österreich wie auch in Deutschland und anderen Ländern Westeuropas dann deutlich gesunken. Heute liegen wir in Österreich bei rund 1,4 Kindern pro Frau, was heißt, dass eine Generation sich nur noch zu zwei Dritteln selbst ersetzen kann. Das heißt, langfristig würde die Bevölkerung von Generation zu Generation um ein Drittel schrumpfen, falls dies nicht durch Einwanderung zum Teil ausgeglichen wird. Es ist nicht zu erwarten, dass die Geburtenraten in nächster Zeit wieder deutlich ansteigen, obwohl eine gewisse Erholung aber auch ein leichtes weiteres Absinken durchaus möglich sind.

Diese Entwicklung der Geburtenrate bringt nicht nur eine geringere Zahl an Kindern und Jugendlichen in Österreich, sie ist auch Hauptgrund für das schnelle Altern der Bevölkerungsstruktur. Zusammen mit der weiteren Zunahme der Lebenserwartung, die dazu führt, dass es immer mehr ältere Menschen gibt und sich die Alterspyramide an der Spitze erweitert, führt der Geburtenrückgang dazu, dass die Alterspyramide an der Basis schrumpft und daher der Anteil der älteren Menschen an der Gesamtbevölkerung weiter zunimmt. ◘ Abb. 1.1 zeigt eine Prognose dieser Alterspyramide für Österreich bis zum Jahr 2030. Dabei kann von einer Pyramidenform freilich keine Rede mehr sein. Die starken Geburtenjahrgänge der 60er-Jahre und der folgende Rückgang werden dazu führen, dass selbst im Jahr 2030 der Geburtsjahrgang 1965–70 noch die mit Abstand größte Altersgruppe ist. Das sind allerdings dann Menschen, die bereits über 60 Jahre alt sein werden.

Da wir die Altersstruktur des Jahres 2030 nicht exakt voraussagen können, weil diese noch durch die unsicheren zukünftigen Trends hinsichtlich Fertilität (Fruchtbarkeit), Mortalität (Sterberate) und Migration (Wanderung) bestimmt wird, zeigt die Alterspyramide auch Unsicherheitsintervalle. Der äußere Bereich gibt das Unsicherheitsintervall in dem 95% der zukünftigen Entwicklungspfade liegen. Der dunkle Bereich in der Mitte zeigt die wahrscheinlichste Form der Pyramide an. Die Graphik zeigt deutlich, dass die Zahl der Kinder in Zukunft mit wesentlich höherer Unsicherheit behaftet ist als z.B. die Anzahl der Personen im Alter von 60–70 Jahren. Der Grund dafür liegt in der Tatsache, dass die Zahl der Kinder stark von der noch unbekannten zukünftigen Geburtenrate beeinflusst wird, während bei den über 30 Jahre alten Personen die Größe des Geburtsjahrganges bereits bekannt ist. Allerdings ist auch die Zahl der jüngeren Erwachsenen von den Unsicherheiten im Bereich der zukünftigen Migration betroffen. Schließlich nimmt die Unsicherheit bei den hoch betagten Personen sogar wieder zu. Dies ist eine Konsequenz der Tatsache, dass man nicht weiß, ob wir bereits nahe an einem oberen Limit der Lebenserwartung sind oder ob diese in Zukunft noch stark weiterwachsen wird. In dieser Frage gehen die Expertenmeinungen stark auseinander und diese wissenschaftliche Unklarheit über die zukünftige Entwicklung ist auch in den Prognosen durch ein breiteres Intervall dargestellt.

Wird das starke Altern der Bevölkerung auch zu einer Zunahme der Zahl der älteren Personen mit Behinderungen in der täglichen Lebensführung führen und daher eine Zunahme des Pflegebedarfs mit sich bringen? Da der Pflegebedarf mit dem Alter deutlich zunimmt und

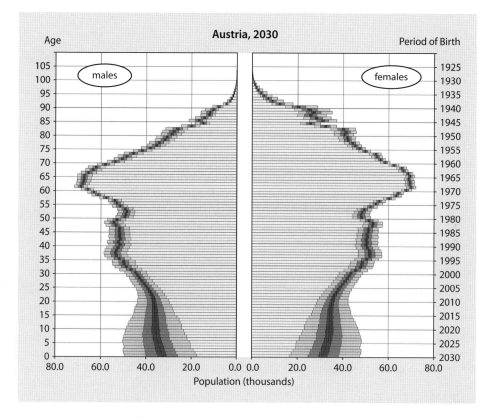

Age — Austria, 2030 — Period of Birth

males — females

Population (thousands)

■ Abb. 1.1 Alterspyramide Österreich (2030) (© Wittgenstein Centre for Demography and Global Human Capital)

wir in Zukunft mehr alte Menschen haben werden, ist bei unverändertem Altersprofil der Pflegebedürftigkeit mit einer deutlichen Zunahme zu rechnen. Allerdings gibt es auch Hinweise darauf, dass die Menschen nicht nur länger leben, sondern auch länger gesund sind und selbst für sich sorgen können. Sollte sich dieser Trend fortsetzten, fällt die Zunahme des Pflegebedarfs viel weniger dramatisch aus, als die demographische Entwicklung alleine vermuten ließe.

Qualität und Qualitätssicherung

Elisabeth Jedelsky

E. Jedelsky (Hrsg.), *Heimhilfe*,
DOI 10.1007/978-3-662-46106-8_2, © Springer-Verlag Berlin Heidelberg 2016

»Frage dich jeden Tag, was du morgen besser machen kannst.« (Kaizen)

Wenn wir ein Restaurant besuchen, zum Friseur gehen oder einen Arzt konsultieren, haben wir in der Regel klare Vorstellungen, was in jeder Situation Qualität für uns bedeutet, also etwa frisch verarbeitete Lebensmittel, freundlicher und aufmerksamer Service, keine Wartezeiten, Behandlung nach dem neuesten Stand der wissenschaftlichen Erkenntnisse, keine Schmerzen zu erleiden usw. Gute Qualität ist somit die Erfüllung von Anforderungen und Erwartungen.

Ebenso gibt es in der Betreuung durch die Heimhelferin Merkmale, durch welche eine Dienstleistung sowohl von Klientinnen, deren Angehörigen bzw. Vertrauenspersonen als auch von den Betreiberinnen einer Organisation als gute Qualität bezeichnet wird. Wie etwa freundliches, einfühlsames Verhalten, Pünktlichkeit, das Erkennen von Veränderungen und eine adäquate Reaktion darauf, eine nachvollziehbare Dokumentation, regelmäßige Fortbildung und vieles mehr.

Der Sinngehalt des Wortes Qualität, welches im 16. Jahrhundert aus dem lateinischen *qualitas* entlehnt wurde, ist laut Duden Beschaffenheit, Güte, Wert.

Zur historischen Entwicklung ist zu sagen, dass Qualität schon immer und auf allen Märkten ein wesentlicher Erfolgsfaktor war. Qualität bestimmt unser Handeln, unsere Entscheidungen und unsere Argumentation im Alltag. Erst im 20. Jahrhundert wurden die Phänomene und Gesetzmäßigkeiten rund um die Qualität erforscht und beschrieben. Es entstanden daraus Grundsätze und Handlungsleitlinien, die unter den verschiedensten Begriffen wie Qualitätssicherung, Qualitätskontrolle, Qualitätsmanagement etc. zusammengefasst wurden.

Avedis Donabedian, ein amerikanischer Wissenschaftler und Begründer der Qualitätsforschung im Gesundheitswesen, beschrieb 1966 die Qualität in drei Dimensionen, welche miteinander in Beziehung stehen und sich gegenseitig beeinflussen:
 - Strukturqualität,
 - Prozessqualität,
 - Ergebnisqualität.

Struktur   Unter Struktur sind alle für Betreuung und Pflege maßgeblichen Rahmenbedingungen zu verstehen.

Diese Dimension beschreibt die Qualität der eingesetzten Mittel, also finanzielle Möglichkeiten, Personalanzahl und dessen Qualifikation, Vorhandensein von Unterlagen (z.B. Dokumentationsformulare), Vorschriften und gesetzliche Vorgaben (z.B. Dokumentationspflicht, Richtlinien, Standards), Fort- und Weiterbildung, Gebäude, Ausstattung, Einrichtung usw.

Prozess   Unter Prozess sind alle Aktivitäten zwischen Leistungserbringerin (Einrichtung) und der Empfängerin (Klientin) zu verstehen. Hier geht es um den eigentlichen Kern der Dienstleistung.

Beschrieben wird die Qualität von Abläufen und Verfahren wie: Interaktion mit den Klientinnen, Kooperation mit pflegenden Angehörigen sowie deren Vertrauenspersonen, Arbeiten entsprechend dem Pflege- und Betreuungsprozess sowie nach Standards und Richtlinien, Einhalten von organisatorischen Regelungen, Einsatzplanung, Kontinuität der Beziehung zwischen den Betreuenden und den Klientinnen, Reaktionen in Krisensituationen, Vollständigkeit bzw. Nachvollziehbarkeit der Dokumentation, Wartezeiten usw.

Ergebnis   Ergebnis bzw. Wirkung wird oft auch als »Outcome« bezeichnet und beschreibt die Qualität der Resultate, beispielsweise Wirksamkeit und Erfolg der Leistung, Veränderungen im Gesundheitszustand und im Schweregrad, Kundenzufriedenheit usw.

Qualitätsmessungen können bei allen drei Dimensionen ansetzen, denn alle drei Qualitäten lassen sich messen und in Zahlen (Kennzahlen) darstellen.

▪ **Qualitätssicherung durch Qualitätsmanagement**
Die Grundprinzipien des Qualitätsmanagements lassen sich in folgenden Punkten zusammenfassen:
- Kundinnenorientierung,
- Prozessorientierung,
- kontinuierliches Lernen, Innovation und Verbesserung,
- Effizienz und Ergebnisorientierung,
- Führung und soziale Verantwortung.

Kundinnenorientierung Die Frage nach den »Kundinnen« im Qualitätsmanagement lässt sich am besten beantworten, wenn man sich die Frage stellt: »Wer hat Interesse an der Arbeit meiner Organisation?«. Die Antwort darauf besteht aus einer langen Liste von Personen und Organisationen, die in irgendeiner Form mit der eigenen Organisation zu tun haben: Klientinnen, Bewohnerinnen, Angehörige und Vertrauenspersonen, Mitarbeiterinnen der Organisationen wie Heimhelferinnen, Pflegehelferinnen und Diplomierte Gesundheits- und Krankenpflegepersonen, Hausärztinnen, Gesundheits- und Sozialzentren, Eigentümerinnen, Lieferantinnen, Versicherungen, ja sogar ganz allgemein die Gesellschaft selbst.

Alle diese Personen oder Organisationen sind Kundinnen im Sinne des Qualitätsmanagements.

Prozessorientierung Alle Arbeit ist Arbeit im Prozess. In einer Organisation gibt es eine Vielzahl an Prozessen, niemand macht eine Arbeit von Anfang bis zum Ende allein. So erfolgt z.B. die Zuweisung einer Klientin an eine Organisation in der Regel über die Beratungszentren »Pflege und Betreuung« des Fonds Soziales Wien, die Betreuung und Pflege erfolgt durch die jeweilige Berufsgruppe, Koordination und Unterstützung erfahren die Betreuungs- und Pflegepersonen durch die Einsatzleitung der Organisation usw.

Prozesse sind auf die Erfüllung der Bedürfnisse aller Interessenpartnerinnen, wie z.B. Klientinnen, Bewohnerinnen, Angehörige und Vertrauenspersonen, Mitarbeiterinnen der Organisationen wie Heimhelferinnen, Pflegehelferinnen und Diplomierte Gesundheits- und Krankenpflegepersonen usw. ausgerichtet.

Kontinuierliches Lernen, Innovation und Verbesserung Ziel des Qualitätsmanagements ist das Erreichen einer kontinuierlichen Verbesserung der gesamten Organisation. Kontinuierliche Verbesserung ist ein geplanter und strukturierter Prozess. W. E. Deming formulierte diesen Kreislauf in vier Teilschritten: »Plan, Do, Check, Act« oder kurz PDCA-Zyklus.

Der PDCA-Zyklus nach Deming
- Bei der Plan/Planung erfolgt die Auswahl, Beschreibung und Zielsetzung des Themas oder Problems.
- Bei der Do/Durchführung beginnt der begleitete und beobachtete Probelauf.
- In der Phase Check/Überprüfung werden Messungen durchgeführt und Erkenntnisse ausgewertet.
- In der Phase Act/Verbesserung werden die Erkenntnisse aus dem Probelauf und den Messungen in Handlungen umgesetzt. Ist das gesetzte Ziel erreicht worden, wird die Lösung als Standard festgeschrieben.

Effizienz und Ergebnisorientierung   Die Grundannahme, die dahinter steckt ist, dass die Organisation, in diesem Fall z.B. ein Heimhilfebetrieb, agil, flexibel und reaktionsfähig ist und auf veränderte Bedürfnisse und Erwartungen entsprechend reagiert.

Angestrebt wird nicht alles, was machbar ist, sondern alles, was sinnvoll ist in Bezug auf das Erreichen eines Zieles bzw. zur Bewältigung einer Aufgabe.

Führung und soziale Verantwortung   Das Arbeiten an der Qualität kann nicht von außen verordnet werden. Der Entschluss dazu und die Verantwortung dafür liegen innerhalb der jeweiligen Organisation. Es ist die Aufgabe des Managements einer Organisation, ein Qualitätsmanagement einzuführen. Somit geschieht Arbeit an der Qualität nicht zufällig, sondern ist ein expliziter Entschluss.

Führungskräfte müssen eine Vorbildfunktion wahrnehmen, die entsprechenden Qualitätsziele formulieren und die notwendigen Mittel zum Erreichen der Ziele bereitstellen.

> ❶ Die Verantwortung für Qualität liegt jedoch nicht nur bei der Führung alleine. Jede Einzelne in der Organisation ist für Qualität verantwortlich: Qualität hat fixer Bestandteil der Arbeit zu sein. Somit hat jede Mitarbeiterin ihren persönlichen Beitrag zum Erfolg einer Organisation zu leisten.

Beobachten und Beschreiben – Grundlagen der Verständigung und des Verstehens

Berta Schrems

E. Jedelsky (Hrsg.), *Heimhilfe,*
DOI 10.1007/978-3-662-46106-8_3, © Springer-Verlag Berlin Heidelberg 2016

3

Beobachten und Beschreiben sind alltägliche Handlungen und Schlüsselfunktionen professioneller Betreuungsarbeit. Daher muss ihnen besondere Beachtung geschenkt werden. Betreuungspersonen, speziell Heimhelferinnen, haben durch das Eingebundensein in das Alltagshandeln von Klientinnen Einblick in die Art und Weise, wie diese ihren Alltag bewältigen. Je genauer sie in diesen Situationen beobachten und je präziser sie die Beobachtungen beschreiben, desto rascher und besser können Bedürfnisse und Unterstützungsbedarf erkannt, Risiken vermieden und Gefahren abgewendet werden. In vielen Fällen gilt es, die aus den Beobachtungen gewonnenen Informationen an andere Stellen weiterzuleiten. Die Beobachtungen müssen also nicht nur von der Heimhilfe selbst verstanden werden, sondern auch von anderen Personen, die im Umfeld der Heimhilfe anzutreffen sind. In diesem Sinne sind Beobachtungen und Beschreibungen die Grundlage für die Verständigung und das Verstehen und Ausgangspunkt für den Aufbau einer professionellen Beziehung.

Im Mittelpunkt professioneller Betreuungsleistungen steht die Befriedigung von Bedürfnissen von Menschen, die nicht in der Lage sind, dies selbst zu tun. Das Erkennen der Bedürfnisse, die Feststellung, was notwendig, was gewünscht und was möglich ist, ist dabei der erste Schritt. Wir tun dies, indem wir beobachten. Wir hören, sehen, riechen, fühlen und ziehen daraus Schlüsse, setzen Maßnahmen und beobachten ein weiteres Mal, ob und wie diese Maßnahmen gewirkt haben. Was erfolgreich war, wiederholen wir, wenn kein Erfolg eintritt, versuchen wir es mit anderen Mitteln und Maßnahmen. In vielen Bereichen – beruflich wie privat – tun wir dies, ohne viel darüber nachzudenken. In anderen Bereichen wiederum gehen wir planvoll vor und halten jeden Schritt schriftlich fest. Diese geplante Vorgehensweise findet sich eher im beruflichen Zusammenhang, in der Heimhilfe wird dann von Betreuungsplanung und -dokumentation gesprochen. Die Betreuungsplanung dient der Sicherstellung der Qualität, weil nur so festgestellt werden kann, ob die Bedürfnisse erkannt wurden und die gesetzten Maßnahmen die gewünschte Wirkung hatten. Durch den Austausch und die Kommunikation mit Kolleginnen und anderen Teammitgliedern kann Kontinuität in der Betreuung hergestellt werden, denn nur was mitgeteilt wird, kann von anderen nachvollzogen und darauf aufgebaut werden. Dies stellt nicht nur einen Schutz für Klientinnen, sondern auch für Betreuungspersonen dar.

Beobachtung und Beschreibung sind für die Heimhilfe von ganz besonderer Bedeutung, da sie eine Art Drehscheibenfunktion in einem interdisziplinären Team erfüllt. Aufgrund ihres Tätigkeitsbereichs ist die Heimhilfe manchmal die einzige und sehr oft die am längsten anwesende Beobachterin vor Ort. Eingebunden in das Alltagshandeln von Klientinnen, hat sie Zugang zu Informationen im Hinblick auf die Bewältigung des Alltags, in deren Unterstützung letztlich der Daseinszweck der professionellen Betreuung liegt. Der Kompetenzbereich der Heimhilfe macht es in vielen Fällen notwendig, dass sie die Beobachtungen mitteilt und nicht selbst eine Maßnahme setzt. Je frühzeitiger, genauer und differenzierter die Beobachtungen und Beschreibungen sind, desto eher können Gefahrensituationen ausgeschlossen oder Risiken vermieden werden. Beobachten und Beschreiben haben in diesem Sinne nicht nur eine qualitätssichernde und kommunikative, sondern auch eine risikovermindernde Funktion. Um verstehen zu können, wie es zur Verständigung und zum Verstehen kommt, ist es hilfreich, die grundsätzliche Funktionsweise der Wahrnehmung und des Gehirns zu kennen. Diese wird im nächsten Abschnitt vorgestellt.

3.1 Beobachten und Beschreiben – Grundzüge der menschlichen Wahrnehmung

» Das Auge sagte eines Tages: »Ich sehe hinter diesen Tälern im blauen Dunst einen Berg. Ist er nicht wunderschön?« Das Ohr lauschte und sagte nach einer Weile: »Wo ist ein Berg, ich höre keinen.« Daraufhin sagt die Hand: »Ich suche vergeblich, ihn zu greifen. Ich finde keinen Berg.« Die Nase sagte: »Ich rieche nichts, da ist kein Berg.« Da wandte sich das Auge in eine andere Richtung. Die anderen diskutierten weiter über diese merkwürdige Täuschung und kamen zu dem Schluss: »Mit dem Auge stimmt etwas nicht.« (Gribran 1975, zit. n. Baumgartner et al. 1998, S. 122)

Wenn Menschen mit Menschen in Kontakt treten, dann geschieht dies auf der Basis von sinnlichen Wahrnehmungen. Je nach Situation können wir dabei den anderen Menschen sehen, hören, riechen, fühlen oder gleichzeitig mit mehreren Sinnen wahrnehmen. Selbstverständlich gilt dies nicht nur für die Wahrnehmung von Menschen, sondern auch für die räumliche Umgebung. Wahrnehmung ist eine Grundleistung von Lebenswesen (Roth 1997), wir erfassen die Welt mit unseren Sinnen.

Die Sinnesorgane haben in diesem Erfassen der Welt aber nur eine Übermittlungsfunktion, denn vom Gehirn selbst können die sinnlich wahrgenommenen Impulse (z.B. Schall- oder Druckwellen) nicht aufgenommen werden. Im Gehirn kommen weder Wellen noch Bilder oder Geräusche an, sondern neutrale Signale, die auf verschiedene Teile im Gehirn einwirken (Sehzentrum, Hörzentrum etc.), dort übersetzt werden und eine Bedeutung zugeschrieben erhalten. Die Aufgabe des Gehirns besteht in der Deutung oder Interpretation der von den Sinnesorganen kommenden Erregungen. Was wir erkennen, ist nicht ein Abbild oder eine Fotografie der Welt, sondern das, was unser Gehirn aus den Umweltreizen gemacht hat. Für diesen Interpretationsvorgang greift das Gehirn auf Vorerfahrungen, die wir im Laufe unserer Entwicklung mehr oder weniger bewusst angelegt haben, zurück. So müssen wir nicht jedes Mal darüber nachdenken, was das eigenartige, leere Gefühl und die Geräusche in der Magengegend bedeuten. Wir müssen auch nicht nachdenken, ob uns kalt oder warm ist, ob wir traurig sind oder nicht, anders bei Menschen, die an kognitiven Einschränkungen bzw. an demenziellen Erkrankungen leiden; hier ist diese Zuschreibung von Bedeutung aufgrund von Gehirnveränderungen nicht mehr oder nur eingeschränkt möglich. Dies äußert sich z.B. darin, dass sie den Namen oder die Funktion von bestimmten Gegenständen nicht mehr wissen, den Sinn der täglichen Körperpflege nicht erfassen oder die eigenen Kinder nicht mehr erkennen. Auch wenn wir Menschen als Menschen sehen, riechen und spüren können, bleibt diese Erkenntnis unvollständig, wenn wir nicht mehr erkennen können, welche Bedeutung sie in unserem Leben haben oder einmal hatten. Darum ist es wichtig, diesen Menschen über die Sinne Zugang zu tief verwurzelten Vorerfahrungen zu ermöglichen, da ihr Erkennen auf der Stufe der sinnlichen Wahrnehmung stehen bleibt.

An den mehr oder weniger tief verwurzelten Vorerfahrungen werden neue Wahrnehmungen gemessen, verglichen und verändert. Was neu und gleichzeitig wichtig ist, wird hinzugefügt. Die Kombination von alten mit neuen Erfahrungen wird auch als Lernen und der Vorgang des Wahrnehmens und Deutens durch die Zuschreibung einer Bedeutung als Kognition bezeichnet. Dabei können wir immer nur auf das, was in uns ist, zurückgreifen. Bei Menschen, die an kognitiven Einschränkungen leiden, sind genau diese Prozesse des Lernens und der Bedeutungszuschreibung sehr eingeschränkt. Sinnliche Wahrnehmungen haben aber auch für die Betreuungsperson eine wichtige Bedeutung. Sie geben Auskunft über die Person (z.B. Gesundheitszustand, Gewohnheiten, physische Fähigkeiten), über die räumliche Umwelt (z.B. Ausstattung, Größe, Zustand der Wohnung) und über das soziale Umfeld (z.B. alleinstehend, Familienangehörige, Freunde). Finden diese Wahrnehmungen über einen längeren Zeitraum oder zu mehreren Zeitpunkten statt, dann können Veränderungen zwischen dem, was war, und dem, was ist, festgestellt werden. Mit der Wahrnehmung erfolgt gleichzeitig die Deutung und Interpretation, d. h., wir nehmen sinnlich wahr und kennen gleichzeitig die Bedeutung des Wahrgenommenen. Wahrnehmung geht Hand in Hand mit der Erkenntnis. Im Wissen um die Bedeutung, in der Kognition also, steckt erst die Erkenntnis, und diese wird vom Erkennenden bestimmt.

Die Tatsache, dass wir die Welt nicht abbilden, wie sie ist, sondern immer nur auf Basis unserer individuellen Vorerfahrungen wahrnehmen, hat weitreichende Folgen für das menschliche Zusammenleben. Wenn das, was in unseren Gehirnen ankommt, nicht ein Abbild der Welt ist, sondern die Welt, wie wir sie »subjektiv« sehen, dann stellt sich die Frage: Was ist dann die »objektive« Welt? Gibt es dann überhaupt jemanden, der die Welt wahrnehmen kann, wie sie wirklich ist? Wenn niemand aus sich selbst heraustreten kann, nicht einmal die Gehirnforscher, denn auch sie benutzen ihre Gehirne, um das, was sie erforschen zu interpretieren, wer kann dann sagen, was Wirklichkeit ist? Wie kommen wir zu Urteilen, wie richtig und falsch, wahr und unwahr? Und warum können wir trotz allem doch mit Menschen kommunizieren, gemeinsam Dinge erleben und uns verstanden fühlen? Die Fragen sind so alt wie die Menschheit. Die Antworten, die die Wissenschaften heute auf diese großen Fragen haben, sind bescheiden und vorläufig. Nichtsdestotrotz sind sie hilfreich, um das Gelingen und Misslingen von Verstehen und Verständigung zu erklären. Im Zentrum steht die Frage, wie wir im Alltag damit umgehen, dass jede Wahrnehmung subjektiv ist, und wie es uns gelingt, dass wir uns auf gemeinsame Sichtweisen verständigen können.

Wenn zwei Menschen die gleiche Situation beobachten, können wir nicht in die Menschen hineinsehen, um festzustellen, ob sie dasselbe wahrnehmen. Nun wissen wir zwar aus neurowissenschaftlichen Untersuchungen, dass die Farb- und Formwahrnehmung bei den meisten Menschen gleich funktioniert. Es kann also angenommen werden, dass wir aufgrund der gleichen biologischen Beschaffenheit und einer ähnlichen Entwicklungsgeschichte bestimmte Dinge oder Ereignisse, auch Phänomene genannt, gleich wahrnehmen. Beispielsweise sind wir uns einig, dass die Wiesen im Sommer grün, der Schnee im Winter weiß ist und ein startendes Flugzeug Lärm macht. Sich einig sein heißt jedoch noch nicht, dass wir das Grün der Wiesen, das Weiß des Schnees gleich sehen und den Lärm gleich hören. Wir haben uns nur auf eine Bezeichnung für etwas, das beide wahrnehmen, geeinigt. Im Fall der grünen Wiese fällt die Einigung wahrscheinlich sehr viel leichter als bei der Frage, was laut ist und was nicht. Im ersten Fall stimmen wir überein, ohne dies aussprechen zu müssen, es versteht sich von selbst, könnte man meinen. Ähnliches passiert z.B. auch, wenn standardisiertes Fachwissen eine gemeinsame Basis der Wahrnehmung bildet. Im Fall der Lautstärke kommt es sehr vielmehr darauf an, in welcher Situation und mit wem und zu welchem Zweck man sich darüber einigen muss.

3.1.1 Beobachten ist Unterscheiden

Als Menschen können wir nie alles, was rund um uns vorgeht, gleichzeitig und vor allem mit der gleichen Intensität wahrnehmen. Wir nehmen selektiv wahr, d. h., wir nehmen in der Regel das wahr, was für uns und unser Überleben wichtig erscheint. So können wir z.B. beim Autofahren mit unserer Nachbarin plaudern, wenn wenig und fließender Verkehr ist. Nimmt der Verkehr zu oder verlangsamt sich das Tempo plötzlich, dann lenkt dies unsere Aufmerksamkeit vom Inhalt des Gesprächs auf das Geschehen auf der Straße. Auch jene, die das Autofahren erst lernen oder vor kurzem gelernt haben, werden sich mehr auf die Straße konzentrieren müssen als geübte Autofahrerinnen. Für sie ist noch alles neu und daher gleich wichtig. Die gelenkte, auf bestimmte Aspekte gerichtete Wahrnehmung wird Beobachtung genannt. Beobachtung ist nicht zufällig, sondern wird von zwei Seiten bestimmt oder gelenkt – von der Person, die beobachtet, und vom Gegenstand, der beobachtet wird. So macht es, wie wir oben beschrieben haben, einen Unterschied, ob ich als Autofahrerin geübt oder lernend bin und ob der Verkehr ruhig oder hektisch ist. In der Betreuung ist dies auch der Fall, eine erfahrene Betreuungsperson nimmt möglicherweise Hautrötungen am Rücken anders wahr als eine Lernende oder gar ein Laie. Ebenso werden Hautrötungen am Strand bei Betreuungspersonen eine andere Aufmerksamkeit erregen als im beruflichen Alltag. Anders ist dies, wenn wir z.B. im Frühjahr feststellen, dass die Wiesen wieder grün werden. Sie fallen uns auf, weil sich das Grün der Frühlingswiese von dem der Winterwiese unterscheidet.

In der Feststellung, dass etwas eine bestimmte Eigenschaft hat, z.B. ein Flugzeug lärmt, stellen wir gleichzeitig fest, dass etwas nicht zutrifft, in unserem Fall, die Ruhe. Um zu sagen, dass etwas laut ist, muss man auch wissen, was leise oder Ruhe bedeutet. Um die Aussage »Der Schnee ist weiß« verstehen zu können, ist es notwendig zu wissen, dass es auch andere Farben gibt. Gäbe es diese nicht, hätte die Aussage wenig Sinn. Beobachten ist Unterscheiden. Es bestehen Theorien, die besagen, dass wir nur dann etwas beobachten, d. h. gezielt wahrnehmen können, wenn wir einen Unterschied erkennen. So können wir ein Haus nur als Haus erkennen, weil es sich vom Hintergrund abhebt. Der Unterschied zieht unsere Aufmerksamkeit an, weil darin eine Information steckt (Bateson 1997). Alles, was sich im Fluss des Gewohnten, des Normalen und Gleichen bewegt, fällt kaum in den Blick und wird daher auch nicht bewusst wahrgenommen. Wir erfahren darin nichts Neues, es beinhaltet keine Information, die wir nicht schon kennen. So können wir beispielsweise unsere persönlichen Eigenheiten nur als solche wahrnehmen, wenn wir uns mit anderen oder einem Idealbild vergleichen und uns davon unterscheiden, denn anders wären es keine *Eigen*heiten mehr. Ein Beispiel aus der Betreuung wäre die Feststellung, dass eine Klientin eine rote Stelle am Rücken hat. Um diese zu erkennen, muss sich die rote Stelle vom Rest der Haut unterscheiden. Auch können wir Veränderungen nur feststellen, indem wir einen Vergleich zwischen der Ausgangssituation und der Jetzt-Situation anstellen und den Unterschied festhalten. In diesem Unterschied steckt die Information.

3.1.2 Beschreiben ist Beobachtetes kommunizierbar machen

Um unterscheiden zu können, müssen wir das, was das eine vom anderen unterscheidet, auch benennen. Das heißt, in dem Moment, in dem wir eine Beobachtung machen, bezeichnen wir diese auch. Wir können nicht etwas wahrnehmen und es nicht benennen. Es kann schon vorkommen, dass wir das Beobachtete nicht gut beschreiben können, aber auch dann haben wir den Begriff des unbestimmten Gefühls, des eigenartigen Verhaltens, des komischen Geräuschs oder Geruchs, je nachdem, was wir gerade beobachten. In den meisten Fällen können wir unsere Beobachtungen sehr gut mit einem Begriff versehen oder mit mehreren Worten beschreiben. Wir haben die Verwendung von Worten, Begriffen und Ausdrücken im Laufe unserer Entwicklung gelernt, indem wir sie mit Gegenständen oder Ereignissen in Beziehung gesetzt haben. Wir nennen einen Apfel einen Apfel, weil andere vor uns das rote oder grüne Ding so bezeichnet haben, und nicht, weil der Apfel als Apfel in die Welt gekommen ist. Die Herstellung der Verbindung zwischen Dingen, Gegenständen oder Ereignissen und Worten bedeutet eine Sprache zu lernen, unabhängig davon, ob es sich um die Muttersprache, eine Fremdsprache oder um eine Fachsprache handelt. So bezeichnet man in anderen Regionen der Welt den Apfel als »apple« oder nennen fachlich geschulte Menschen eine gerötete Hautstelle am Steiß eines bettlägerigen Menschen einen beginnenden Dekubitus und eine Körpertemperatur von 39 Grad Celsius Fieber. Beschreiben, wie wir aus eigener Erfahrung wissen, können wir nicht nur mit Worten, sondern auch mit Händen und Füßen. Zur Sprache zählt auch die Körpersprache. Die Gestik, wenn man etwas essen will, ist ebenso eindeutig wie jene, wenn man zeigen will, dass man schlafen geht oder dass jemand etwas Dummes gesagt oder getan hat. Wir können uns verständigen und verwenden dabei die Worte, Begriffe und Gesten, aber wir können dabei immer nur das heranziehen, was wir selbst an Worten, Begriffen und Gesten zur Verfügung haben. Ähnlich wie in der Beobachtung können wir auch in der Bezeichnung des Beobachteten nur auf uns selbst zurückgreifen. Natürlich können wir anderes Wissen hinzuziehen, indem wir in Büchern nachsehen, wie wir dies vielleicht tun, wenn wir mit jemandem in einer anderen Sprache kommunizieren oder die richtige Bezeichnung für etwas suchen. Aber auch dann greifen wir in gewisser Weise auf das eigene Wissen zurück, nämlich darauf, dass wir wissen, dass und in welchem Buch wir nachlesen müssen.

Für die Feststellung von Veränderungen ist die Beschreibung von ebenso großer Bedeutung. So ist ein Unterschied nur erkennbar, wenn Ausgangssituation und Jetzt-Situation in gleicher Weise beschrieben werden. Daher ist es wichtig, das Beobachtete eindeutig zu benennen (Dekubitus) und wenn das nicht möglich oder zu wenig aussagekräftig ist, so genau wie möglich zu beschreiben (gerötete Hautstelle am Steißbein, Durchmesser 2 cm etc.). Wie wir an diesem Beispiel sehen können, kann mit der Bezeichnung Dekubitus zwar ein Zustand benannt werden, um aber eine passende Maßnahme ergreifen zu können, muss der Zustand präziser beschrieben werden. Um zu wissen, ob eine bestimmte Handlung in der Betreuung eine Wirkung hat, ist es wichtig, immer mehrere Beobachtungen über einen längeren Zeitraum zu machen, denn wie es sprichwörtlich heißt: »Einmal ist keinmal«, und damit könnte es auch Zufall sein. Die eindeutige Beschreibung, was gemacht wurde und wie die Reaktion war, ist daher von großer Wichtigkeit. Ein Ziel der beruflichen Ausbildung ist es, Unterschiede nicht nur zu erkennen, sondern sie eindeutig zu benennen und ebenso eindeutig zu beschreiben. Nur so kann ein einheitliches Verständnis zur Situation entstehen, aus dem dann die passenden Maßnahmen abgeleitet werden können.

> ❗ Wir können an dieser Stelle festhalten, dass Beobachten Unterscheiden ist und dass in diesem Unterschied die Informationen liegen. In der beruflichen Ausbildung wird diese Form der Beobachtung geschult, indem man lernt, das Normale vom Besonderen, das Ungefährliche vom Risiko oder das Gesunde vom Krankhaften zu unterscheiden.

Des Weiteren können wir festhalten, dass Beobachten nicht nur die Wahrnehmung eines Unterschieds, sondern gleichzeitig auch die Benennung dieses Unterschieds ist. Wir haben in unserer Entwicklung gelernt, bestimmten Gegenständen, Situationen oder Gefühlen Zeichen, Worte, Symbole oder Gesten zuzuordnen und uns damit zu verständigen. Nur durch verbale und nonverbale Äußerungen kommen die Beobachtungen in die Welt, aber nur durch die schriftliche Äußerung bleiben sie auch in der Welt.

3.2 Beobachten und Beschreiben von Sachverhalten und Befindlichkeiten

3.2.1 Äußere und innere Phänomene

Viele Beispiele, die bisher zum Thema Beobachtung genannt wurden, haben sich auf Dinge, Erscheinungen oder Situationen bezogen, die außerhalb von Menschen liegen. Das heißt, wir können sie sehen, hören, riechen, fühlen, mit unseren Sinnen wahrnehmen. Dadurch haben wir die Möglichkeit, gleichzeitig und unter den gleichen Bedingungen mit anderen (intersubjektiv) etwas zu beobachten, vorausgesetzt, die Sinne sind alle in Ordnung. In den meisten Fällen handelt es sich dabei um objektivierbare Sachverhalte, wie allgemein anerkannte Maßeinheiten oder klar definierte Normalzustände sowie Abweichungen davon, z.B. erhöhte Körpertemperatur, gerötete Hautoberfläche oder auch Bewegungseinschränkung, Atemnot. Neben diesen intersubjektiv zugänglichen Phänomenen haben wir es in sozialen Situationen und speziell in der Betreuung von alten und kranken Menschen auch mit Phänomenen zu tun, die nicht direkt beobachtbar sind, z.B. mit Empfindungen wie Schmerzen oder mit Gefühlen wie Einsamkeit und Wohlbefinden. Gefühle und Empfindungen sind nicht in der Welt, sondern im Inneren des Menschen. Das heißt, man kann sie nicht wie eine Hautrötung sehen oder wie die Körpertemperatur oder den Blutdruck messen, denn was ist das Maß für Wohlbefinden oder für Einsamkeit? Für manche dieser Phänomene gibt es Zeichen, die wir deuten können, z.B. den schmerzverzerrten Gesichtsausdruck. Aber ein verzerrtes Gesicht könnte auch bloß eine Grimasse zur Abschreckung, Ärger oder eine unbewusste Angewohnheit bedeuten. Ebenso reicht die Beobachtung des Fehlens von Freundinnen nicht aus, um daraus zu schließen, dass jemand einsam ist. Was für die einen Einsamkeit bedeutet, könnte für die anderen eine bereichernde Ruhe und der Ort des sich Sammelns sein. Um erfahren zu können, wie sich jemand fühlt, müssen wir diese Person fragen, d. h., über Befindlichkeit muss man sich verständigen. Ob jemand Schmerzen hat, kann uns nur die Person selbst sagen, ebenso, ob diese Schmerzen stark, stechend oder pochend sind. Die Verständigung ist dann einfach, wenn wir in der Lage sind zu sprechen, wenn wir dieselbe Sprache sprechen und wenn es sich um Themen handelt, die wir aufgrund unserer ähnlichen Beschaffenheit kennen. Wir wissen, was Schmerz ist, wenn wir die heiße Herdplatte anfassen, und wir wissen, was Schmerz ist, wenn wir einen lieben Menschen verloren haben. Beides bezeichnen wir als Schmerz, und doch werden die Maßnahmen, die wir ergreifen, unterschiedlich sein. Wir müssen dies nicht hinterfragen, weil wir gelernt haben, dass der Schmerz physische und psychische Ursachen haben kann. Wir können nachvollziehen und uns vorstellen, wie sich jemand dabei fühlt, wir können es ohne viele Worte verstehen, weil wir vieles davon schon selbst erfahren haben.

3.2.2 Vergleichen und Interpretieren

Doch sind wir in der Betreuung von Menschen auch mit vielen Situationen konfrontiert, die wir zum Glück selbst nicht erleben mussten oder müssen. Wir wissen weniger gut, wie es sich anfühlt, bis ans Lebensende ans Bett gebunden zu sein (Zegelin 2005), oder was es heißt, wenn man vom eigenen Mann oder von der eigenen Mutter plötzlich nicht mehr erkannt wird bzw. diese nicht mehr erkennen kann. Was dies bedeutet, kann uns nur die in diesen Dingen Erfahrene sagen. Dieses Wissen ist an den speziellen Menschen und seine Lebenswelt, d. h. an seinen Kontext gebunden (Kesselring 1996). Wir können jedoch Fachbücher, Erfahrungsberichte von Betroffenen und eigene Erfahrungen aus anderen Betreuungssituationen in der Beurteilung zu Rate ziehen. Sie können uns Orientierung geben, indem sie den Blick und die Beobachtung auf das Wesentliche lenken. Ein zweiter Ausgangspunkt könnte sein, sich diese Situation für sich selbst vorzustellen. Wir können verstehen, weil wir ähnlich sind. Weil wir aber nicht gleich sind, müssen wir über das Gleiche und das Verschiedene kommunizieren, wir müssen uns verständigen.

In der Betreuung von alten und kranken Menschen begegnen wir auch Situationen, in denen die Kommunikation mittels Sprache nicht möglich ist. Die Gründe können Sprachprobleme sein, z.B. nach einem Schlaganfall. Wenn die verbale Kommunikation nicht mehr zur Verfügung steht, kann die Körpersprache herangezogen werden. Wir haben ein breites Repertoire an Zeichen und Ausdrücken, mit denen wir uns verständigen können. Mit einem Kopfnicken und -schütteln oder dem Hochziehen der Schultern können relativ eindeutige Antworten gegeben werden. Der Gesichtsausdruck kann Wohlbefinden, Schmerz oder Abscheu und die Hände Abwehr oder Offenheit bedeuten, wie die körperliche Anspannung Auskunft über Stress geben kann. Schwieriger wird die Kommunikation mit Menschen, die Probleme im Erkennen der Bedeutung von bestimmten Dingen, Menschen oder Situationen bzw. von Worten haben, wie z.B. demenziell erkrankte Menschen. In all diesen Situationen muss der Sinn oder die Bedeutung der Äußerung vermutet oder interpretiert werden. Interpretieren ist ein Vorgang des Deutens und Auslegens. Als beobachtende Personen entwickeln wir Ideen, was ein bestimmtes Verhalten oder ein bestimmter Gesichtsausdruck bedeuten könnte. Dazu wird ein Vergleich hergestellt – z.B. zu dem Gesichtsausdruck in anderen Situationen, bei anderen Menschen, zu anderen Zeitpunkten etc. Interpretieren ist also Vergleichen.

Wir haben bestimmte Vorstellungen, wie etwas sein soll, weil wir selbst Menschen sind oder weil wir es in der Ausbildung gelernt haben. Wir wissen, was Hunger bedeutet, und wir wissen, was wir dagegen tun können. Aber Essen ist nicht gleich Essen. Um nun die richtige Maßnahme ergreifen zu können, reicht es nicht mehr aus, dass ich mich entsinne, was ich als betreuende, arbeitende Person gerne esse, sondern was dieser Mensch, möglicherweise bettlägerig und an Diabetes und Demenz leidend, gerne essen möchte. Um hier ein Bedürfnis befriedigen zu können, ist zum einen Fachwissen und zum anderen Wissen über diese Person und ihre Gewohnheiten notwendig. Dazu bedarf es vieler Beobachtungen und der Befragung von Menschen im sozialen Umfeld, sofern ein solches gegeben ist. Das heißt, als professionelle Betreuungsperson muss ich die Zeichen und Beobachtungen nicht nur auf Basis des Fachwissens, sondern auch im gegebenen Kontext interpretieren. Kontext ist das, worin wir Menschen mit unserem Leben verwoben sind, woraus wir den Sinn des Lebens schöpfen. Das bedeutet, dass zur Beurteilung der unmittelbaren Situation die Lebensgeschichte mit zu beachten ist. Zum Kontext gehört aber auch die unmittelbare, aktuelle Situation, und so muss die Ursache für die körperliche Unruhe einer demenzkranken Klientin nicht eine Weglauftendenz sein, sondern kann einfach nur auf eine ungemütliche Sitzgelegenheit zurückzuführen sein.

❗ Wir können an dieser Stelle festhalten, dass die Begrifflichkeit der Dingwelt und der für alle zugänglichen Phänomene eindeutiger ist als die der Befindlichkeit. Um Befindlichkeiten der Beobachtung zugänglich zu machen, muss entweder kommuniziert oder das sinnlich Wahrgenommene als Verhalten eindeutig beschrieben werden. Eindeutige Beschreibungen basieren auf Beobachtungen, die allen Beteiligten zugänglich sind.

❗ Des Weiteren können wir festhalten, dass wir in der Betreuung von Menschen, die an kognitiven Störungen leiden oder sich nicht über Sprache mitteilen können, vielfach auf Interpretationen angewiesen sind.

In alltäglichen Situationen ist die Beobachtung meistens nicht von der Interpretation zu trennen. Wir sehen und wissen gleichzeitig, was es bedeutet. Dies ist praktisch, weil wir schnell handeln können, birgt aber auch die Gefahr der voreiligen Schlüsse. Daher müssen wir lernen, den Prozess der sinnlichen Wahrnehmung und den der Interpretation bewusst zu trennen und darüber zu reflektieren, was ich als Beobachterin in die jeweilige Situation hineinlese. Diese Form von Beobachtung und Beschreibung verhindert, dass Wertungen vorgenommen werden. Daher haben eindeutige Beschreibungen auch eine ethische Komponente. Sie sichern die Integrität der Person, d. h., dass diese Person in Übereinstimmung mit ihrem persönlichen Wertesystems handeln und leben kann.

Denn

» es gibt auch ein natürliches Maß, das die Dinge in sich haben. Wenn man Gesundheit und Wahrheit nicht messen kann, so eben deswegen, weil sie ein Zustand innerer Angemessenheit und Übereinstimmung mit sich selbst sind, die man nicht durch eine andere Kontrolle überbieten kann. Deshalb bleibt die Frage an den Patienten sinnvoll, ob er sich krank fühlt. (Gadamer 1993, S. 139)

»Die eigene Gesundheit betreffend« – Gesundheitsverständnis und Gesundheitsförderung

Birgit Germ-Oberwinkler

E. Jedelsky (Hrsg.), *Heimhilfe*,
DOI 10.1007/978-3-662-46106-8_4, © Springer-Verlag Berlin Heidelberg 2016

»Gesundheit ist gewiss nicht alles, aber ohne Gesundheit ist alles nichts« (Schopenhauer)

Kaum ein anderes Thema ist in unserer hochentwickelten Gesellschaft wichtiger als die Gesundheit. Kein Tag vergeht, an dem nicht etwas über Gesundheit und Krankheit in den Medien berichtet wird. Gesundheit ist überall, sie ist ein bedeutender Teil unseres Alltags. Sie ist stets präsent, z.B. in Werbungen, Kampagnen, Gesundheitstipps und gesundheitspolitischen Fragen (Kickbusch 2012; Franke 2006). Hier wird ersichtlich, dass Gesundheit ein wichtiger persönlicher und auch gesellschaftlicher Wert ist. Die Begriffe Gesundheitsverständnis und Gesundheitskompetenz stehen für eine Verbesserung der Gesundheit und Gesundheitsversorgung.

4.1   Einleitung

Bei der Gesundheitsförderung geht es um ein salutogenetisches (= Entstehung von Gesundheit) Handeln, d.h., es sollen Fähigkeiten und Möglichkeiten eines Menschen gestärkt und mobilisiert werden, um die Gesundheit zu schützen (Antonovsky 1997). Heimhilfen geben Klientinnen und Klienten professionelle Unterstützung und können so deren Gesundheit aktiv mitgestalten. Der Gesundheitsgewinn liegt damit in der Herstellung einer höheren als der ursprünglich erwarteten Gesundheitsqualität (Hurrelmann et al. 2010).

Der Mensch hat das Bedürfnis, »gesund zu sein«, »sich wohl zu fühlen«. Ein neuer, aktiver Weg zur Gesundheit ist Gesundheitsförderung. Damit sie wirksam wird, muss sie in den Alltag der Menschen integriert werden. Gesundheitsförderung versucht aktiv Schritte zur Stärkung von individuellen Fähigkeiten und Ressourcen der Menschen in der Lebensbewältigung zu setzen (Steinbach 2011).

Im ersten Abschnitt dieses Beitrags werden zentrale Definitionen von Gesundheit und Gesundheitsförderung als Basis für ein gemeinsames Verständnis aufgezeigt. Mit der Darstellung der Einflussfaktoren auf die Gesundheit sowie der beiden ausgewählten Konzepte »Gesundheitskompetenz« und »Empowerment« werden Möglichkeiten zur Förderung und Veränderung des Gesundheitsverhaltens ersichtlich. Das persönliche Gesundheitsverhalten kann auf dieser Basis kritisch reflektiert werden.

Gesundheitsförderung ist ein Konzept, das einen besonderen Stellenwert in der Unterstützung von Personen im Sozial- und Gesundheitsbereich hat. Ein Aspekt dafür ist die Zunahme alter und hochbetagter Menschen, die häufig an chronischen Krankheiten leiden und im zunehmenden Maße in Single-Haushalten leben. Ziel ist es, die Potenziale und Ressourcen zu erkennen, sie zu stärken, damit eine möglichst hohe Selbstständigkeit der Klientinnen und Klienten erreicht wird.

Heimhilfen sind für die älteren Menschen eine wichtige Ressource und oftmals auch die wichtigste Bezugsperson, daher können sie gezielt hinsichtlich Ressourcenstärkung und Empowerment (= Befähigung) arbeiten. So kann die Gesundheitskompetenz der Klientinnen und Klienten erhöht werden. Als Beispiel seien hier angeführt: wertschätzender Umgang, Ressourcen und Fähigkeiten stärken, Informationsvermittlung, Unterstützung beim Lesen von Beipacktexten, Hilfe beim hygienischen Umgang mit Lebensmitteln, Lesen von Briefen, Gespräche führen, Beobachten des Allgemeinzustandes etc.

4.2 Zentrale Begriffe

Die Bedeutung von Gesundheit hat sich in den letzten Jahren durch die Dynamik, die durch die Interaktion von Demographie, Ökonomie, Globalisierung und einer immer leistungsfähigeren Medizin ausgelöst wird, sehr verändert (Kickbusch 2012) Aber was bedeutet Gesundheit? Hat dieser Begriff für jeden Menschen die gleiche Bedeutung, oder gibt es Unterschiede? Gibt es Umstände im Leben eines Menschen, die diesen Begriff beeinflussen? Neben der gesellschaftlichen Bedeutung ist Gesundheit für jeden Menschen etwas besonders Wichtiges und Höchstpersönliches, weil die Gesundheit durch viele Faktoren beeinflusst wird.

Die Weltgesundheitsorganisation (WHO) hat im Rahmen ihrer Gründungskonvention Gesundheit folgendermaßen definiert:

Gesundheit

»Gesundheit ist der Zustand des völligen körperlichen, psychischen und sozialen Wohlbefindens und nicht nur das Freisein von Krankheit und Gebrechen.« (WHO 1946)

Ausgehend von den gesundheitspolitischen Debatten zur Umsetzung des Gesundheitsbegriffes wurde das Konzept »Gesundheitsförderung« etabliert (WHO 1986).

» Gesundheitsförderung – führt die Ottawa Charta aus – ist ein Prozess, in dessen Zentrum Menschen stehen, die in einem hohen Maße selbstbestimmt über ihre Gesundheit verfügen. Um aber diese Selbstbestimmung leben zu können, müssen sie zuallererst ein Verständnis für Gesundheit entwickeln. Sowohl der Einzelne als auch Gruppen und Gesellschaften müssen lernen, ihre Gesundheit wahrzunehmen, um ein eigenes, persönliches Gesundheitsverständnis zu entwickeln. Auf diese Weise soll Gesundheit zu einem Teil des täglichen Lebens werden. (Steinbach 2011, S. 63)

Aus diesen Definitionen wird ersichtlich, dass Gesundheit ein mehrdimensionaler Begriff und Gesundheitsförderung ein ganzheitliches Konzept ist, wobei körperliche, geistige, seelische und gesellschaftliche Bezüge vorhanden sind. Diese Dimensionen (= Grundgröße, Einheit, Bereich) stehen in Wechselwirkung zueinander und beeinflussen jedes Individuum (Naidoo u. Wills 2010).

Wenn man sich die Frage stellt: »Was bedeutet Gesundheit für mich?«, so muss man überlegen, in welchen Bereichen man sich »gesund fühlt« (Steinbach 2011, S. 27).

Ewels und Simnet (1999) klassifizieren Gesundheit in folgenden Dimensionen:

Physische Gesundheit Sie betrifft den Körper, z.B. fit und nicht krank zu sein.

Psychische Gesundheit Sie bezieht sich auf ein positives Lebens- und Selbstwertgefühl, die Fähigkeit, klar und zusammenhängend zu denken, z.B. »gut drauf zu sein«, »die Situation im Griff zu haben«.

Emotionale Gesundheit Sie meint die Fähigkeit, Gefühle wie z.B. Angst, Freude, Kummer, Ärger usw., zu bemerken und auszudrücken. Emotionale Gesundheit bedeutet aber auch die Fähigkeit, Stress, Spannung, Depression und Beklemmung zu bewältigen, Beziehungen zu entwickeln und aufrechterhalten zu können, z.B. das Gefühl, geliebt zu werden.

Soziale Gesundheit   Diese bezieht sich auf das Gefühl der sozialen Unterstützung durch die Familie und Freunde, z.B. Freunde zu haben, mit denen man sich aussprechen kann, oder das Gefühl haben, nicht abseits zu stehen.

Spirituelle Gesundheit   Diese umfasst das Erkennen und die Fähigkeit, moralische oder religiöse Grundsätze und Überzeugungen in die Praxis umsetzen zu können, sowie das Gefühl, im Leben etwas Sinnvolles und Nützliches zu tun.

Sexuelle Gesundheit   Sie betrifft die Bereitschaft und Fähigkeit, seine eigene Sexualität befriedigend erleben zu können.

Einflüsse des weiteren Umfeldes auf die Gesundheit sind die gesellschaftliche Dimension (sie umfasst z.B. Unterkunft, Frieden, Nahrung, Einkommen) sowie die Umweltdimension (sie umfasst Bereiche wie Qualität der Wohnung, Verkehr, Hygiene, Trinkwasser etc.) (Naidoo u. Wills 2010).

4.3   Subjektive Gesundheitsvorstellungen

Was bedeutet Gesundheit? Wann fühlen wir uns gesund? Welche persönlichen Faktoren beeinflussen die Gesundheit? Neben den wissenschaftlichen Konzepten ist es ebenso wichtig, sich zu überlegen, was Laien für Gesundheitsvorstellungen haben (subjektive Gesundheitsvorstellungen). Laien fällt es genauso schwer wie Experten, den Begriff der Gesundheit exakt zu definieren. Dennoch haben die meisten Menschen eine Vorstellung davon, was es bedeutet, gesund zu sein (Steinbach 2011).

Laien definieren Gesundheit wie folgt:
- das Potenzial, sich gesund zu erhalten;
- ein Gleichgewichtszustand;
- ein persönlich erfahrbares Wohlbefinden (»Wenn ich gesund bin, fühle ich mich wohl, habe ich ein Gefühl der Ausgeglichenheit, glaube ich, dass alles gut geht und werden Schwierigkeiten ganz unwichtig«) (Waller 1996, S. 12).

Im Großen und Ganzen herrschen unter Laien zwei Vorstellungen vor:
- Gesundheit als Abwesenheit von Krankheit und
- Gesundheit als funktionelle Kompetenz (ein Zustand, in dem man sich großartig fühlt) (Waller 1996).

Funktionelle Kompetenzen bedeutet ganz allgemein die Fähigkeit, etwas erreichen zu können. Sie drücken sich in der Vorstellung aus, in einer bestimmten Rolle bestimmte (körperliche) Fähigkeiten zu besitzen (oder haben zu müssen). Weitere Vorstellungen bestehen darin, »mit allem fertig zu werden«, dass »alles wie geschmiert läuft«, wenn man gesund ist, oder »der Gedanke, wegen der Familie könnte man es sich nicht leisten, krank zu werden« (Waller 1996, S. 13).

Gesundheit wird in den meisten Fällen einfach hingenommen und nicht weiter bedacht. Sie wird in der Regel erst dann thematisiert, wenn sie verloren geht. Diesen negativen Ansatz versucht man in der Gesundheitsförderung durch einen positiven zu ersetzen: Gesundheitsförderung will, dass die Menschen sich ihrer Gesundheit bewusst werden, Gesundheit als etwas Wertvolles schätzen lernen und sich bewusst um die Erhaltung der Gesundheit kümmern (Steinbach 2011).

Bei persönlichen Vorstellungen (Laienkonzepten) von Gesundheit kann man sowohl positive als auch negative Ansätze erkennen.

Beim **negativen Ansatz** gibt es drei verschiedene Arten, Gesundheit zu beschreiben:

Gesundheit als Fehlen von Krankheit Menschen mit dieser Auffassung bezeichnen sich als gesund, wenn tatsächlich und objektiv keine medizinische Erkrankung vorliegt. Das Gesundsein hingegen kann nicht definiert werden – es ist ein Leeregefühl, welches erst durch Auftreten einer Erkrankung bemerkt wird. Dies entspricht unserer klassischen medizinischen Auffassung. Gesundheit als Abwesenheit von Krankheit oder Gebrechen ist eine Auffassung, die oft als biomedizinisches Modell bezeichnet wird. Ihr liegt eine medizinische, also naturwissenschaftliche Sichtweise zugrunde, die ausschließlich Störungen und Defizite thematisiert und insofern sehr eingeschränkt ist.

Gesundheit als Fehlen von körperlichen oder seelischen Symptomen Hier steht nicht das Fehlen einer (objektiven) Krankheit im Mittelpunkt, sondern das Fehlen von (subjektiven) Beschwerden. »Wenn ich keine Schmerzen habe, fühle ich mich gesund!«

Gesundheit als Fehlen von gesundheitlichen Problemen Hier geht es nicht um einzelne, spezifische Beschwerden, sondern darum, dass im Allgemeinen keine gesundheitlichen Einschränkungen oder Störungen vorhanden sind (Steinbach 2011).

Beim **positiven Ansatz** wird Gesundheit auf unterschiedliche Weise als Aktionspotenzial (= Fähigkeit, etwas aktiv bestimmen oder steuern zu können) beschrieben:

Gesundheit als Handlungsfähigkeit Menschen fühlen sich gesund, wenn sie ihren Alltag bewältigen, sich ohne Einschränkungen bewegen und ihre persönlichen Ziele verfolgen können. Hier stehen die Fähigkeiten des Menschen im Vordergrund, also alles, was durch das »Können« bestimmt wird.

Gesundheit als Leistungsfähigkeit Hier wird die körperliche oder psychische Leistung angesprochen, zu der man imstande ist, z.B. die körperliche Fitness oder die Fähigkeit, den Berufsalltag zu meistern.

Gesundheit als subjektives Befinden, Wohlbefinden Hier gewinnt Gesundheit die Bedeutung eines sehr subjektiv empfundenen Wohlbefindens oder Zustands von Gleichgewicht. Das bedeutet auch, sich im eigenen Körper wohlzufühlen und im Einklang mit sich zu stehen. Es zeigt sich hier eine psychische und eine physische Ebene.

Gesundheit als Ausdruck von Stärke und Kraft Diese Auffassung spiegelt sich z.B. in den Redewendungen »Du strotzt vor Kraft« oder »Mir geht's bärig« wider. Gesundheit als Kraft und Stärke bedeutet, dass man das Gefühl hat, über viele Energiereserven zu verfügen. Diese Stärke kann sich auf die Psyche und/oder den Körper beziehen.

Gesundheit als Harmonie und Gleichgewicht Hier kommt ein sehr positives Gefühl zwischen dem Einzelnen und seiner Umwelt zum Ausdruck. Dies ist der höchste Ausdruck von Gesundheit: ein gutes subjektives Körpergefühl und die Empfindung, im Einklang mit sich selbst und den anderen zu stehen (Steinbach 2011).

An diesen empirischen Ergebnissen zeigt sich, wie facettenreich die persönlichen Auffassungen von Gesundheit sind. Was der Einzelne unter Gesundheit versteht, ist von seinem ganz persönlichen, subjektiven Erleben abhängig – von seiner subjektiven Wirklichkeit. Diese subjektiven Wirklichkeiten sind naturgemäß ganz verschieden. Jeder legt bei seiner eigenen Definition von Gesundheit sein Augenmerk auf etwas anderes. Daher ist es sehr schwierig, eine Definition oder Erklärung des Begriffs Gesundheit zu finden, die für alle Menschen passt (ebd.).

Es ist zu erkennen, dass der Begriff Gesundheit eine große Bandbreite von Bedeutungen hat, daher ist es wichtig, in jeder Situation herauszufinden, welche davon gerade zur Geltung kommt. Die Klärung dessen, was Sie selbst unter Gesundheit verstehen und was die anderen Menschen damit meinen, wenn sie über Gesundheit sprechen, ist für die gesundheitsfördernde Intervention ein entscheidender Schritt (Naidoo u. Wills 2010).

4.4   Einflussfaktoren auf die Gesundheit

In diesem Abschnitt wird aufgezeigt, wie Faktoren der psychischen und sozialen Umwelt maßgeblich die Mortalität (Sterblichkeitsmaße) und Morbidität (Krankheitsmaße) beeinflussen. Forschungsergebnisse zeigen, dass es **gesundheitliche Chancenungleichheiten** in der Bevölkerung gibt. Diese spiegeln strukturelle Ungleichheiten in der Gesellschaft wider, die mit Faktoren wie der sozialen Schicht, Geschlechts- oder ethnischen Gruppenzugehörigkeit zusammenhängen (Naidoo u. Wills 2010).

4.4.1   Bestimmende Faktoren der Gesundheit

Nach dem Rückgang der Infektionskrankheiten im 19. und frühen 20. Jahrhundert sind die Hauptursachen für Erkrankung und Tod heute die Herzkreislauferkrankungen und Krebs. Die gestiegene Lebenserwartung ist einer der Hauptgründe für die Zunahme von degenerativen Erkrankungen (= Abbau oder Funktionsverlust anlagebedingt oder aufgrund von chronischen Schädigungsfaktoren). Epidemiologen stellten fest, dass trotz genereller Zunahme der Lebenserwartung nicht alle gesellschaftlichen Gruppen die gleichen Gesundheitschancen haben. Sie haben Merkmale identifiziert, die es ermöglichen, vorherzusagen, dass bestimmte Gruppen von Menschen wahrscheinlich früher sterben (Naidoo u. Wills 2010).

4.4.2   Persönlichkeitsmerkmale und Gesundheit

Ob die Entstehung und der Verlauf von Krankheiten mit Persönlichkeitsmerkmalen zusammenhängen und ob diese Persönlichkeitsmerkmale auch das Gesundheitsverhalten beeinflussen, ist eine Frage, die immer wieder gestellt wird. Sie bekommt eine große persönliche Bedeutung bei schweren körperlichen Erkrankungen, die immer Krisensituationen darstellen, und werfen für den Einzelnen viele, oft existenzielle Fragen auf.

Durch diverse Untersuchungen konnten einige Faktoren als Krankheitsursachen identifiziert werden.

Häufige Krankheitsursachen
- Individuelle schädliche Verhaltensweisen (z.B. Zigarettenrauchen)
- Vererbung (die genetischen Faktoren sind weitgehend unveränderbar und der noch verbleibende Raum für Interventionen liegt im Bereich der Medizin)

- Körperliche Besonderheiten
- Psychische Besonderheiten
- Umweltfaktoren (z.B. Wohnverhältnisse oder Luftverschmutzung)

Es gibt einige (allgemeine und spezifische) Modelle, die einen Zusammenhang zwischen Persönlichkeit, Krankheit und Gesundheit aufzeigen. Allgemeine Modelle erläutern weder die Art der Erkrankung noch die wirksamen Persönlichkeitsmerkmale.

Das Modell der persönlichkeitsinduzierten physiologischen Hyperaktivität Bestimmte Persönlichkeiten neigen in Stresssituationen zu einer physiologischen Überaktivität, die Krankheiten verursachen kann (z.B. Rauchen in Stresssituationen, »Nicht einschlafen können« etc.).

Das Modell der konstitutionellen Prädisposition Darunter versteht man eine körperliche Anfälligkeit, eine allgemeine physische Schwäche oder eine Dysfunktion des Organsystems, das Betroffene für Krankheiten empfänglicher macht (Mineralstoffmangel, angeborene Immunschwäche etc.).

Das Modell des personenbedingten Risikoverhaltens Einige Persönlichkeitsmerkmale verursachen risikoreiches Verhalten, welches besonders dazu geeignet ist, die Gesundheit zu gefährden (z.B. der Wunsch, immer zu gewinnen, fettreiche Ernährung, Bewegungsarmut, das Bedürfnis, es allen recht zu machen etc.) (Steinbach 2011).

4.4.3 Gesellschaftliche Einflüsse auf die Gesundheit

Viele Studien zeigen, dass es einen Zusammenhang zwischen der wirtschaftlichen und sozialen Situation eines Menschen und seiner Lebenserwartung gibt. Sozial benachteiligte und sehr arme Personen zählen zu den gefährdeten Gruppen. Neuere Berichte zeigen, dass Erkrankungen bei weitem kein Schicksal sind, sondern dass Gesundheit und Krankheit auch gesellschaftlich geprägt werden (Steinbach 2011). Die wohlhabenden Mitglieder einer Gesellschaft leben länger und sind gesünder als jene gesellschaftlichen Gruppen, die sich in einer weniger günstigeren Lage befinden. Ärmere Bevölkerungsschichten leiden eher unter chronisch degenerativen Erkrankungen und Infektionskrankheiten. Sozial schlechter gestellte Menschen gehen oft sehr belastenden Tätigkeiten nach, leben auf engstem Raum und wohnen meistens nicht im Grünen (erhöhte Umweltbelastung). Negativ wirken sich außerdem das oft geringere Selbstbewusstsein der unteren Schichten, wenig Bildung und schwach entwickelte Fähigkeiten der Problem- und Konfliktlösung aus. Falsche oder mangelhafte Ernährung und zu wenig Bewegung kommen eventuell noch hinzu (ebd.).

Gesundheitliche Risiken liegen vor allem in der Lebenssituation von materiell ärmeren, sozial benachteiligten oder wenig gebildeten Menschen. Weitere Ergebnisse zeigen, dass Menschen gefährdet sind, wenn sie allein leben oder sozial isoliert sind. Bei vielen Krankheiten tragen Männer ein höheres Risiko als Frauen (bei einigen aber auch umgekehrt). Migrantinnen und Migranten weisen generell ein höheres Gefährdungspotenzial auf. Schließlich sind Menschen spezifischen Risiken ausgesetzt, wenn sie mit Umweltnoxen konfrontiert sind (Hurrelmann et al. 2011).

Zusammenfassend gibt es gesundheitliche Chancenungleichheiten hinsichtlich der sozialen Schichtzugehörigkeit, der geografischen Lage, der Geschlechtszugehörigkeit und der ethnischen Herkunft. Man kann die Auffassung vertreten, dass sich die Menschen in den unteren sozialen Schichten einfach ungesünder verhalten. Man kann aber auch argumentieren, dass deren geringeres Einkommen es ihnen einfach nicht ermöglicht, sich gesünder zu verhalten. Dadurch sind sie gezwungen, unter ungesünderen Bedingungen zu leben. Die Debatte über diese Frage dauert an, und es gibt keine einfachen Antworten (Naidoo u. Wills 2003).

4.4.4   Arbeit und Gesundheit

Die Arbeit ist ein wichtiger sozialer Einflussfaktor auf die Gesundheit: Sie bestimmt die Höhe des Einkommens, beeinflusst das Selbstwertgefühl des Einzelnen und verleiht sozialen Status. Die Art der Arbeit kann sich direkt auf die Gesundheit auswirken (z.B. im Bergbau, Schadstoffe, Stresssituationen). Der Zusammenhang zwischen Arbeitsbedingungen und Gesundheit liegt auf der Hand. Die meisten Menschen verbringen ein Drittel des Tages an ihrem Arbeitsplatz. Es ist einleuchtend, dass die Gesundheit leidet, wenn es hier zu Problemen und Belastungen kommt (Naidoo u. Wills 2010; Steinbach 2011).

4.4.5   Geschlechtszugehörigkeit und Gesundheit

Geschlechtszugehörigkeit als Gesundheitsfaktor muss immer im Zusammenhang mit den gesellschaftlichen Rollenbildern von Mann und Frau gesehen werden. Erwähnenswert ist, dass Studien belegen, dass Geschlechtszugehörigkeit zwar ein maßgeblicher Faktor ist, jedoch nie allein ausschlaggebend, sondern stark mit anderen Faktoren gekoppelt ist, z.B. Schichtzugehörigkeit.

> **Erklärungsansätze der Geschlechterunterschiede (Naidoo u. Wills 2010)**
> — Biologische Ebene: genetische Faktoren (Hormone)
> — Symptomwahrnehmung und Krankheitsverhalten: Frauen und Männer berichten in je unterschiedlicher Art und Weise über ihre Gesundheit
> — Erfahrungen mit dem Gesundheitssystem: Es bestehen unterschiedliche Arzt-Patient-Beziehungen, die einen Einfluss auf die gesundheitliche Lage und die Beurteilung von Gesundheit haben
> — Erworbene Risiken: Unterscheidung bezüglich Bewegung, Ernährung, Umgang mit Stress zwischen den Geschlechtern

Dieser Abschnitt zeigte einen kurzen Überblick über die physischen und sozialen Einflussfaktoren, die eng mit dem Gesundheitszustand der Bevölkerung verbunden sind: Armut, Arbeitslosigkeit, schlechte Wohnverhältnisse, ungesunde Arbeitsbedingungen, Stress, Luft- und Wasserverschmutzung. Aufgezeigt wurde auch das gesundheitliche Risikoverhalten des einzelnen Individuum (ungesunde Ernährung, Rauchen, wenig Bewegung), und wie dieses durch das soziale Umfeld beeinflusst wird. Deshalb ist das Gesundheitsverhalten des Einzelnen immer im Kontext (Zusammenhang zwischen verbundenen Teilen) des sozialen Umfeldes zu sehen (Naidoo u. Wills 2010).

4.5 Gesundheitskompetenz

Die Bedeutung von Gesundheit hat sich in den vergangenen Jahren sehr verändert: Gesundheit wird nach Kickbusch (2006) immer mehr zu einer treibenden Kraft und zu einem wichtigen Zweig der Wirtschaft. Gesundheit durchdringt alle Bereiche unseres täglichen Lebens, was durchaus sowohl als Vorteil als auch als Nachteil gesehen werden kann. Das Individuum kann sich einerseits bewusst für seine Gesundheit entscheiden, andererseits bringt die Informationsflut oft Orientierungslosigkeit durch ein Überangebot an »gesunden« Produkten und Dienstleistungen. Die Vielfalt an Angeboten fordert von uns ständige Orientierung und Reflexion, um die richtigen Entscheidungen für unsere Gesundheit zu treffen. Mit dieser Entscheidungslast richtig umzugehen fällt manchmal recht schwer. Menschen mit speziellen Fähigkeiten im kognitiven und emotionalen Bereich haben bessere Voraussetzungen, sich dieser Herausforderung zu stellen. Diese Menschen sind interessiert, suchen Informationen und haben die Fähigkeit, sich mit Gesundheitsinformationen kritisch auseinanderzusetzen.

4.5.1 Definition

Der Begriff »Gesundheitskompetenz« ist noch nicht allzu bekannt (Riegler 2014) und leitet sich vom englischen Begriff »Health Literacy« ab. Ursprünglich wurde dieser Begriff als Gesundheits-Alphabetisierung übersetzt. Er umfasst Grundfertigkeiten wie Lesen, rechnerische Fähigkeiten und Sprachverständnis sowie das Verstehen, Verarbeiten und den aktiven Umgang mit gesundheitsrelevanten Informationen. Wir alle verfügen in unterschiedlichem Ausmaß über diese Kompetenzen. Wir benötigen sie, um unsere Gesundheit täglich zu erhalten und zu verbessern (ebd.). Menschen erwerben Gesundheitskompetenz im Laufe ihres Lebens; die konkrete Ausprägung dieser Kompetenz ist eng mit den Bedingungen verbunden, unter denen sie heranwachsen und leben. Die Gesundheitserziehung in der Familie, Gesundheitsangebote in der Schule und in den Betrieben gehen wesentlich mit der Ausbildung und Verbesserung von Gesundheitskompetenz einher (Sommerhalder u. Abel 2007). Neben Alltagswissen ist spezifisches Wissen, wie das Wissen um Einflussfaktoren auf die Gesundheit und ihre Veränderung, Teil wissensbasierter Gesundheitskompetenz (Steinbach 2011).

4.5.2 Bereiche von Gesundheitskompetenz

Kickbusch definiert Gesundheitskompetenz als »die Fähigkeit des Einzelnen, im täglichen Leben Entscheidungen zu treffen, die sich positiv auf die Gesundheit auswirken« (Kickbusch 2006, S. 69). Sie umfasst fünf Kompetenzbereiche. Diese beziehen sich auf die persönliche Gesundheit, die Orientierung im Gesundheitssystem, das Konsumverhalten, die Arbeitswelt und die Gesundheitspolitik:

Kompetenz zur persönlichen Gesundheit Diese Kompetenz impliziert Grundkenntnisse in Bezug auf die Gesundheit. Darunter fallen Wissen und Anwendung von gesundheitsförderlichen und Krankheit verhindernden Verhaltensweisen, Selbstpflege, Betreuung der Familie, Maßnahmen zur Ersten Hilfe.

Kompetenz zur Orientierung im Gesundheitssystem   Hiermit ist die Fähigkeit gemeint, sich im Gesundheitssystem zurechtzufinden und gegenüber den Gesundheitsberufen als kompetente Partnerin und kompetenter Partner aufzutreten.

Kompetenz in Bezug auf das Konsumverhalten   Dies ist die Fähigkeit, Konsum- und Dienstleistungsentscheidungen unter gesundheitlichen Gesichtspunkten zu treffen.

Kompetenz in der Arbeitswelt   Diese Kompetenz umfasst die Fähigkeit, sich vor Unfällen und Berufskrankheiten zu schützen und für Sicherheit und gesundheitsförderliche Arbeitsbedingungen einzutreten sowie eine ausgeglichene Balance zwischen Beruf- und Privatleben einnehmen zu können.

Gesundheitspolitische Kompetenz   Der Aspekt der Gesundheitspolitik betrifft das informierte, gesundheitspolitische Handeln wie die Mitarbeit in Patientenorganisationen oder die Stellungnahme zu Gesundheitsfragen (ebd.).

- ▪ **Die drei Gesundheitskompetenzen**
Gesundheitskompetenz stärkt die Fähigkeit, gesundheitsbezogene Entscheidungen zu treffen und Gesundheitsinformationen zu finden, diese zu verstehen und ins Handeln umzusetzen. Nach Nutbeam (2000) können die funktionale, die interaktive und die kritische Gesundheitskompetenz unterschieden werden:

Die funktionale Gesundheitskompetenz   Diese Kompetenz beinhaltet Grundkompetenzen im Lesen und Schreiben, die es einer Person ermöglicht, einfache Informationen zur Gesundheit zu verstehen (Info über gesunde Lebensmittel, Lesen eines Beipacktextes etc.).

Die kommunikative, interaktive Gesundheitskompetenz   Diese Form beschreibt grundlegende soziale und kognitive Fertigkeiten. Sie ermöglichen es einer Person, aktiv am Alltag teilzunehmen, gesundheitsrelevante Informationen aus verschiedenen Quellen zu beschaffen und zu verarbeiten und sie mit anderen Akteuren zu interpretieren (Stutz Steiger u. Spycher 2006).

Die kritische Gesundheitskompetenz   Diese Kompetenz umfasst fortgeschrittene kognitive und soziale Kompetenzen, die für die kritische Analyse von Informationen eingesetzt werden können (ebd.). Menschen sind dabei in der Lage, das Risiko sowie Vor- und Nachteile verschiedener Optionen abzuwägen und die gewählte Maßnahme an ihre Alltagsbedingungen anzupassen. Auch die Bereitschaft, Empfehlungen im Zusammenhang mit gesundheitsbezogenen Angeboten zu befolgen und sich compliant (= konform) zu verhalten ist ein Aspekt kritischer Gesundheitskompetenz.

4.5.3 Auswirkungen unzureichender Gesundheitskompetenz

Die Gesundheitskompetenz ist eine wichtige Grundlage für das individuelle Gesundheitsverhalten, das sich unmittelbar auf den Gesundheitszustand auswirkt. Es ist davon auszugehen, dass kranke Menschen mit höherer Gesundheitskompetenz rascher gesund werden und nachhaltiger gesund bleiben (ebd.).

Risikogruppen für unzureichende Gesundheitskompetenz
- ▬ Menschen mit unzureichenden Lese- und Rechenfähigkeiten, niedrigem Bildungsgrad
- ▬ Ältere Menschen
- ▬ Menschen mit niedrigem Einkommen
- ▬ Arbeitslose Menschen
- ▬ Personen, die die Sprache des Gesundheitsversorgers nicht sprechen

Hinweise auf mangelnde Lesekompetenz
- ▬ Unfähigkeit, verordnete Medikamente zu benennen oder ihre Einnahme zu erklären
- ▬ Mangelhaft ausgefüllte Formulare
- ▬ Die Bitte, schriftliche Informationen mit nach Hause nehmen zu können, weil man die Brille vergessen habe oder damit Angehörige diese lesen können

Es konnte festgestellt werden, dass Gesundheitskompetenz eine Voraussetzung dafür ist, dass selbstpflegerische, therapeutische, gesundheitsfördernde und präventive (vorbeugende) Maßnahmen verstanden und umgesetzt werden können (Stutz-Steiger u. Spycerh 2006). Gesundheitskompetenz hat somit einen positiven Effekt auf die individuelle Gesundheit und das Gesundheitssystem (Thilo et al. 2012). Die Bedeutsamkeit dieses Konzeptes liegt darin, dass Klientinnen und Klienten und deren Angehörige zu einem Umgang mit Gesundheit befähigt werden. Dies bezieht sich sowohl auf gesunde als auch auf kranke oder alte Menschen.

4.6 Empowerment

4.6.1 Definition

Empowerment (wörtlich übersetzt: »Selbstbefähigung«; »Selbstbemächtigung«; »Stärkung von Eigenmacht und Autonomie«) – dieser Begriff bezeichnet »Entwicklungsprozesse (...) in deren Verlauf Menschen die Kraft gewinnen, um ein nach eigenen Maßstäben buchstabiertes,besseres Leben' zu leben« (Herriger 2010, S. 13). Aus Sicht der Gesundheitsförderung bezeichnet Empowerment einen Prozess, durch den Menschen, Organisationen, Gemeinschaften in die Lage versetzt werden, Kontrolle über ihr Leben und ihre Lebensbedingungen auszuüben und ihre Ziele zu erreichen (Steinbach 2011).

Das Konzept des Empowerments stammt aus den USA und wurde im Zusammenhang mit der Bürgerrechtsbewegung der Afroamerikaner und der Frauenbewegung des 20. Jahrhunderts kreiert. Der Ansatz ist für die Arbeit mit Gesundheit von besonderer Bedeutung. In der Gesundheitsförderung wurde der Begriff in den achtziger Jahren in Anlehnung an die WHO-Definition von Gesundheitsförderung eingeführt. Da Gesundheitsförderung die Befähigung zur Selbstbestimmung und autonomen Lebensführung betont, nimmt Empowerment hier einen wesentlichen Stellenwert ein (ebd.).

4.6.2 Ebenen und Methoden von Empowerment

Empowerment kann von Fachleuten nicht direkt bewirkt werden. Es geht um Prozesse, in deren Verlauf Menschen sich »selbst bemächtigen«, ihre eigenen Stärken und Ressourcen finden und diese mobilisieren können.

Empowerment bewegt sich (Herriger 2010) auf vier unterschiedlichen Ebenen:

Die individueller Ebene   Menschen stärken, Ressourcen erkennen und fördern, z.B. durch motivierende Gesprächsführung. Menschen erleben ihre Situation nicht mehr als hilflos, sie nehmen ihr Leben wieder in die eigene Hand.

Die Gruppenebene   Im Mittelpunkt stehen hier die Selbsthilfegruppen oder die engagierten Bürgerinnen und Bürger etc., also Menschen, die sich zusammenfinden, ihre Kräfte bündeln und gemeinsam aus einer Situation der Hilflosigkeit heraus beginnen, den Alltag aktiv zu gestalten.

Die institutionelle Ebene   Schaffung von Rahmenbedingungen für die Durchführung und Mitentscheidung der Bürgerinnen und Bürger.

Die Gemeindeebene   Auf dieser letzten Ebene zielt Empowerment auf die Mobilisierung der vorhandenen Ressourcen der Bewohnerinnen und Bewohner einer Gemeinde oder Stadtteils.

4.6.3 Grundhaltungen des Empowerment

Empowerment zeichnet sich u.a. durch folgende Grundhaltungen in der Umsetzung des Konzeptes aus:

Konzeptuelle Elemente (nach Herriger 2002)
- Abkehr vom Defizit-Blickwinkel auf Menschen: Im Mittelpunkt der psychosozialen Betreuung stehen nicht die Lebensunfähigkeit und Hilflosigkeit der Adressatin/des Adressaten und die damit verbundenen Dienstleistungen, sondern die Stärken und Ressourcen, auch in kritischen Lebensphasen die Umstände und Situationen des Lebens selbstbestimmt zu gestalten
- Vertrauen in die Stärken des Individuums, die es auch möglich machen, kritische Situationen erfolgreich zu meistern
- Ermutigen der Klientin und des Klienten zur Eigentätigkeit
- Respekt vor der Autonomie der Betroffenen und Kooperation auf »Augenhöhe«
- Zukunftsorientiertheit – »der Blick nach vorne«
- Mentor- und Mentorinnenrolle (Vertraute/r, Unterstützer/-in, Mutmacher/-in)

Die hier benannten Elemente verweisen auf einen ethischen Werterahmen, in dem das Konzept eingespannt ist (Herriger 2002). In den Worten von Herriger ist das Empowerment-Konzept »für die gesundheitsbezogene Arbeit von hoher Attraktivität« (ebd., S. 1). Die Fähigkeit eines Menschen, das eigene Leben selbst in die Hand zu nehmen, es selbst zu kontrollieren, ist eine wesentliche Voraussetzung für körperliches, seelisches und psychisches Wohlbefinden und entspricht dem salutogenetischen Ansatz.

4.7   Fazit

Dieser kurze Einblick in die Gesundheitsförderung soll das Interesse der Leserinnen und Leser für das umfassende Thema wecken und sie bekräftigen, sich näher mit dem Gebiet der Gesundheitsförderung auseinanderzusetzen. Gesundheitsförderung ist ein wegweisendes Konzept mit vielen Möglichkeiten und unterschiedlichen Ansätzen. Eng verbunden mit den Konzepten der Gesundheitskompetenz und des Empowerments sind der Ansatz der Verhaltensänderung, das Salutogenese-Modell von Antonovsky (1997), das Konzept der Resilienz (Widerstandsfähigkeit) und noch vielen weiteren, die zu einem gesunden Leben führen sollten.

Praktische Umsetzung   Die Politik hat die Aufgabe, die Lebenswelten gesundheitsfördernd zu gestalten, was durch vielfältige Angebote geschieht (z.B. WiG – Wiener Gesundheitsförderung: »Wien – Gesunde Stadt«, »Gesunde Bezirke«, Kindergesundheit etc.). Im Fokus der Gesundheitsförderung steht der eigenverantwortliche und selbstbestimmte Umgang mit der Gesundheit.

Ausblick   Wir Gesundheitsfachkräfte sind aufgefordert, unsere eigene Gesundheit zu stärken und die eigenen Potenziale zu fördern. Dies befähigt uns, diese Kräfte im Beruf einzusetzen. Gleichermaßen interessieren wir uns für die uns anvertrauten Personen. Heimhelferinnen und Heimhelfer haben eine sehr wichtige Position und sind in der Lage, Klientinnen und Klienten entsprechend positiv zu stärken, zu fördern und zu motivieren, damit auch diese ihre Gesundheitskompetenz ausbauen können. Sie tragen so zu einem sinnerfüllten, längeren und selbstbestimmten Leben der betreuten Menschen bei.

Lernwege bewusst machen

Gertrude Aschauer

E. Jedelsky (Hrsg.), *Heimhilfe,*
DOI 10.1007/978-3-662-46106-8_5, © Springer-Verlag Berlin Heidelberg 2016

In diesem Kapitel wird ein Blick darauf geworfen, wie Sie an Ihre Ausbildung zur Heimhelferin herangehen können, um die zur Verfügung stehende Zeit und Ihr persönliches Vorwissen sinnvoll zu nutzen. Das Ziel dieses Kapitels ist es, einen Leitfaden zur Planung Ihrer Lern- und Lebensgestaltung während der Ausbildung zu geben. Die zentralen Themen für dieses Kapitel sind »die Lernwege bewusst« machen und ein Leitfaden zur Lernorganisation.

5.1   Lernwege in der Ausbildung bewusst machen

Das Lernen Erwachsener wird von sehr vielen Faktoren beeinflusst, z.B. von der persönlichen Einstellung zum Lernen, Lerngewohnheiten und Lerntechniken, den schulischen Lernerfahrungen und dem Grund, warum man lernt. Damit Ihnen Ihre Lernerfahrungen bewusst werden, betrachten Sie Ihre positiven Lernerfahrungen mit folgenden Fragen:

Wann hatten Sie zum letzten Mal Erfolg beim Lernen? Versuchen Sie aus heutiger Sicht festzustellen, warum Sie zu diesem Zeitpunkt gut gelernt haben.

Was sind die Gründe für Ihre Ausbildung? Am Beginn jeder Ausbildung oder Weiterbildung ist es wichtig, die eigenen Lernmotive zu kennen. Denn diese motivieren und leiten an, können aber auch hemmen. In diesem Fall ist es notwendig, sich selbst zu motivieren. Als hilfreich zur persönlichen Motivation haben sich nach Zintl (1998) folgende Maßnahmen erwiesen:

- Machen Sie sich (wieder) bewusst, warum Sie diese Ausbildung beginnen.
- Teilen Sie sich Ihre Ziele und Aufgaben in kleine Teilziele, die überschaubar sind, auf.
- Belohnen Sie sich nach dem Erreichen von Teilzielen (es müssen ja nicht immer große Belohnungen sein; ein Kinobesuch, eine Tasse Kaffee etc. reicht auch).
- Machen Sie sich den Einstieg in das Lernen leichter, indem Sie die Lernumgebung angenehm gestalten und z.B. mit Konzentrationsübungen beginnen.
- Halten Sie Ihre Arbeitsfortschritte schriftlich fest. Damit wird Ihnen bewusst, wie viel Sie leisten können.
- Lernen Sie mit Kolleginnen zusammen. Dadurch können Sie sich gegenseitig motivieren (vgl. Zintl 1998).

5.1.1   Lerntypen

Das Lernen wird außerdem beeinflusst von der Persönlichkeit der Lernenden und ihrem Umfeld, von den Lehrenden und von der Gruppe der Teilnehmerinnen. Auch Menge und Schwierigkeitsgrad des Lernstoffes wirken sich auf das Lernen aus. Dabei ist auch zu beachten, dass jede Einzelne eine bestimmte Art zu lernen bevorzugt.

Man bezeichnet die unterschiedlichen Lernarten als Lerntypen. Dr. Stangl, Ass. Prof. der Universität Linz, hat zu den Lerntypen Handelndes Lernen, Akustisches Lernen, Lesendes Lernen und Bildliches Lernen einen Lerntypentest entwickelt. Dabei wird unter diesen Lerntypen Folgendes verstanden:

Handelndes Lernen   Erlerntes sofort praktisch umsetzen und lieber ausprobieren als lange die Gebrauchsanweisung lesen sind die Vorlieben dieses Lerntyps.

Akustisches Lernen   Der akustische Lerntyp lernt am besten beim Zuhören, er nimmt das Gehörte auf und kann es wiedergeben.

Lesendes Lernen Dieser Lerntyp bevorzugt gute Schulbücher und Lernen durch Lesen. Er lernt am besten, wenn er den Prüfungsstoff mit eigenen Worten formulieren kann.

Bildliches Lernen Diese Lerntypen bevorzugen das Lernen mit Filmen, Dias und Overheadfolien. Komplizierte Inhalte zeichnen sich diese Lernerinnen gerne auf (vgl. ▶ http://arbeitsblaetter.stangl-taller.at).

Der Lerntypentest ist unter ▶ www.stangl-taller.at abrufbar. Versuchen Sie es!

Lernprobleme können manchmal entstehen, wenn nur jene Sinnenkanäle angesprochen werden, die nicht Ihrem Lerntyp entsprechen. Allerdings kann es auch sein, dass Lernprobleme entstehen, weil der Lernstoff nicht Ihrem Lerntyp entsprechend vermittelt werden kann. Versuchen Sie daher, bei Ihrer Lernvorbereitung die Unterlagen auf den persönlichen Lerntyp abzustimmen.

Beispiel: Sie sind bildlicher Lerntyp, die Unterlagen sind allerdings wenig strukturiert und ohne Diagramme etc. Dann zeichnen Sie ein Diagramm, indem Sie in Lehrbüchern oder im Internet nach bildlichen Darstellungen zu diesem Thema suchen.

5.1.2 Das Lernen in der Gruppe

Die Rolle der »Schülerin« ist für viele Erwachsene gleichbedeutend mit »im Unterricht einfach zuhören«. Das ist allerdings wenig förderlich für das Lernen. Vielmehr hat sich gemeinsames Lernen als sehr günstig für den Lernerfolg erwiesen. Dieses Lernen in der Gruppe ist für viele ein ungewohnter Zugang zum Lernen. Trotzdem macht es Sinn, sich mit diesem Gedanken zu Beginn der Ausbildung zu beschäftigen. Denn der Vorteil einer Lerngemeinschaft besteht darin, dass sich die Teilnehmerinnen der Ausbildung gegenseitig unterstützen.

> **Mögliche gegenseitige Unterstützungen und Vorteile, Mitglied einer Lerngruppe zu sein**
> — Man kann Hilfsmittel (Bücher, Computer etc.) gemeinsam nutzen.
> — Das Wissen und die Erfahrungen jeder Teilnehmerin sind wertvolle Ressourcen beim Lernen.
> — Aufgaben können untereinander aufgeteilt werden.
> — Gemeinsames Durchdenken eines Problems, das während des Lernens entstanden ist.
> — Neue Kontakte können geknüpft werden und Freundschaften entwickeln sich.
> — Sie bereiten sich gemeinsam für eine Prüfung vor. Das heißt, Sie legen Termine fest, an dem Sie gemeinsam bestimmte Inhalte des Lernstoffes wiederholen und Fragen klären.
> — Es bildet sich ein großer Zusammenhalt innerhalb der Gruppe.

Bei der Gründung einer Lerngruppe ist es besonders wichtig, zu klären, welches gemeinsame Ziel Sie verfolgen. Ist es das Ziel, Unterrichtsinhalte auszutauschen oder auch konkrete gemeinsame Prüfungsvorbereitungen treffen? Von Vorteil ist es dabei, das ausgewählte Ziel schriftlich festzuhalten. Für die Zusammenarbeit ist es ebenso hilfreich, gemeinsame Regeln festzulegen.

Beispiel: Wie gestaltet sich die Arbeitssitzung: Gibt jeder zu einem bestimmten Thema einen Vortrag und wird dann diskutiert, oder äußert man Fragen zu bestimmten Inhalten? Aber auch: Trinken wir vor der Sitzung gemeinsam Kaffee oder erst zum Schluss? Arbeitsgruppen, die sich lange Zeit treffen, müssen Ihre Arbeitsschritte planen (z.B. Was muss bis eine Woche vor dem Prüfungstermin erledigt sein?).

5.2 Der Leitfaden zur Lernorganisation – drei Schritte und ein bisschen mehr

Die bisherigen Inhalte haben schon gezeigt, dass Organisation und Motivation für die Ausbildung sehr wichtig sind. Das Wie, Wo und Wann des Lernens ist von Ihnen und Ihren Verpflichtungen abhängig. Eine schriftliche Planung schafft dabei eine gute Übersicht. Wenn man neben den Lernanforderungen auch noch seine persönlichen Bedürfnisse beachtet, kann eine gute Lernplanung zu stressärmerem Arbeiten und Lernen führen.

Ein kleiner Leitfaden soll dabei helfen einen realistischen Zeitplan zu erstellen.

- **Der erste Schritt**
Nehmen Sie einen Jahresübersichtskalender und fügen Sie Ausbildungsdauer, Prüfungstermine, Ferien etc. ein. Damit haben Sie eine langfristige Planung und einen guten Überblick über die unterschiedlichen Belastungen während der Ausbildungszeit. Die Lernziele leiten sich im Durchschnitt von den Prüfungsterminen ab. Damit sind die Lernziele natürlich auch von der Ausbildungsinstitution vorgegeben.

- **Der zweite Schritt**
Sammeln Sie eine Woche lang Ihre Aktivitäten (wie z.B. Unterrichtszeiten, Prüfungstermine, berufliche Arbeitszeit, familiäre und private Verpflichtungen) und tragen Sie diese in einen Kalender ein. Dies gibt Ihnen Übersicht über die schon »verplante« Zeit.

- **Der dritte Schritt**
Mit dem zweiten Schritt haben Sie einen guten Überblick über die zur Verfügung stehende Zeit bekommen. Diese Aufzeichnungen verwenden Sie nun im dritten Schritt, um einen persönlichen Lernplan zu erstellen. Dabei sollten Sie Folgendes beachten:

Eine schriftliche Planung ist günstig!   Schriftlich fixierte Aufgaben und Termine hält man eher ein. Sehr motivierend ist es außerdem, wenn man Erledigtes durchstreichen kann und damit erlebt, wie die vorgesehenen Arbeiten des Tages oder der Woche kleiner werden. Vergessen Sie dabei nicht, auch private Termine einzutragen. Gerade in einer sehr intensiven Lernphase ist es wichtig, für privaten Ausgleich zu sorgen.

Nur 60% der verfügbaren Zeit verplanen!   Beachten Sie dabei, dass Sie nur 60 % der verfügbaren Zeit verplanen, denn erfahrungsgemäß dauern manche Aufgaben länger als geplant. Außerdem benötigen Sie auch für unvorhergesehene Ereignisse einen Zeitpuffer.

Planen Sie fixe Lernstunden!   Günstig ist es, Lernstunden zeitlich festzulegen. Damit haben Sie einen fixen Bestandteil in Ihrem Tages- bzw. Wochenablauf. Das wirkt für Sie persönlich verbindlich und motivierend. Gleichzeitig können sich auch Familie und Bekannte darauf einstellen und stören Sie nicht beim Lernen. PS: Geben Sie die Informationen an Ihre Familie, Freundinnen und Bekannte weiter!

Legen Sie Lern- und Arbeitsschritte fest! Planen Sie zu Beginn der Prüfungsvorbereitung immer mehr Zeit ein. Sie müssen zunächst ja den Stoff noch erarbeiten. Dabei ist es wichtig, sich in Ruhe hinzusetzen und ohne Störungen lernen zu können.

Wichtig: Planen Sie Pausen ein. Niemand kann 12 Stunden durchlernen, ohne die Konzentration zu verlieren. Zwischen dem Lernen immer wieder kurze »Fünf-Minuten-Pausen« einlegen. Planen Sie nach zwei Stunden 20 Minuten Pause und nach 4 Stunden zwei Stunden Pause ein. Gehen Sie in den Pausen kurz spazieren, damit Sie danach wieder fit zum Lernen sind.

Folgende Fragen sollen Sie bei der Planung unterstützen.

— Lernen Sie lieber morgens oder abends?
— Wie viel müssen Sie lernen?
— Lernen Sie unter der Woche oder am Wochenende?
— Wann brauchen Sie Erholungsphasen?
— Wenn Sie beim Lernen sehr unsicher sind, scheuen Sie nicht einen Kurs darüber zu besuchen?

Lernumgebung! Neben der Organisation des Lernens ist auch die Lernumgebung eine wichtige Bedingung für den Lernerfolg. Manche Lernaktivitäten erfordern eine besondere Ausstattung, wie z.B. Bücher oder Computer. Lernen Sie in Gruppen, brauchen Sie Materialien, um Gruppenergebnisse für alle sichtbar zu machen. Der richtige Arbeitsplatz muss gut organisiert werden. Wie und wo er ist, hängt von Ihren Bedürfnissen und Ansprüchen ab.

Denken Sie über Ihren liebsten Lernort nach – und gestalten Sie ihn ansprechend!

— An welchem Ort lernen Sie am liebsten?
— Warum lernen Sie dort gerne?
— Welchen Lernplatz wählen Sie zu Hause aus?
— Wie gestalten Sie Ihre Lernumgebung, damit Sie sich wohlfühlen?

Tipps für die Lernumgebung
— Sorgen Sie für ausreichend Beleuchtung, Belüftung und Heizung!
— Sorgen Sie für genug Platz für Wörterbücher, Lexika und Ihre Lernunterlagen!
— Versuchen Sie einen Raum zu finden, in dem Sie ungestört sind!
— Vermeiden Sie Ablenkung!

Fachsprache und Fremdwörter verstehen

Hannelore Knoll

E. Jedelsky (Hrsg.), *Heimhilfe*,
DOI 10.1007/978-3-662-46106-8_6, © Springer-Verlag Berlin Heidelberg 2016

Ein Fremdwort ist wie ein unscharfes Foto. (K.H. Waggerl)

Dieser Ausflug in die medizinische und pflegerische Fachsprache soll Sie nicht verleiten, ab nun Ihre Sprache mit Fachausdrücken zu schmücken. Er soll Sie vielmehr darin unterstützen, häufige Diagnosen und Beschreibungen in Pflege- und Betreuungsdokumentationen zu verstehen.

Ursprung der medizinischen Fachausdrücke sind großteils die lateinische und altgriechische Sprache. Sie bestehen meist aus einer Vorsilbe, einem Wortstamm und einer Endung. Wenn man also die Bedeutung der wichtigsten Vorsilben (◘ Tab. 6.1), der Wortstämme und der Endungen kennt (◘ Tab. 6.2), kann man den Sinn der meisten Ausdrücke ableiten.

Der Umfang der medizinischen Fachsprache ist gewaltig; dass dieser Beitrag nur einen winzigen Teil davon abdeckt, versteht sich von selbst.

Aus den folgenden Bezeichnungen können häufig Fachrichtungen abgeleitet werden (◘ Tab. 6.3).

In ◘ Tab. 6.4 sind Fachausdrücke aufgelistet, die häufig in Dokumentationen verwendet werden.

Tipps

- Verwenden Sie Fremdwörter spärlich!
- Verwenden Sie nur solche, die Sie selbst verstehen!
- Hinterfragen Sie, wenn Sie Fremdwörter nicht verstehen!

▣ Tab. 6.1 Vorsilben beschreiben oft Lage-, Richtungs-, Mengen- und Zeitangaben

Vorsilbe	Bedeutung	Beispiel
anti-	gegen	**Anti**biotikum (Med. gegen Bakterien)
ex-	aus, hinaus	**Ex**traktion (das Ziehen eines z.B. Zahnes)
ek-	aus, hinaus	Tonsill**ekt**omie (operative Mandelentfernung)
in-	ein, hinein	**In**fusion (das Hineinfließen lassen)
intra-	innerhalb, hinein	**intra**venös (in die Vene hinein)
hypo-	unter, minder	**Hypo**glykämie (Unterzuckerung)
hyper-	über, zu viel	**Hyper**tonie (Bluthochdruck)
hetero-	verschieden	**hetero**gen (verschiedenartig, anders)
homo-	gleich	**homo**gen (gleichartig)
prä-	vor (zeitlich)	**prä**operativ (vor der Operation
post-	nach (zeitlich)	**post**operativ (nach der Operation)
per-	durch	**per**cutan (durch die Haut)
pro-	vor	**Pro**phylaxe (Vorbeugung)
makro-	groß	**makro**skopisch (mit bloßem Auge sichtbar)
mikro-	klein	**mikro**skopisch (nicht mit bloßem Auge sichtbar)
oligo-	wenig	**Olig**urie (wenig Urin)
poly-	viel	**Poly**urie (viel Urin)
hemi-	halb	**Hemi**plegie (Halbseitenlähmung)
multi-	viel	**multi**pel (vielfältig, vielfach)
dys-	un-, miss-, schlecht	**Dys**pnoe (Atemnot)
brady-	langsam	**Brady**kardie (langsamer Herzschlag)
tachy-	schnell	**Tachy**kardie (schneller Herzschlag)
neo-	neu	**Neo**plasma (Neubildung von Gewebe, Tumor)

◘ Tab. 6.2   Krankheiten, Behandlungs- und Untersuchungsmethoden

Wortstämme/ Endungen	Bedeutung	Beispiel
-ämie	Blut	Anämie (Blutarmut)
hämato-	Blut	**Hämat**ologie (Lehre von den Bluterkrankungen)
-ektomie	operative Wegnahme	Nephr**ektomie** (Entfernung der Niere)
-lithiasis	Steinleiden	Nephro**lithiasis** (Nierensteinleiden)
-logie	Lehre	Bio**logie** (Lehre vom Leben)
-pathie	Krankheit	Kardio**pathie** (irgendeine Herzkrankheit)
-parese	unvollständige Lähmung	Hemi**parese** (unvollst. Halbseitenlähmung)
-plegie	vollständige Lähmung	Hemi**plegie** (vollständige Halbseitenlähmung)
-phorie	das Gemüt betreffend	Dys**phorie** (schlechte Stimmung)
-rhö/rhoe	»Fluss«	Diar**rhoe** (Durchfluss = Durchfall)
-sklerose	Verhärtung	Arterio**sklerose** (Arterienverhärtung/-verkalkung)
-skopie	Betrachtung	Gastro**skopie** (Magenspiegelung)
-stomie	künstliche Körperöffnung	Colo**stomie** (künstl. Dickdarmausgang)
-tomie	Schnitt	Laparo**tomie** (operative Öffnung der Bauchhöhle)
-urie	Harnausscheidung	Hämat**urie** (Blut im Harn)
-phobie	Furcht, Angst	Krebs**phobie** (Angst vor Krebserkrankung)
-ose	Krankheitszustand	Nephr**ose** (Nierenleiden)
-om	Tumor, gutartiger	Fibr**om** (gutartiger Bindegewebstumor)
-itis	Entzündung	Zyst**itis** (Harnblasenentzündung)

◘ Tab. 6.3   Häufig gebrauchte Bezeichnungen

	lateinisch		griechisch	
Frau	**femina**	feminin	**gynäko-**	Gynäkologie
Mann	**vir**	viril	**andro-**	androgene Hormone
Kind	**puer**	puerperium	**pädo-**	Pädiatrie
Krankheit	**morbus**	Morbus Basedow	**patho-**	Pathologie
Tod	**mors, mortis**	Mortalität	**thanato-**	Euthanasie
Leben	**vita**	vital	**bio-**	Biologie
Körper	**corpus**	Corpus uteri	**somato-**	Somatologie
Seele	–	–	**psycho-**	Psychologie

◻ Tab. 6.4 Krankheiten, Krankheitszeichen und allgemeine Beschreibungen

Fachausdruck	Bedeutung
Abnorm	vom Normalen abweichend
Abszess	lokale Eiteransammlung
Abusus	missbräuchliche Anwendung von Genuss-, Schlaf- oder Betäubungsmittel
Adipositas	Fettleibigkeit, Übergewicht, Fettsucht
Aggression	feindliches Verhalten, Angriffsverhalten
Amnesie	Erinnerungsverlust
Amputation	Entfernung von Gliedmaßen, Körperteilen
Anamnese	Krankheitsvorgeschichte
Apoplexie	Gehirnschlag, Schlaganfall
Arthritis	Gelenksentzündung
Aspiration	Einatmung von flüssigem oder festen Material in die Lunge
Carcinom	bösartige Geschwulst, Krebs
Dekubitus	Druckgeschwür, Wundliegen
Demenz	fortschreitender Verlust intellektueller Fähigkeiten
Dehydration	erhöhter Wasserverlust des Körpers, Austrocknung
Defäkation	Stuhlentleerung
Desinfektion	Verminderung bzw. Abtöten von Keimen
Diabetes mellitus	Zuckerkrankheit
Disposition	Veranlagung
Embolie	Gefäßverstopfung durch verschlepptes Material (Blutgerinnsel, Fett, Luft)
Emesis	Erbrechen
Empathie	Bereitschaft, sich in andere Menschen einzufühlen
Emotion	Gefühlsbewegung
Enteritis	Dünndarmentzündung
Exanthem	Ausschlag
Exitus	Tod
Fraktur	Knochenbruch
Gastritis	Entzündung der Magenschleimhaut
Generalisiert	Verbreitet
Glaukom	Grüner Star (Augenerkrankung)
Gravidität	Schwangerschaft
Hämatom	Bluterguss
Hämaturie	Blut im Harn

6

◻ Tab. 6.4   Fortsetzung

Fachausdruck	Bedeutung
Hepatitis	Leberentzündung
Herpes zoster	Gürtelrose, Virusinfektion
Ikterus	Gelbsucht
Ileus	Darmverschluss
Infarkt	Absterben eines Gewebes durch arteriellen Verschluss
Influenza	Grippe
Insulin	Hormon der Bauchspeicheldrüse
Intoxikation	Vergiftung
Irreversibel	nicht mehr rückbildungsfähig
Kachexie	Kräfteverlust, Auszehrung
Kolik	krampfartige Leibschmerzen
Kollaps	Zusammenbruch, Zusammenfallen (-sinken)
Konflikt	Streit, Zerwürfnis, Auseinandersetzung
Krise	Entscheidungssituation, Wende, gefährliche Situation
Laryngitis	Kehlkopfentzündung
Latent	verborgen, versteckt
Letal	tödlich
Lumbago	Hexenschuss
Luxation	Verrenkung, Ausrenkung
Maligen	bösartig
Meningitis	Hirnhautentzündung
Mobilität	Beweglichkeit
Mykose	Pilzinfektion
Neuralgie	Nervenschmerz
Obstipation	Verstopfung
Ödem	Wasseransammlung im Gewebe
Palpation	Abtasten
Panaritium	eitrige Fingerentzündung
Parodontitis	Zahnfleischentzündung
Parotitis	Ohrspeicheldrüsenentzündung
Pneumonie	Lungenentzündung
Pruritus	Hautjucken
Reanimation	Wiederbelebung bei Herzstillstand

◘ Tab. 6.4 Fortsetzung

Fachausdruck	Bedeutung
Rekonvaleszent	Genesend
Resistenz	Widerstandsfähigkeit
Rezidiv	Rückfall
Sedativum	Beruhigungsmittel
Sekundär	in zweiter Linie
Senil	greisenhaft, altersschwach
Sepsis	Blutvergiftung
Soor	Pilzbelag
Spasmus	Krampfzustand von Muskeln
Spontan	ohne äußeren Antrieb
Status	Zustand
Struma	Kropf, Vergrößerung der Schilddrüse
Suizid	Selbstmord
Suspekt	Verdächtig
Therapie	Behandlung
Tumor	Geschwulst, Wucherung (kann gutartig oder bösartig sein)
Ulkus	Geschwür
Urämie	Harnvergiftung durch Nierenversagen
Varizen	Krampfadern

Arbeitsorganisation – Planung und Dokumentation

Doris Semotan und Christine Fichtinger

E. Jedelsky (Hrsg.), *Heimhilfe*,
DOI 10.1007/978-3-662-46106-8_7, © Springer-Verlag Berlin Heidelberg 2016

In immer komplexer werdenden Betreuungssituationen mit steigenden Anforderungen an Heimhelferinnen durch berechtigte Anspruchshaltungen der Klientinnen gewinnt vor dem Hintergrund oft knapper Zeitressourcen die genaue Planung von Abläufen immer mehr an Bedeutung. Andererseits ist auf die genaue und umfassende Dokumentation von Betreuungsverläufen, Beobachtungen und Besonderheiten nicht nur aufgrund von Berufsgesetzen und fachlichen Anforderungen, sondern auch wegen der rechtlichen Absicherung der Betreuungspersonen besonderes Augenmerk zu legen. Eine sorgfältig geführte Dokumentation dient als Arbeitsgrundlage für alle am Betreuungsprozess Beteiligten, vereinfacht die Informationsweitergabe, fördert die Kommunikation und gibt rechtliche Sicherheit.

7.1   Der Pflege- und Betreuungsprozess

Professionelle Betreuung richtet sich nach den persönlichen Bedürfnissen der jeweiligen Klientin, die in ihrer Ganzheitlichkeit gesehen werden soll. Sie ist geplant und wird der Individualität des Einzelnen angepasst. Im Laufe der Betreuung entsteht zwischen der Klientin und der Heimhelferin eine **professionelle Beziehung**.

Diese wiederum ist Grundlage für die erfolgreiche Durchführung des jeweiligen **Betreuungsprozesses**, der sich in verschiedenen Teilschritten auf ein gemeinsames Ziel (gemeinsame Problemlösung) gerichtet, entwickelt.

Der Betreuungsprozess (◘ Abb. 7.1) wird als **Regelkreis** beschrieben, der einzelne Phasen von der Informationssammlung über die Klientin, die Durchführung der Betreuung bis hin zur Überprüfung der gesetzten Maßnahmen durchläuft. Die einzelnen Stufen beeinflussen einander gegenseitig.

7.1.1   Informationssammlung

Sie enthält Daten über die Klientinnen, wie z.B. Stammdaten, eine Sozialanamnese, Biographiedaten usw. Die Informationssammlung läuft während des gesamten Betreuungsprozesses immer weiter, wird ergänzt und im Idealfall systematisiert erhoben. Alle Informationen stehen allen an der Betreuung Beteiligten zur Verfügung, so lässt sich auch der Verlauf der Betreuung der Klientinnen ableiten. Eine korrekte, ständig aktualisierte Informationssammlung ist die elementare Voraussetzung für einen sinnvoll verlaufenden Betreuungsprozess.

7.1.2   Erkennen von Problemen und Ressourcen

In dieser Phase der Betreuung stehen das Erkennen und Beschreiben jener individuellen Bereiche des Menschen im Vordergrund, bei denen er Unterstützung braucht. Ein besonderes Augenmerk wird hier auf die Ressourcen der Klientin und ihres Umfelds gelegt.

Ressourcen sind ganz unterschiedliche Hilfsquellen der Klientin, aus denen sie schöpfen kann, um mit verschiedenen Anforderungen und Problemen fertigzuwerden. Dazu gehören
— persönliche Fähigkeiten und Erfahrungen,
— eigene Motivation und Interessen sowie
— die Unterstützung durch Dritte.

Ressourcen dienen der Erhaltung der Selbstständigkeit und steigern das Selbstwertgefühl. Stärken werden aktiv in die Betreuung mit einbezogen (aktivierende Pflege).

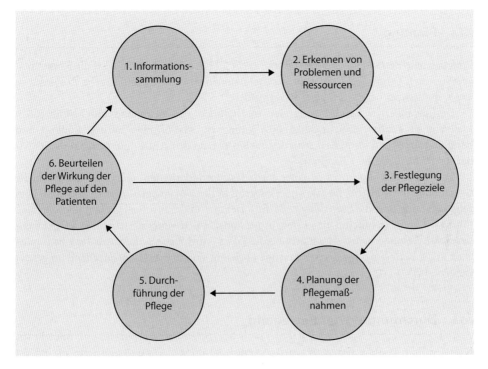

ⓓ Abb. 7.1 Pflegeprozess als Sechs-Schritt-Modell nach Fichter und Meier

Die notwendigen Informationen zu den Ressourcen können von
- der Klientin selbst,
- Angehörigen,
- Arzt,
- anderen Betreuungspersonen

kommen, und deren Kenntnis trägt wesentlich zum Betreuungserfolg und der Zufriedenheit der Klientin bei. Werden die Ressourcen der Klientin nicht erkannt und/oder aktiviert, können neben Schwierigkeiten im Ablauf der Betreuung auch Pflegefehler sowie Probleme im Bereich der personalen Souveränität und menschlichen Würde entstehen.

Die Wahrung weitmöglichster Selbstständigkeit und Unabhängigkeit in allen Entscheidungen und Aktivitäten des täglichen Lebens ist jedoch Grundlage für eine angemessene Lebensqualität.

7.1.3 Ziele

Die Ziele sollten realistisch und für die Klientinnen erreichbar sein, an ihnen kann der Erfolg der Betreuung gemessen werden. Konkret formulierte Ziele (Was soll in welchem Zeitraum erreicht werden?) machen den Klientinnen Mut und können dazu beitragen, dass sie aktiv an der Verbesserung ihrer Situation mitarbeiten. Die Klientin wirkt bei der Formulierung der Ziele mit, so rücken ihr Erreichen und das Bewältigen von Problemen wesentlich näher.

7.1.4 Planung

Professionelle Betreuung wird geplant und nicht ad hoc ausgeführt. So wird die Kontinuität gewährleistet. Durch geeignete, geplante Maßnahmen wird nicht nur versucht, Probleme zu lösen, sondern vorbeugend weitere zu vermeiden.

Der detaillierten Beschreibung der im Rahmen der Betreuung durchzuführenden Maßnahmen kommt eine besondere Bedeutung zu. Maßnahmen müssen **konkret und handlungsanleitend** formuliert sein, orientieren sich an den AEDL und spiegeln die individuellen Bedürfnisse der Klientin wider.

Von hoher Wichtigkeit ist es daher auch, dass **Besonderheiten** in der Betreuung, die die **Gewohnheiten, Wünsche, Rituale** widerspiegeln, in der Dokumentation vermerkt sind. Dies zeigt nicht nur, dass die Betreuung bedürfnisorientiert und individuell geplant und durchgeführt wird, sondern hilft mit, den Erfolg professioneller Betreuung zu sichern. Das Dokumentieren von Besonderheiten garantiert überdies, dass individuelle Bedürfnisse der Klientinnen allen in die Betreuung involvierten Personen bekannt sind und auch entsprechend umgesetzt werden.

7.1.5 Durchführung der Betreuung

Nachdem nun konkret festgelegt wurde, wann, wie oft, wo, wie und von wem die Pflegehandlungen durchgeführt werden, erfolgt die planmäßige und fachgerechte Umsetzung. Alle durchgeführten Handlungen werden anschließend mit Datum und Handzeichen dokumentiert.

7.1.6 Evaluation

Regelmäßig wird im Sinne der Qualitätssicherung überprüft, ob die Betreuungsziele erreicht wurden. Ist dies nicht gelungen, werden die einzelnen Teilschritte des Regelkreises erneut überprüft, eventuell neue Informationen und Ressourcen gesammelt.

Die oben beschriebene Grundidee von Betreuungsprozess und Regelkreis bestimmt als elementarer Bestandteil die Tätigkeit von Heimhelferinnen und findet ihren Niederschlag in der gesetzlich festgelegten Verpflichtung zur Dokumentation, die auch im Berufsbild von Heimhelferinnen verankert ist. Die Dokumentation ist Teil der zu erbringenden Betreuungsleistung.

7.2 Allgemeine Richtlinien zur Dokumentation

Der Zweck der Dokumentation liegt im Konsumentinnen- und Berufsgruppenschutz. Auf rechtlicher Seite stehen an erster Stelle berufsgruppenspezifische Gesetze, die die Dokumentationspflicht vorsehen. Auf der anderen Seite stehen die Anforderungen der Qualitätssicherung, wie z.B. verbesserter Informationsfluss, Transparenz und Nachvollziehbarkeit.

Unterschiedliche Organisationen verwenden unterschiedliche Dokumentationssysteme, die jedoch alle Bestandteile wie Stammdaten, Planungsaufzeichnungen, Durchführungsnachweis, Kommunikationsblatt etc. enthalten müssen.

Aus jeder Dokumentation muss zu erkennen sein, wer was warum wie, wann und wie lange im Rahmen der Betreuung zu erledigen hat (Plan) bzw. schon erledigt hat (Durchführung).

7.2.1   Richtlinien im täglichen Gebrauch

Die Betreuungsdokumentation ist so **knapp** wie möglich, trotzdem aber für andere Personen **nachvollziehbar** zu halten.

Der **Durchführungsnachweis** ist als Leistungsnachweis zu betrachten, er enthält eine übersichtliche Aufstellung aller erforderlichen und in Folge gesetzten Maßnahmen.

Im **Betreuungsbericht/Verlaufsbericht** sind vor allem **betreuungsrelevante Besonderheiten** (wie z.B. Fortschritte und Erfolge oder aber Probleme wie Stürze, Übelkeit, Hautveränderungen usw.) festzuhalten.

Im **Durchführungsnachweis** sind vor allem geplante Routinetätigkeiten (wie z.B. Körperpflege, Inkontinenzversorgung, Wäschepflege usw.) abzuzeichnen.

Maßnahmen, die von der Planung abweichen, müssen ebenfalls **dokumentiert** werden, sonst gelten sie als nicht gesetzt (Was habe ich getan, wen habe ich verständigt? etc.).

Jede Dokumentation ist mit **Datum, Uhrzeit und Handzeichen** zu versehen.

Die Dokumentation ist (siehe Name!) ein **Dokument** und daher äußerst umsichtig und verantwortungsbewusst zu führen und zu behandeln, d. h.: **leserlich** schreiben, die Situationen sollen **konkret** beschrieben werden. Sie soll **keine wertenden Aussagen** enthalten und die Klientinnen und ihre Angehörigen **nicht** in ihrer Integrität angreifen oder **beleidigen**.

Im Sinne des **Datenschutzes** ist die Dokumentation sorgfältig zu verwahren.

Die Dokumentationen sind **zehn Jahre** nach Abschluss der Betreuung aufzubewahren. Sie müssen in der jeweiligen Dienststelle vollständig zur jederzeitigen Einsicht **archiviert** werden.

Die Betreuungsdokumentation ein sichtbarer Beweis für die Professionalität der Heimhelferin, die hier ihre fachliche und persönliche Kompetenz zum Ausdruck bringt.

Die im Mittelpunkt der Betreuung stehenden Bedürfnisse des Klienten mit all seinen Ressourcen und die konkrete Umsetzung von Maßnahmen zu deren Unterstützung finden hier schriftlichen Niederschlag. Heimhelferinnen zeigen mit dem korrekten, verantwortungsbewussten Dokumentieren nicht nur, dass sie ihre berufsspezifischen Aufgaben erfüllt haben, sondern transportieren auch Wert- und Grundhaltung im Umgang mit den ihnen anvertrauten betreuungsbedürftigen Menschen.

7.3   Die Planung der Aufgabenbereiche

Die Planung der Aufgabenbereiche orientiert sich an den gesetzlichen Inhalten, so z.B. dem Wiener Sozialbetreuungsberufegesetz (WSBBG). Da die Heimhilfe Ländersache ist, hat jedes Bundesland sein eigenes Sozialbetreuungsberufegesetz, die Inhalte sind jedoch synchronisiert.

Inhalte, welche die Heimhelferin eigenständig plant
- Hauswirtschaftliche Tätigkeiten, insbesondere Sorge für Sauberkeit und Ordnung in der unmittelbaren Umgebung der betreuten Personen
- Beheizen der Wohnung, Beschaffen des Brennmaterials
- Unterstützung bei Besorgungen außerhalb des Wohnbereichs

- Unterstützung bei der Zubereitung und Einnahme von Mahlzeiten
- Einfache Aktivierung, wie Anregung zur Beschäftigung
- Förderung von Kontakten im sozialen Umfeld
- Hygienische Maßnahmen wie die Wäschegebarung
- Beobachtung des Allgemeinzustandes und rechtzeitiges Herbeiholen von Unterstützung durch andere Berufsgruppen
- Unterstützung von Pflegepersonal
- Dokumentation

Inhalte, welche durch die DGKS geplant werden
- Unterstützung bei der Medikamenteneinnahme
- Anwendung von ärztlich verordneten Salben bei intakter Haut
- Eingeben von Essen und Trinken
- Inkontinenzversorgung
- Unterstützung bei der einfachen Lagerung und Lagewechsel im Sinne der Prophylaxen (z.B. Dekubitus-, Thrombose-, Aspirationsprophylaxe) sowie die Anwendung von einfachen Lagerungshilfsmitteln
- Unterstützung bei der Bewegung
- An- und Ausziehen von Stützstrümpfen/Antithrombosestrümpfen/Kompressionsstrümpfen bei intakter Haut, unabhängig von der Kompressionsklasse des Strumpfes
- Übernahme der Körperpflege

Alle Tätigkeiten, welche durch eine DGKS geplant werden, müssen schriftlich an die Heimhelferin delegiert werden, d.h., die DGKS legt eine Pflegeplanung an. Diese Planung ist gleichzusetzen mit der Delegation. Delegation ist definiert als »die Übertragung der Verantwortung für die Durchführung einer Tätigkeit von einer Person auf eine andere. Erstere bleibt dabei weiterhin für das Ergebnis rechenschaftspflichtig.« (Kelly-Heidenthal u. Marthaler 2008, S. 28)

Die Unterstützung bei der Basisversorgung erfolgt ausschließlich unter Anleitung und Aufsicht von Angehörigen des gehobenen Dienstes für Gesundheits- und Krankenpflege.

Biographiearbeit und zeitgeschichtliches Wissen – das Pflegekonzept nach Böhm

Renate Klimes

E. Jedelsky (Hrsg.), *Heimhilfe,*
DOI 10.1007/978-3-662-46106-8_8, © Springer-Verlag Berlin Heidelberg 2016

Jeder Mensch wird durch die Zeit, in der er lebt, sowie seine ganz persönliche Lebensgeschichte geprägt. Diese allgemein anerkannte These macht sich Böhm bei der Langzeitbetreuung von alten Menschen zunutze. Böhm entwickelte sein Betreuungskonzept in den 1970er- und 80er-Jahren als diplomierter Gesundheits- und Krankenpfleger an einer gerontopsychiatrischen Abteilung in Wien.

Die Grundidee, alte, demente Klientinnen mithilfe ihrer biographischen Prägungen zu aktivieren und nicht durch eine »Warm-satt-sauber«-Betreuung in völlige Hilflosigkeit und Abhängigkeit zu drängen, ist bis heute nicht lückenlos umgesetzt. Für die damalige Zeit war sie ganz sicher revolutionär.

> ⚠ **Um verwirrte, zerebral »abgebaute« Menschen zu fördern, müssen sie gefordert werden. Böhm nennt das »Helfen mit der Hand in der Hosentasche«.**

Dazu ist primär das Bewusstsein und die Überzeugung im Betreuungsteam nötig, dass diese Förderung auch sinnvoll und erfolgversprechend ist. Die These, dass sich der geistige Zustand von »zerebral abgebauten« Menschen nicht mehr verbessern kann, ist längst überholt.

Aktivierende Pflege ist nicht als »Pflegetechnik« zu verstehen, sondern als Zielsetzung. Oft scheint es chancenlos, eine Klientin aktivieren zu wollen, da sie vollkommen teilnahmslos in sich gekehrt ist oder vielleicht im höchsten Maße orientierungslos und situationsunangepasst, sodass kein »vernünftiges Wort« mit ihr zu wechseln ist. Häufig gehen diese psychischen Merkmale auch mit körperlichen Beeinträchtigungen einher. Neben krankheitsbedingten Beeinträchtigungen können medikamentöse Therapien (z.B. Beruhigungsmittel, Schlafmittel) ebenso ihren Anteil daran haben, wie mangelnde Anregung.

Böhm geht davon aus, dass für diese Menschen eine noch so gut gemeinte »behütende« Betreuung nicht geeignet ist, sie zu stimulieren, um wieder aktiv zu werden.

Der Beziehungsaufbau – als erster Schritt – sollte auf Grundlage der jeweiligen Lebensbiographie stattfinden. Da der alte Mensch vorwiegend im Altgedächtnis lebt, ist es sinnvoll, z.B. über Kindheits- oder Jugenderinnerungen der Klientinnen zu sprechen, über damals prägende Zeitgeschehnisse (dies wird sich in der Regel auf die Kriegs- bzw. Zwischenkriegszeit beziehen), individuelle Lebens- und Arbeitssituationen, Hobbys u.v.m.

Für die Betreuerinnen ist das Wissen über die individuellen Biographien der Klientinnen sowie zeitgeschichtliche Kenntnisse, damalige soziale Gegebenheiten und Wertvorstellungen fundamental. Ohne dieses Wissen ist ein Verstehen der jeweiligen Lebensgeschichte und dem aktuellen Verhalten der Klientinnen nicht möglich und daher ein auf Biographiearbeit basierendes Reaktivierungsprogramm nicht sinnvoll durchführbar. Die Erstanamnese darf nicht nur die persönliche Befindlichkeit und Bedürfnisse der Klientinnen zum Inhalt haben, sondern muss auch ihr soziales Umfeld (Familienmitglieder, Freunde, Bekannte, das Wohnviertel) mit einschließen.

Böhm weist mehrfach darauf hin, dass z.B. die soziale Schicht der Klientinnen oder frühere politische Überzeugungen nicht außer Acht gelassen werden sollten. Auch hier geht es vorwiegend um die prägenden Jugendjahre der Klientinnen (Altgedächtnis). Um nicht von vornherein auf eine ablehnende Haltung der Klientinnen zu stoßen, sollten die Betreuungspersonen dies wertfrei annehmen und sich dementsprechend darauf einstellen (bezüglich Umgangssprache, Wahl der Gesprächsthemen, äußeres Erscheinungsbild etc.). Der Sprachstil sollte laut Böhm dem jeweiligen Umgangston der Klientin angepasst sein. »Dieselbe Sprache sprechen« – das wirkt vertrauensfördernd.

Zusätzlich zum Beziehungsaspekt sollte versucht werden, die Neugierde der Klientinnen zu wecken und damit wieder ihr Interesse am Leben. Durch den Klientinnen Wohlbekanntes, Vertrautes kann das am Besten erreicht werden.

- Bedeutsame Aktivität/Anregung
- Freude
- Soziale Kontakte

Diese Bedürfnisse zu respektieren und laufend zu reflektieren, was das im pflegerischen Alltag konkret bedeuten kann, gehört zu den wichtigsten Aufgaben jeder Betreuungsperson.

Finden die Pflege- und Betreuungspersonen und die Klienten in diesen Bereichen einen für beide Seiten zufriedenstellenden Weg, kann mit großer Wahrscheinlichkeit von bestmöglicher positiver Lebensqualität gesprochen werden.

Ethik und Berufskunde

Elisabeth Jedelsky und Barbara Zinka

E. Jedelsky (Hrsg.), *Heimhilfe*,
DOI 10.1007/978-3-662-46106-8_10, © Springer-Verlag Berlin Heidelberg 2016

Der Wiener Weg der sozialen Hilfe begann nach dem Ende des Ersten Weltkrieges. Damals wurde die grundlegende Einstellung der Wiener Politik zur »Fürsorge« oder, modern ausgedrückt, zur »Sozialhilfe« geprägt. Als verantwortlicher Stadtrat stand Prof. Dr. Julius Tandler im Zentrum des Geschehens. Er begründete den Ruf des sozialen Wiens.

10.1   Geschichtliche Entwicklung

Elisabeth Jedelsky

Anfang 1946, Bürgermeister der Stadt war Theodor Körner, wurde in Wien die Fürsorgeverwaltung aufgebaut. Die Sozialen Dienste wurden als Sonderaktionen der damaligen Magistratsabteilung 12 – Sozialamt in der Form von 41 »Wärmestuben« angeboten. Diese waren zwischen 14 und 20 Uhr geöffnet und boten vor allem alten, kranken und hilfsbedürftigen Personen Unterstützung, die infolge der Brennstoffknappheit nicht die Möglichkeit hatten, ihre Wohnungen halbwegs zu heizen.

Als nicht mehr das »Wärmen«, sondern menschliche Kontakte zur Vermeidung von Einsamkeit und Isolation im Vordergrund standen, entwickelte sich schließlich aus diesen Wärmestuben die heutigen Pensionistenclubs. Für pflegebedürftige Personen, die nicht unbedingt in ein Altersheim aufgenommen werden wollten, wurden Geldmittel zur Bezahlung »fremder Hilfe«, wie Hauskrankenpflege oder Heimhilfe, gewährt. Die Hauskrankenpflege war Pflege am Krankenbett durch eine diplomierte Krankenschwester, die Heimhilfe leistete hingegen Unterstützung in der Haushaltsführung.

Im Juni 1947 schloss die Magistratsabteilung 12 den ersten Vertrag über die Gewährung von Hauskrankenpflege und Heimhilfe ab, die Kosten wurden von der Stadt Wien übernommen.

Ursprünglich war keine Einschulung für Mitarbeiterinnen des Heimhilfedienstes vorgesehen. Sie wurden während ihrer Tätigkeit durch diplomierte Pflegepersonen angeleitet und geschult. Steigende Qualitätsanforderungen machten jedoch bald professionelle Ausbildungsmaßnahmen notwendig.

Durch das Wiener Heimhilfegesetz wurden im Jahr 1997 die Ausbildung und das Berufsbild der Heimhilfe erstmals und zukunftsweisend geregelt und nicht mehr den einzelnen Betriebsvereinbarungen der Organisationen überlassen.

2005 wurde der Beruf der Heimhilfe im Rahmen der Vereinbarung gemäß Art. 15 a B-VG über Sozialbetreuungsberufe in die Hierarchie der Sozialbetreuungsberufe eingegliedert. Das entsprechende Landesgesetz, das Wiener Sozialbetreuungsberufegesetz (WSBBG) wurde am 19. Februar wirksam. Gleichzeitig trat am 19. Februar 2008 das Wiener Heimhilfeeinrichtungengesetz (WHEG) in Kraft und setzte damit das Wiener Heimhilfegesetz (WHHG) außer Kraft.

10.2   Berufsbild und Berufsausübung

Barbara Zinka

10.2.1 Beruf

Durch die Arbeitsaufteilung ist der Mensch nur für einen bestimmten Teil von Aufgaben zuständig. In unserer technisierten und spezialisierten Welt hat sich die Arbeitsteilung besonders verstärkt. Die Folge davon sind die Entstehung der gesellschaftlichen Strukturen und auch der heutigen Berufe, die einem ständigen Wandel unterworfen sind.

» Ein Beruf ist eine formelle, offizielle und legitimierte Tätigkeit, die sich auf einen bestimmten Teil der gesellschaftlichen Arbeitsteilung bezieht und mit der man seinen Lebensunterhalt verdient. (Arets et al. 1996, S. 42)

Durch die Weiterentwicklung der Berufe ergeben sich auch Veränderungen, z.B. neue Tätigkeitsbereiche im Beruf und die Entwicklung neuer Rahmenbedingungen zur Legitimation des Berufes.

10.2.2 Berufsbild/Aufgaben

Heimhelferinnen sind Angehörige der Sozialbetreuungsberufe. Das Wiener Sozialbetreuungsberufegesetz WSBBG 2008 regelt das Berufsbild und die Aufgabenbereiche.

Die Aufgabe der Heimhilfe umfasst die Unterstützung betreuungsbedürftiger Menschen aller Altersstufen, die durch Alter, gesundheitliche Beeinträchtigung oder schwierige soziale Umstände nicht in der Lage sind, sich selbst zu versorgen, insbesondere auch von Menschen, die in ihrer Wohnung oder betreuten Wohneinheit oder Wohngemeinschaft bleiben wollen. Die Heimhilfe arbeitet auch in Wohn- und Pflegeheimen, Tageszentren, Behinderteneinrichtungen, Nachbarschaftszentren und Wohnungsloseneinrichtungen. Die Unterstützung erfolgt durch Hilfe bei der Haushaltsführung und den Aktivitäten des täglichen Lebens sowie im Umgang mit den existenziellen Erfahrungen des täglichen Lebens. Die Eigenaktivitäten werden unterstützt, und es wird Hilfe zur Selbsthilfe gewährt. Die Heimhilfe arbeitet im Team mit der Hauskrankenpflege und den Angehörigen der mobilen Betreuungsdienste.

Die Aufgaben der Heimhilfe gliedern sich in zwei Bereiche.

Erstens in einen eigenverantwortlichen Bereich, in dem sie im Rahmen der Betreuungsplanung auf Anordnung von Klienten oder Angehörigen der Sozial- und Gesundheitsberufe Aufgaben im hauswirtschaftlichen Bereich ausführen, und zweitens in einen Bereich, in dem sie Tätigkeiten der Basisversorgung einschließlich der Unterstützung bei der Einnahme und Anwendung von Arzneimitteln nach den Bestimmungen des Gesundheits- und Krankenpflegegesetz GuKG ausschließlich unter Anleitung und Aufsicht von Angehörigen des gehobenen Dienstes für Gesundheits- und Krankenpflege durchführen.

Der eigenverantwortliche Aufgabenbereich umfasst insbesondere hauswirtschaftliche Tätigkeiten, wie

- die Sorge für Sauberkeit und Ordnung in der unmittelbaren Umgebung der betreuten Personen,
- Beheizen der Wohnung und Beschaffen des Brennmaterials,
- Unterstützung bei Besorgungen außerhalb des Wohnbereiches,
- Unterstützung bei der Zubereitung und Einnahme von Mahlzeiten,
- einfache Aktivierung, z.B. Anregung zur Beschäftigung, Förderung von Kontakten im sozialen Umfeld,
- hygienische Maßnahmen, etwa die Wäschegebarung (also der allgemeine Umgang mit der Wäsche),
- Beobachtung des Allgemeinzustandes und rechtzeitiges Herbeiholen von Unterstützung durch andere Berufsgruppen,
- Unterstützung von Pflegepersonal und Dokumentation.

Die positiv absolvierte Ausbildung berechtigt zur Führung der Berufsbezeichnung »Heimhelferin«.

10.2.3 Berufspflichten

Die Heimhelferin hat den Beruf ohne Unterschied der Person gewissenhaft auszuüben. Sie hat das Wohl und die Gesundheit der betreuten Menschen unter Einhaltung der hiefür geltenden Vorschriften und nach Maßgabe der fachlichen Erkenntnisse und Erfahrungen zu wahren. Sie ist zur Verschwiegenheit über alle ihr in Ausübung ihres Berufes anvertrauten oder bekannt gewordenen Geheimnisse verpflichtet (WSBBG).

10.2.4 Fortbildung

Personen, die den Heimhilfeberuf ausüben, haben eine Fortbildung im Ausmaß von 16 Stunden innerhalb von zwei Jahren nachzuweisen. Diese fachspezifischen Fortbildungen sollen der Aktualisierung der neuesten Entwicklungen und Erkenntnisse in der Heimhilfe dienen sowie die Vertiefung der Fertigkeiten und Kenntnisse ermöglichen, die in der Berufsausbildung erworben wurden (WSBBG).

10.2.5 Erwerb von Kompetenzen in der Ausbildung

Die Heimhelferinnen benötigen, wie jede andere Berufsgruppe auch, Kompetenzen und Qualifikationen, um die in der Berufsausübung an sie gestellten Anforderungen zu bewältigen und situationsentsprechend handeln zu können. In der Berufsausbildung werden die notwendigen Kompetenzen in Theorie und Praxis erworben und weiterentwickelt. Eine wichtige Tatsache ist, dass der Kompetenzerwerb mit der Ausbildung nicht abgeschlossen ist, sondern im Sinne von lebenslangem Lernen weiterverfolgt werden muss.

Das folgende Kapitel beschreibt verschiedene Kompetenzbereiche sowie deren Bedeutung für die berufliche Handlungsfähigkeit.

10.2.6 Kompetenz in der Berufsausübung

Die Vorstellung oder Annahme, es genüge, »freundlich und hilfsbereit« zu sein, gilt nicht mehr. Damit Heimhelferinnen die Pflegeberufe in ihrem Aufgaben- und Tätigkeitsbereich gut unterstützen können, sind bestimmte Kenntnisse und Fähigkeiten erforderlich.

Der Begriff »Kompetenz« stammt aus dem Lateinischen und wird mit »Befähigung«, »Vermögen, etwas zu tun«, »Zuständigkeit« oder »Befugnis« übersetzt. Davon kann Folgendes abgeleitet werden: Der kompetente Mensch ist für einen bestimmten Aufgabenbereich zuständig und besitzt die dafür notwendigen Fähigkeiten, um die gestellten Aufgaben zu bewältigen. Der Zuständigkeitsbereich der Heimhelferinnen ist im Berufsbild durch das Gesetz geregelt.

Berufliche Handlungskompetenz   Im Zusammenhang mit der Kompetenz wird das Augenmerk auf die berufliche Handlungskompetenz gelegt. Diese befähigt einen Menschen, komplexe Situationen in seiner beruflichen Umwelt zu verstehen. Das berufliche Handeln ist zielgerichtet, wird kritisch hinterfragt, begründet und ist von Verantwortung geprägt. Die Teilbereiche der beruflichen Handlungskompetenz sind Fach-/Methodenkompetenz, Sozialkompetenz und persönliche Kompetenz.

Fach- und Methodenkompetenz   Die Fach- und Methodenkompetenz kann umschrieben werden mit spezifischen beruflichen Fertigkeiten und Kenntnissen sowie situationsübergreifende, flexibel einzusetzende kognitive Fähigkeiten. Dazu gehören z.b. Allgemein- und Fachwissen, analytisches und strukturiertes Denken und die Fähigkeit, Zusammenhänge zu erkennen.

In der Berufsausübung zeigt sich das durch die Fähigkeit, die eigene Arbeit sinnvoll zu planen und zu organisieren, durchzuführen, zu bewerten sowie Entscheidungen zu treffen und Probleme lösen zu können.

Sozialkompetenz   Die Sozialkompetenz umfasst Fähigkeiten, welche notwendig sind, um mit anderen Menschen zusammenleben bzw. zusammenarbeiten zu können. Dazu gehören z.b. Beziehungsfähigkeit, Teamfähigkeit, Kommunikationsfähigkeit, Kooperationsbereitschaft, Fähigkeit zur Konfliktlösung etc.

Der Sozialkompetenz kommt eine große Bedeutung zu, da die Betreuung auf hilfsbedürftige Menschen ausgerichtet ist. Die Voraussetzung für eine gute Betreuung ist der Aufbau einer vertrauensvollen Beziehung. Denn nur so und mit Einfühlungsvermögen können z.b. die Bedürfnisse der Menschen erfasst werden. Beziehungen sind sehr vielfältig, da sie von verschiedenen Faktoren beeinflusst werden, z.b. von den persönlichen Erfahrungen der Beteiligten, Kulturunterschieden, Geschlechtszugehörigkeit, sozialem Status etc. Beziehungsfähigkeit heißt die richtige Balance zwischen Engagement, Anteilnahme und Distanz zu finden.

In bestimmten Situationen wird es erforderlich sein, auch Angehörige in den Betreuungsprozess mit einzubeziehen. Für eine gute Zusammenarbeit mit Pflegeberufen und anderen Berufsgruppen sind z.b. Teamfähigkeit, Kooperationsbereitschaft, aber auch Kommunikationsfähigkeit Voraussetzungen.

Personale Kompetenz   Die personale Kompetenz wird auch als Selbstkompetenz bezeichnet. Sie umfasst z.b. die Bereitschaft zur Selbstentwicklung, das eigene berufliche Handeln zu reflektieren, Verantwortung zu übernehmen, Leistungs- und Lernbereitschaft, Belastbarkeit u. a. (vgl. Heißenberg 2001).

Die Teilbereiche der beruflichen Handlungskompetenz greifen in der Berufsausübung ineinander und sind nicht so scharf voneinander zu trennen. In der Ausbildung werden die Kompetenzen erworben und weiterentwickelt. Der Erwerb der Kompetenzen ist aber nicht nur auf die Ausbildung beschränkt, sondern vollzieht sich während der gesamten Berufstätigkeit.

10.3   Berufsverständnis

Barbara Zinka

Die berufliche Tätigkeit ist auf die Betreuung und Hilfe pflegebedürftiger Menschen ausgerichtet. Die beruflichen Tätigkeitsbereiche werden zu einem wichtigen Teil durch Einstellungen und Ansichten über den Menschen sowie durch Werthaltungen der betreuenden Personen und durch die Auffassung von Gesundheit und Krankheit beeinflusst. Denn die beruflichen Tätigkeitsbereiche werden zu einem wichtigen Teil von dem zugrunde liegenden Menschenbild und dem Verständnis von Gesundheit und Krankheit beeinflusst. Das Menschenbild und auch das

Verständnis von Gesundheit und Krankheit unterliegen vielfältigen Einflüssen aus Geschichte, Kultur und Wissenschaft.

10.3.1 Das Menschenbild – Mensch und Umgebung

Das eigene Menschenbild entwickelt sich im Laufe des Lebens eines Menschen und in ständiger Wechselwirkung zu seiner Umgebung. Es ist unausgesprochen vorhanden und wird erst bewusst, wenn ein Mensch zu gesellschaftlichen Diskussionen seinen eigenen Standpunkt vertritt, z.B. zur Todesstrafe, Euthanasie, Schwangerschaftsabbruch, Zwangsernährung etc.

Zwar wird das Menschenbild durch die Umgebung beeinflusst, aber jeder entwickelt auf der Grundlage eigener Entscheidungen sein persönliches Menschenbild. Zusammenfassend kann man sagen, dass das Menschenbild eine Reihe individueller, mehr oder weniger zusammenhängender Werte bezüglich aller Aspekte menschlichen Seins und Funktionierens, die als wichtig erachtet werden, umfasst.

Werte sind bewusste oder unbewusste Orientierungsstandards und Leitvorstellungen, die menschliches Handeln oder auch Entscheidungen leiten. Werte sind ein wesentlicher Bezugspunkt für menschliches Handeln. Für jeden Menschen ergeben sich aus seiner persönlichen Lebensgeschichte, seiner Erziehung, seiner Zugehörigkeit zu einer kulturellen und religiösen Gruppe persönliche Werte, d. h. Aspekte, die ihm für ein gutes und richtiges Leben wichtig erscheinen. Mögliche Werte, die im menschlichen Leben eine wichtige Rolle spielen können, sind z.B. Freiheit, Solidarität, Gemeinschaft, Frieden, Leben, Mitmenschlichkeit, Barmherzigkeit, Menschenwürde, Gerechtigkeit, Gleichheit etc. (vgl. Arets et al. 1996). Die Werte, aus denen sich ein Menschenbild zusammensetzt, sind die Grundlage für die Formulierung von Normen (Richtlinien für das Verhalten).

Es gibt viele Menschenbilder, auch deshalb, weil Religionen und Wissenschaften ihre Sichtweise vom Menschen beschreiben (z.B. Christentum, Naturwissenschaften, Humanwissenschaften).

Menschenbilder haben praktische Auswirkungen für den Umgang mit Menschen und für die Gestaltung der Beziehung zum Menschen. Eine besondere Bedeutung hat dies in der Berufsausübung im Gesundheitswesen.

10.3.2 Gesundheit und Krankheit

Gesundheit und Krankheit sind Begriffe, die im Alltag selbstverständlich benutzt werden. Trotzdem ist es schwierig, eine allgemein gültige Definition für Gesundheit und Krankheit zu finden. Die Gründe dafür sind:

Gesundheit und Krankheit sind dynamische Begriffe   Kein Mensch ist in seinem Leben gleichermaßen gesund oder krank. Gesundheit und Krankheit können sich sehr rasch verändern (akute Erkrankung oder eine schleichende chronische Erkrankung). Die Begriffe sind daher nicht statisch, sondern dynamisch.

Gesundheit und Krankheit sind soziokulturell gebunden   Wie Gesundheit und Krankheit erfahren werden, ist im hohen Maße von der jeweiligen Kultur und vom sozialen Umfeld abhängig. In einer religiös geprägten Kultur kann Krankheit z.B. als Strafe verstanden werden. Krankheit hat z.B. innerhalb der indischen Kultur eine andere Bedeutung als in Österreich.

Zudem kann eine durch einen Unfall verursachte Querschnittlähmung dazu führen, dass der Beruf nicht mehr ausgeübt werden kann. Eine Lungenentzündung hat für Menschen, die an Unterernährung leiden, eine andere Bedeutung als für Menschen, die ausreichend ernährt sind.

Gesundheit und Krankheit sind personengebunden Es gibt im Erleben von Gesundheit und Krankheit zwar Übereinstimmungen bei bestimmten Krankheiten, dennoch bleibt dieses Erleben immer eine sehr persönliche Wahrnehmung (vgl. Arets et al. 1996).

Ebenso wie das Menschenbild basiert die Anschauung über Gesundheit und Krankheit auf Normen und Werten der Gesellschaft.

10.4 Grundlagen der allgemeinen Ethik

Barbara Zinka

Wenn Menschen mit anderen Menschen in Kontakt kommen bzw. in Beziehung treten, stellt sich die Frage nach dem guten und richtigen Handeln. Moral und Ethik haben mit einer Grundorientierung menschlichen Handelns und menschlicher Lebensführung zu tun. Wir fragen nicht nur, wie wir leben wollen, sondern auch, wie wir leben können und sollen. Ethik und Moral werden in der Alltagssprache häufig synonym verwendet, müssen aber unterschieden werden.

10.4.1 Ethik und Moral im Alltag

Wie will ich leben, wie wollen wir gemeinsam leben? Wie soll ich leben? Diese Fragen begleiten unser Leben. Bereits als Kind wird der Mensch mit Forderungen, Erwartungen und Anforderungen konfrontiert: »Man tut das« bzw. »Man tut das nicht«.

Wir fragen uns einerseits, was wir tun und wie wir leben wollen, andererseits suchen wir nach Orientierung, d. h. nach einem Rat, wie wir handeln und leben sollen. Grundlegende Normen und Werte einer Gesellschaft bilden einen Orientierungsrahmen.

Dazu gehören auch die Normen und Gebote der religiösen Tradition, z.B. die zehn Gebote als grundlegende Richtschnur des Handelns und Lebens für das Judentum und Christentum. Das Tötungsverbot (5. Gebot) wird allgemein für das wichtigste unter den biblischen Geboten gehalten. Ebenso wichtig ist in der biblischen Tradition das Gebot der Nächstenliebe: »Liebe deinen Nächsten wie dich selbst.« Viele Kulturen kennen auch die Goldene Regel: »Was du nicht willst, das man dir tu, das füg' auch keinem anderen zu.« (Körtner 2004, S. 14)

Auch wenn der Einzelne die Freiheit hat zu entscheiden, was er tun will oder soll bzw. was er nicht tun will oder soll, hat er in seinem Tun und Lassen stets den Mitmenschen und sein Wohlergehen mitzubedenken.

10.4.2 Begriffsbestimmungen

In unserer Alltagssprache werden die Begriffe »Ethik« und »Moral« häufig synonym verwendet: Firmen beklagen die schlechte »Zahlungsmoral«, Vorgesetzte sind von der »Arbeitsmoral« ihrer Mitarbeiter enttäuscht etc. Gesundheits- und umweltbewusste Kunden verlangen nach »ethischen Produkten« (z.B. Produkte, die nicht durch Kinderarbeit hergestellt wurden).

Die Wörter »Moral« und »Ethik« stehen in den genannten Beispielen für Ehrlichkeit, Einsatzbereitschaft, Gerechtigkeitssinn. Damit haben Moral und Ethik auch tatsächlich zu tun. Dennoch müssen die Begriffe unterschieden werden (vgl. Körtner 2004).

Ethik ist ein Teilgebiet der Philosophie, aber auch der Theologie. Während die Philosophie keinem religiösen oder weltanschaulichen Standpunkt verpflichtet ist, bezieht sich theologische Ethik (in der katholischen Theorie auch Moraltheologie genannt) ausdrücklich auf das gelebte Ethos einer konkreten Religion, z.B. des Christentums.

> » Ethik ist die selbstreflexive Theorie der Moral, d. h. die Reflexion, welche das menschliche Handeln anhand der Beurteilungsalternativen von Gut und Böse bzw. Gut und Schlecht auf seine Sittlichkeit hin überprüft. (ebd., S. 16)

Es lässt sich nicht allgemein gültig sagen, was unter dem moralisch Guten und oder Schlechten zu verstehen ist.

Grundfragen der Ethik
- »Was soll ich tun?« – Diese Frage hat für den Alltag praktische Bedeutung.
- »Wie soll ich leben?« – Bei dieser Frage geht es um Grundeinstellungen zum Dasein und um die grundsätzliche Auseinandersetzung mit Werten, die mein Handeln leiten.

Beide Fragen sind miteinander verbunden und verweisen aufeinander (Arndt 2007).

> » Im Unterschied zur Ethik (der Begriff stammt von Aristoteles, 384–322 v. Chr.) bezeichnet der Begriff Ethos (griechisch) bzw. der Moral (lateinisch) die Verhaltensnormen der gesamten Gesellschaft oder einer Gruppe, die aufgrund von Tradition akzeptiert und stabilisiert werden. (Körtner 2004, S. 17)

Moral bedeutet »gelebte Sittlichkeit in alltäglichen Erfahrungsbereichen, die auf bestimmten Wertvorstellungen beruht. Sie findet ihren Ausdruck in Bräuchen, Sitten, Regeln, Werten und Normen, an denen sich individuelles Handeln orientieren kann.« (Großklaus-Seidel 2002, S. 99)

Jede Berufgruppe hat ihr Ethos, im medizinischen Bereich ist es das ärztliche Standesethos, das Berufsethos der Pflegeberufe und der sonstigen heilenden und helfenden Berufe.

Der Maßstab für die moralische bzw. die ethische Urteilsbildung ist, ob eine bestimmte Handlungsweise die persönliche Integrität des anderen bzw. des betroffenen Menschen achtet, fördert oder aber missachtet und verletzt.

Die Instanz, durch die wir unserer persönlichen Integrität oder auch ihrer Verletzung bewusst werden, nennen wir Gewissen. Moralisch handeln heißt seinem Gewissen zu folgen, das freilich irren kann.

Das Gewissen fungiert als persönliche, moralische Instanz, die Menschen dazu auffordert, sich in konkreten Situationen für gutes und richtiges Handeln zu entscheiden. Da setzt voraus, dass Menschen eine Vorstellung davon oder ein Gefühl dafür haben, was als »gut« und »richtig« gilt. Die Vorstellung, was »gut« und »richtig« ist, bildet sich im Laufe der Entwicklung eines Menschen in der Auseinandersetzung mit bzw. der Kenntnis von geltenden Werten und Normen heraus. Wichtig dabei ist der Austausch mit anderen Menschen.

> » Jeder Begriff von Moral und Ethik setzt voraus, dass es zur Moral bzw. zu moralischem Handeln fähige Menschen gibt. Moral und Ethik nehmen die Menschen in ihrem Tun und Lassen

nicht allein als Träger beruflicher Funktionen oder gesellschaftlicher Rollen, sondern als Personen in den Blick, die eine unantastbare Würde und unveräußerliche Menschenrechte haben. Moral und Ethik beurteilen Handlungen danach, inwiefern sie die Menschenwürde und die daraus abgeleiteten Menschenrechte achten oder missachten. (Körtner 2004, S. 18f)

10.4.3 Bereiche des moralischen Handelns

Die drei verschiedenen Bereiche des moralischen Handelns sind der politische, der institutionelle und der persönliche Bereich. Obwohl sie unterschieden werden, hängen sie voneinander ab und greifen ineinander. In jedem dieser Bereiche hat der Mensch eine unterschiedlich ausgeprägte Handlungsverantwortung.

Politischer Bereich

Dieser Bereich ist der allgemein gesellschaftliche, in dem unser Leben eingebettet ist. Die weltpolitische Lage spielt durchaus eine Rolle für unsere äußere Befindlichkeit; ebenso sind wir den Bedingungen unserer nationalen Politik unterworfen. Wie viele Budgetmittel für das Gesundheitswesen bereitgestellt werden, hat Auswirkungen auf die Personalstellen der Gesundheits- und Sozialbereiche sowie auf die Ausstattung dieser Einrichtungen und beeinflusst damit unsere Arbeit. Auch wenn wir mit Naturkatastrophen konfrontiert werden, hat dies Auswirkungen auf unsere Lebens- und Erfahrungswelt.

In diesen Bereich gehört auch die Gesetzgebung. Hier gibt es wenig moralischen Handlungsspielraum und dementsprechend nicht mehr oder weniger moralische Verantwortung wie für alle anderen Bürger. Trotzdem sind die Ausübung demokratischer Rechte und politische Wachheit gefragt.

Institutioneller Bereich

Dieser Bereich ist mit dem politischen verbunden und umfasst unseren Lebens- und Arbeitsraum. Hier hängt die Gestaltung von den politischen und gesellschaftlichen Gegebenheiten ab. Die moralischen Fragen beziehen sich oft auf die institutionalisierten sozialen Gegebenheiten unseres Lebens. Es wird geklärt, wo wir uns mit unseren persönlichen Möglichkeiten einbringen wollen, wo wir unseren konkreten Platz in der Gesellschaft sehen, z.B. die Berufswahl oder die Entscheidung, welcher Gruppe wir angehören wollen.

Die Organisationsstrukturen von Institutionen sind manchmal wenig flexibel, jedoch hat unser Handeln durchaus Einfluss auf mögliche Veränderungen. In diesem Zusammenhang könnten wir fragen: Dürfen Gesundheitsberufe streiken?

Es ist berufpolitisches Engagement gefragt, wenn es um Verbesserung von Zeitstrukturen oder anderen organisatorischen Bedingungen geht.

Persönlicher Bereich

Im persönlichen Bereich suchen wir für uns selbst Klarheit über das, was wir tun sollen und tun wollen, wie wir unser Leben gestalten wollen. Hier geht es um die Auseinandersetzung mit Werten, die unser Leben bestimmen sollen, und auch um die konkreten persönlichen Handlungen auf der Grundlage dieser Werte. In diesem Bereich tragen wir die moralische Verantwortung für unser Handeln im beruflichen Alltag. Wir treffen bewusst die Entscheidung, wie wir die berufliche Arbeit tun, und können diese Verantwortung nicht in den institutionellen oder politischen Bereich abschieben (vgl. Arndt 2007).

Grundlagen der Ersten Hilfe

Bernhart Idinger

E. Jedelsky (Hrsg.), *Heimhilfe,*
DOI 10.1007/978-3-662-46106-8_11, © Springer-Verlag Berlin Heidelberg 2016

Da die Versorgung von Klientinnen in Notfallsituationen nichts Alltägliches ist, stellt sie für alle Beteiligten eine Herausforderung dar. Wie wichtig die Ersthelfer sind, zeigt die Tatsache, dass die ersten drei Glieder der Rettungskette von Ersthelfern ausgeführt werden müssen.

Glied 1: Absichern: Überblick über die momentane Situation schaffen! Ist ein sicheres Versorgen des Patienten möglich? Selbstschutz beachten!

Glied 2 und 3: Erste Hilfe leisten und Notruf: Diese beiden Glieder laufen nebeneinander in der Versorgung eines Notfallpatienten, da es nicht immer möglich ist, mit der Patientenversorgung zu beginnen. Optimal wäre ein gleichzeitiger Ablauf.

Das Leben des Menschen und die Funktion aller seiner Organsysteme sind an eine ungestörte Funktion der Zellen und Organe gebunden. Unabdingbare Voraussetzung dafür sind die ausreichende Versorgung der Zellen mit Sauerstoff und Nährstoffen, eine gleich bleibende Zusammensetzung des inneren Milieus des Körpers sowie die Aufrechterhaltung der Körpertemperatur. Diese Funktionen bezeichnet man als Vitalfunktionen. Sie garantieren das Leben!

> **Vitalfunktionen des Menschen**
> ― Die Funktion der Atmung, d. h. die Aufnahme von Sauerstoff aus der Umgebungsluft und die Abgabe von Kohlendioxid
> ― Die Funktion von Herz und Kreislauf, d. h. den Transport von Sauerstoff und Nährstoffen zu den einzelnen Zellen und den Abtransport von Stoffwechselabfallprodukten
> ― Die Regulation der Zusammensetzung der Körperflüssigkeiten, d. h. die Aufrechterhaltung des Wasserhaushaltes

Störungen der Atem- und Kreislauffunktion sind bereits nach kurzer Zeit kritisch, denn der menschliche Körper verfügt nur über sehr geringe Sauerstoffreserven. Sobald die Aufnahme oder der Transport von Sauerstoff zu den einzelnen Zellen unterbleibt, führen die daraus resultierenden Störungen zu lebensbedrohlichen Zuständen, akute Lebensgefahr ist eine mögliche Folge. Das Gehirn kann in der Regel nur 2–3 Minuten ohne Sauerstoffzufuhr überleben, dann folgt der Zelluntergang.

Als Notfallklientin wird also jene Klientin bezeichnet, welche infolge eines Traumas (= Verletzung), einer akuten lebensbedrohenden Erkrankung oder einer Vergiftung eine massive Störung der vitalen Funktionen erleidet oder sich eine solche Störung als Folge eines akuten Ereignisses anbahnt bzw. zu befürchten ist.

Notfälle können ausgelöst werden durch:
― lebensbedrohliche Verletzungen als Folge von Unfällen aller Art,
― lebensbedrohliche, akut auftretende Erkrankungen und
― lebensbedrohliche Vergiftungen.

Die folgenden Beispiele zeigen jene Notfälle auf, welche im Betreuungsalltag am häufigsten auftreten.

11.1   Notfälle im Betreuungsalltag

Beispiel 1
Sie sperren die Wohnung mit dem in Ihrem Besitz befindlichen Schlüssel auf und finden die Klientin am Boden liegend vor.

Vorgehen:
- Beachten Sie die Gefahrenzone (z.B. Riecht es in der Wohnung nach Gas?).
- Mit lautem Ansprechen und sanftem Schütteln an der Schulter können Sie das Bewusstsein (= die Klientin ist wach und ansprechbar bzw. die Klientin reagiert auf ihr gesprochenes Wort) überprüfen.

Ist die Klientin bei Bewusstsein, werden folgende Schritte eingeleitet:
- Fragen Sie nach dem Unfallhergang (Was ist passiert? Wann ist der Sturz passiert?).
- Der Zeitraum, wie lange die Klientin schon am Fußboden liegt, ist von großer Wichtigkeit. Der Rettungsdienst kann einschätzen, wann die Klientin das letzte Mal Flüssigkeit, Medikamente oder Nahrung zu sich genommen hat.
- Fragen Sie, ob die Klientin Schmerzen hat. Wo hat die Klientin Schmerzen?
- Schauen Sie, ob die Klientin sichtbare Verletzungen hat. Es ist dabei zu beachten, dass die Klientin nicht bewegt wird, dadurch könnten Folgeverletzungen ausgelöst werden (z.B. könnte eine gebrochene Rippe die Lunge verletzen – Atemnot wäre die weitere Folge).
- Versorgen Sie die Klientin in der vorgefundenen Position, (d. h. decken Sie die Klientin zu = Schutz vor Temperaturverlust) und sprechen Sie beruhigende Worte.
- Machen Sie einen ordnungsgemäßen Notruf.
- Da bei jeder Klientin die Gefahr eines Schocks besteht (= Gehirn bekommt zu wenig Sauerstoff, da das Blut in den Organen im Körperkern zentralisiert wird; die Lippen verfärben sich unter Umständen bläulich; die Haut fühlt sich kalt an), wird immer situationsgerecht gelagert.
- Nehmen Sie bei Bedarf weitere Erste Hilfemaßnahmen vor (wie z.B. Blutstillung) – bis zum Eintreffen des Rettungsdienstes.

Ist die Klientin ohne Bewusstsein (also nicht ansprechbar), werden folgende Schritte eingeleitet:
- Die Klientin wird auf einer harten Unterlage in die Rückenlage gebracht. Hilferuf absetzen (Aufmerksamkeit erregen, Helfer organisieren für Notruf). Danach wird der Kopf unter Zug geradegerichtet.
- Der Kopf wird mit einer Hand an der Stirn-Haar Grenze und mit der zweiten Hand am Kinn gefasst und nackenwärts überstreckt. (Die Kontrolle der Mundhöhle wird nur bei offensichtlicher Verlegung inspiziert und ausgeräumt, sonst entfällt sie.) Für diesen Vorgang empfiehlt es sich, aus hygienischen Gründen und Selbstschutz Einmalhandschuhe zu tragen.
- Durch Sehen, Hören und Fühlen wird die Atmung nicht länger als 10 Sekunden kontrolliert. (Mit dem Kopf zur Notfallpatientin hinuntergebeugt, dem Blick zum Brustkorb und Bauch wird mit Wange und Ohr bei Mund und Nase kontrolliert.)
- Atmet die Klientin normal (= gleich bleibendem Rhythmus), bringen Sie die betroffene Person in die stabile Seitenlage. Die stabile Seitenlage dient dazu, dass die Atemwege frei

bleiben (Speichel, Blut und Erbrochenes kann ungehindert abfließen) und die Zunge nicht zurückfällt (dies würde zum Erstickungstod führen).

— Atmet die Klientin nicht, müssen Sie mit der **Reanimation** (= Wiederbelebung) beginnen.

Reanimation durch eine Heimhelferin:

— Sofortiger Beginn mit 30 Herzdruckmassagen und anschließend 2 Beatmungen.

— Der Rhythmus wird beibehalten bis 1. der Patient wieder normale Atmung hat, 2. bis Ablöse eingetroffen ist, 3. bis zur Erschöpfung und die Maßnahmen nicht mehr durchgeführt werden können.

— Herzdruckmassage: Ein Handballen wird auf die Mitte des Brustkorbes gelegt und die zweite Hand darüber (auf die Rippen darf kein Druck ausgeübt werden). Beide Arme müssen durchgestreckt sein. Kräftiger Druck auf den Brustkorb mit einer Drucktiefe ist mindestens 5 cm aber nicht tiefer als 6 cm. Die Frequenz sollte mind. 100/min aber nicht mehr als 120/min sein, da sie sonst ineffizient ist. Der Brustkorb muss zwischen den Herzdruckmassagen völlig entlastet werden, ohne dabei die Hände abzuheben. Zwischen den einzelnen Durchgängen sollen die Unterbrechungen minimal sein.

— Beatmung: Die Entscheidung darüber, ob der Notfallpatient im Zuge der Reanimation beatmet wird, trifft der Ersthelfer. Sollte Ekel oder Unwille bestehen, dann muss die Herzdruckmassage ohne Unterbrechung durchgeführt werden.

— Legen Sie das Beatmungstuch, welches Sie ebenfalls aus hygienischen Gründen und Selbstschutz verwenden, über den Mundbereich der Klientin, und das Kinn wird hochgezogen. Die Beatmung sollte nicht verzögert werden, da sie ein wichtiger Bestandteil der Reanimation ist.

— Die Nasenlöcher werden zugedrückt, und danach umschließt Ihr Mund den Mund des Patienten.

— Bei den Atemspenden wird die Atemluft der Ersthelferin in den Mund des Notfallpatienten geblasen. Der Brustkorb und der Bauch sollen sich so wie bei einer normalen Atmung heben.

— Sollten Sie die Klientin nicht über den Mund beatmen können, weil z.B. ein deformiertes Unterkiefer vorliegt, können Sie die Beatmung auch über die Nase durchführen. Hierbei ist zu beachten, dass der Kopf überstreckt und der Mund der Klientin geschlossen wird (also das Kiefer sanft nach oben gedrückt wird).

— Bei Nicht-Beherrschen der Beatmung, wenn Ekel davor besteht, tritt ein spezieller Notfall ein (vergiftete Umgebung, aus der der Notfallpatient kommt), dann wird nur die Herzdruckmassage ohne Pause durchgeführt.

— Atmet die Klientin regelmäßig, bringen Sie diese in die stabile Seitenlage. Die Einhelfermethode ist in der Ersten Hilfe Mittel der Wahl.

Im Bezug auf die Reanimation sind umfassende Änderungen in Vorbereitung, regelmäßige Fortbildungen für die Heimhelferinnen sind deshalb unumgänglich.

Beispiel 2

Sie läuten an der Wohnungstüre, die Klientin öffnet Ihnen wie jeden Tag, doch es fällt Ihnen sofort eine Veränderung ihres Wesens auf (z.B. die Klientin macht einen verwirrten Eindruck oder die Klientin wirkt sehr verlangsamt). Alle Medikamente aus der Schachtel neben dem Bett fehlen.

Vorgehen:

- Befragen Sie die Klientin, ob Sie die vermutlich fehlenden Medikamente eingenommen hat und, wenn ja, wann diese eingenommen wurden.
- Hat die Klientin vermutlich bzw. offensichtlich die Medikamente eingenommen, können Sie in der Vergiftungsinformationszentrale (VIZ) anrufen und nachfragen, wie in diesem Fall die weitere Vorgangsweise ist.
- Besteht kein offensichtlicher Zusammenhang zu den evtl. fehlenden Medikamenten, rufen Sie bitte sofort den Rettungsdienst an.
- Geben Sie der Klientin keinerlei Flüssigkeiten zu trinken, bis die Ursache abgeklärt ist. Die Klientin könnte aspirieren, d. h., die Flüssigkeit rinnt in die Lunge ab, dies kann zu akuter Atemnot führen.
- Verschlechtert sich der Zustand der Klientin, während Sie auf den Rettungsdienst warten, müssen Sie je nach Situation (siehe Situation 1) Erste Hilfe leisten. Bei einer raschen Verschlechterung ist es empfehlenswert, nochmals den Rettungsdienst anzurufen, um die Veränderung bekannt zugeben.

Beispiel 3

Sie sperren die Wohnung mit dem in ihrer Besitz befindlichen Schlüssel auf und finden die Klientin in der mit Wasser gefüllten Badewanne vor. Die Klientin versucht schon seit ca. zwei Stunden die Badewanne zu verlassen, doch es gelingt ihr nicht.

Vorgehen:

- Beruhigen Sie die Klientin und ziehen Sie den Stöpsel.
- Befragen Sie die Klientin, wie es ihr geht und warum sie die Badewanne nicht verlassen kann.
- Trocknen Sie die Klientin ab und ziehen Sie ihr eine Oberbekleidung an.
- Ist die Klientin benommen (d. h. nicht voll ansprechbar) und blass, legen Sie die Klientin in die Badewanne. Lagern Sie jetzt die Beine der Klientin hoch (das gelingt am Fußende der Badewanne sehr leicht) und decken Sie die Klientin z.B. mit einem Badetuch oder Bademantel zu (= Lagerung bei Kreislaufkollaps).
- Sorgen Sie für frische Luft im Badezimmer, indem Sie z.B. die Badezimmertüre ein wenig öffnen.
- Kontrollieren Sie die Atmung der Klientin und rufen Sie den Rettungsdienst an.

Oder:

- Kann die Klientin nicht aus der Badewanne steigen, weil sie die Kräfte verlassen haben, beruhigen Sie die Klientin und ziehen Sie den Stöpsel.
- Trocknen Sie die Klientin ab und ziehen Sie ihr eine Oberbekleidung an.
- Wenn Sie es sich alleine zutrauen, helfen Sie der Klientin vorsichtig aus der Badewanne. Hat die Klientin ein erhöhtes Körpergewicht, rufen Sie im Büro an und fordern Sie Unterstützung an.
- Sobald die Klientin die Badewanne verlassen hat, sollten Sie für Ruhe sorgen.
- Es ist zu überlegen, ob die Klientin für weitere Badetage eine Heimhilfe zur Unterstützung bekommt. Dies ist mit dem Büro abzusprechen.

Beispiel 4

Sie besuchen die Klientin heute bereits zum dritten Mal und es fällt ihnen auf, dass sie hinkt und die linke Körperhälfte Zeichen der Schwäche aufweist (z.B. zieht die Klientin beim Gehen das linke Bein nach).

Vorgehen:
- Legen Sie die Klientin ins Bett.
- Beruhigen Sie die Klientin.
- Achten Sie darauf, ob die Klientin regelmäßig atmet.
- Rufen Sie den Rettungsdienst an. Verschlechtert sich die Klientin, treffen Sie die dementsprechenden Erste Hilfemaßnahmen (siehe Situation 1) und rufen Sie nochmals den Rettungsdienst.

Beispiel 5

Sie betreten um 8 Uhr morgens die Wohnung und die Klientin liegt noch im Bett, obwohl sie normalerweise bereits beim Frühstückstisch sitzt.

Vorgehen:
- Betreten Sie das Schlafzimmer und machen Sie sich vorsichtig bemerkbar (die Klientin könnte z.B. verschlafen haben oder aufgrund eines Ereignisses in der Nacht lange wach gewesen sein).
- Wecken Sie die Klientin vorsichtig auf und vermeiden Sie Hektik und Unruhe.
- Ist aus Ihrer Sicht alles normal, begleiten Sie die Klientin langsam zum Frühstückstisch (lassen Sie der Klientin Zeit zum Wachwerden).
- Erweckt die Klientin bei Ihnen den Eindruck, dass sie verändert ist (z.B. verwirrt oder verlangsamt), treffen Sie die Maßnahmen wie in Situation 2.

11.2   Das richtige Absetzen eines Notrufes

Oft gehen wertvolle Sekunden verloren, weil die Anruferin, welche einen Notfall meldet, vor Aufregung wichtige Details vergisst!

Die Leitstellendisponenten arbeiten computerunterstützt und teilweise auch mit verschiedenen Checklisten. Sie stellen verschiedene Fragen, die für den weiteren Ablauf wichtig sind, und geben auch Anweisungen für die Versorgung des Patienten bis zum Eintreffen des Notfallrettungsmittels. Die Rettungsleitstelle beendet, wenn alle Fragen beantwortet wurden.

Als Richtlinie für die Meldung eines Notfalls beim Rettungsdienst dienen die **vier Ws**:

Wo ist der Unfall passiert?   Geben Sie den genauen Ort an, an dem sich der Unfall ereignet hat. Bei komplizierten Örtlichkeiten geben Sie bitte auch eine genaue Wegbeschreibung an (z.B. wenn eine Wohnhausanlage mehrere Stiegen hat und diese nicht in chronologischer Reihenfolge angeordnet sind).

Was ist passiert?   Beschreiben Sie den Unfallhergang so genau wie möglich.

Wie viele Verletzte sind vorhanden?   Nennen Sie die Anzahl der Verletzten, bei Kindern nennen Sie bitte auch das Alter.

Wer ruft an? Name und Rückrufnummer, falls es zu Rückfragen kommt. Das Gespräch wird dann von der Rettungsleitstelle beendet, wenn alle Fragen beantwortet wurden.

Zögern Sie nie, im Zweifelsfall den Rettungsdienst zu rufen! Der Notruf ist immer kostenlos, auch über Handy! Über Handy erreichen Sie die Notrufzentrale übrigens sogar ohne Betreiberkarte. Beachten Sie nur, dass es aufgrund unterschiedlicher Netzgebiete nicht immer die nächstgelegene Zentrale ist, die sich meldet! Da die Notrufzentralen untereinander vernetzt sind, wird Ihre Meldung schnellstens weitergeleitet.

11.3 Generelle Hinweise im Rahmen der Ersten Hilfeleistung im Klientenhaushalt

Wenn es die Zeit erlaubt und die Klientin keiner lebensbedrohlichen Situation ausgesetzt ist, Sie aber den Rettungsdienst angerufen haben, beachten sich bitte folgende Punkte:

- Schließen Sie die Fenster in der Wohnung und achten Sie darauf, dass alle Elektrogeräte abgeschaltet sind.
- Versorgen Sie bei Bedarf die Lebensmittel, welche womöglich in der Küche stehen (z.B. steht ein vorbereitetes Wurstbrot in der Küche, da sich die Klientin vor dem Notfall eine Jause vorbereiten wollte).
- Achten Sie auch darauf, ob sich in der Wohnung Haustiere befinden, nötigenfalls melden Sie vorhandene Haustiere im Büro.
- Machen Sie einen Kontrollgang durch die Wohnung und schauen Sie auf mögliche Gefahrenquellen (z.B. das Badewasser läuft). Sie wissen nicht, was die Klientin zuvor erledigen wollte.
- Versorgen Sie Gegenstände (z.B. Müllbeutel), welche zu einer Geruchsbelästigung führen können.
- Bereiten Sie das Transferblatt, welches dem Dokumentationssystem beiliegt, vor. Wenn vorhanden, eine aktuelle Medikamentenliste und eventuell den Entlassungsbefund vom letzten Spitalsaufenthalt.
- Packen Sie der Klientin eine Tasche mit Toilettenutensilien, Hausschuhe, persönlicher Wäsche nach Wunsch, etwas Bargeld, Wohnungsschlüssel, E-Card, Ausweis und Gegenstände nach persönlichem Wunsch ein.
- Die Dokumentationsmappe wird dem Rettungsdienst nicht mitgegeben, sondern im Verein bis auf Weiteres archiviert.
- Dokumentieren Sie **alle Notfälle** im Bezug auf Notfallhergang, durchgeführte Maßnahmen, erfolgte Anweisungen vom Büro und Uhrzeit.
- Das Leben der Klientin steht immer im Vordergrund! Die oben angeführten Hinweise werden nur dann durchgeführt, wenn es die Situation und die Zeit erlaubt!

11.4 Gesetzliche Verpflichtungen

StVO (= Straßenverkehrsverordnung) § 4 (2) Sind bei einem Verkehrsunfall Personen verletzt worden, so haben Sie Hilfe zu leisten. Sind Sie dazu nicht fähig, so haben Sie unverzüglich für fremde Hilfe zu sorgen. Ferner haben Sie die nächste Polizeidienststelle sofort zu verständigen.

StGB (= Strafgesetzbuch) § 94 – Unterlassung der Ersten Hilfeleistung   Die Person, welche eine Verletzung verursachte, ist verpflichtet, Erste Hilfe zu leisten. Erfolgt dies nicht, wird dieser Tatbestand bestraft. Die Person ist nur dann entschuldigt, wenn ihr die Hilfeleistung nicht zuzumuten ist (z.B. wenn die Erste Hilfeleistung nur unter der Gefahr des Todes möglich wäre).

StGB § 95 – Unterlassen der Hilfeleistung   Wer es bei einem Unglücksfall oder einer Gemeingefahr unterlässt, die zur Rettung eines Menschen offensichtlich erforderliche Hilfe zu leisten, wird laut StGB bestraft. Die Erste Hilfe muss jedoch zumutbar sein.

Notfallsituationen treten unvermutet und zumeist ohne Warnzeichen auf. Um in solchen Situationen rasch und vor allem richtig reagieren zu können, ist es empfehlenswert, das Wissen regelmäßig in professionellen Kursen bzw. Fortbildungen aufzurüsten.

11

Grundzüge der Betreuung alter, behinderter und chronisch kranker Menschen: Grundpflege und Beobachtung

Christine Fichtinger und Renate Klimes

E. Jedelsky (Hrsg.), *Heimhilfe*,
DOI 10.1007/978-3-662-46106-8_12, © Springer-Verlag Berlin Heidelberg 2016

Zu den zentralen Aufgaben der Heimhelferin zählen

- die Aufrechterhaltung des Haushaltes durch Unterstützung bei der Haushaltsführung (wie z.B. Reinigung und Sauberhalten der Gebrauchsgegenstände),
- die Erhaltung und Förderung des körperlichen Wohlbefindens (wie z.B. Baden und Haare waschen),
- die Sicherung sozialer Grundbedürfnisse durch Aufrechterhaltung und Förderung von Selbstständigkeit (wie z.B. Motivation bei der selbstständigen Ausführung alltäglicher Verrichtungen),
- die Zusammenarbeit mit Fachkräften aus dem Sozial- und Gesundheitsbereich und anderen in die Pflege und Betreuung involvierten Personen durch Kommunikation, gemeinsame Planung, Dokumentation, Anleitung und Begleitung (wie z.B. Durchführung der Prophylaxen oder einfache Lagerungen).

Es gilt, diese Aufgaben mit dem höchsten Maß an Verantwortung und Professionalität durchzuführen, um die Gesunderhaltung bzw. die Genesung der Klientinnen zu unterstützen. Dies ermöglicht einen möglichst langen Verbleib in der eigenen Wohnung der Klientinnen.

12.1   Die Klientin als Individuum: Grundlagen der Betreuungsarbeit

12.1.1   Der Mensch als Individuum

Der Mensch ist ein ganzheitliches Wesen. Körper[1], Geist[2] und Seele[3] der Klientinnen stehen in ständiger Wechselbeziehung zu ihrer Umwelt[4]. Hat eine Klientin z.B. ein körperliches Problem, so beeinflusst das auch mehr oder weniger ihren Geist und ihre Seele. Dies hat wiederum Auswirkungen auf die Umwelt, und das Umfeld (z.B. die Familie) bemerkt diese Veränderung. Geht die Familie positiv auf diese Veränderung ein, so hilft dies, Geist und Seele zu stabilisieren. Folgen jedoch negative Reaktionen, können sich die Auswirkungen auf Geist und Seele weiterhin negativieren. Aufgrund dieser Zusammenhänge ist festzuhalten, dass jeder Mensch einzigartig ist, auch seine Anliegen, Bedürfnisse, Sorgen und Nöte sind nicht mit denen anderer Klientinnen vergleichbar. Aufgabe der **ganzheitlichen Betreuung** ist es also, den Menschen als ganze Person zu betrachten.

Um die ganzheitliche Betreuung ausüben zu können, ist viel Einfühlungsvermögen (= Empathie) notwendig. Professionell Betreuende sollen ihr Einfühlungsvermögen schulen, dies gelingt durch Selbstreflexion. Durch das eigene Hinterfragen alltäglicher Handlungen können Erfahrungen besser erkannt und verstanden werden. Dieser Vorgang wird als **Selbstbild** bezeichnet. Je klarer das eigene Selbstbild sich gestaltet, umso klarer kann auch das Denken, Fühlen und Erleben anderer Menschen wahrgenommen werden. Dieser Vorgang wird dann als **Fremdbild** bezeichnet.

---

1   Hier ist der Körper im biologischen Sinne gemeint.
2   Geist = Denken, Vernunft und Bewusstsein
3   Seele = gesamten beobachtbaren Vorgänge des Erlebens und Empfindens
4   Die Umwelt umfasst die gesamte persönliche Umgebung des Menschen.

12.1.2 Gesundheit, Krankheit und Behinderung im Betreuungsalltag

Die WHO (World Health Organization = Weltgesundheitsorganisation) definiert den Begriff Gesundheit folgendermaßen:

» Gesundheit ist der Zustand des völligen körperlichen, geistigen, seelischen und sozialen Wohlbefindens. Im engeren Sinne kann Gesundheit verstanden werden als das subjektive Empfinden des Fehlens körperlicher, geistiger, seelischer und sozialer Störungen bzw. Veränderungen. (Roche PC-Lexikon Medizin, Vers. 3.5)

Diese Definition bedeutet, dass der Mensch selbst bestimmt, wie er sich heute fühlt. Das subjektive Empfinden ist nicht messbar und beruht auf den persönlichen Empfindungen des Menschen.

Der Begriff **Krankheit** meint das subjektive und/oder das objektive Bestehen körperlicher und/oder geistig-seelischer Störungen bzw. Veränderungen.

Im Sinne des Arbeitsrechtes und der Sozialversicherung ist der regelwidrige Verlauf leiblicher, seelischer oder geistiger Lebensvorgänge, welcher Krankenpflege notwendig macht und Arbeitsunfähigkeit zur Folge haben kann, gemeint. Im Sinne der Pensionsversicherung ist mit dem Begriff Krankheit die eingeschränkte Erwerbsfähigkeit gemeint (ebd.).

In der Gesellschaft sind sehr oft nur Krankheiten anerkannt, welche durch einen Befund belegbar sind, wie z.B. ein Blutbildbefund. Leidet z.B. ein Mensch aufgrund seiner Arbeitslosigkeit unter privaten Problemen, so wäre er eigentlich laut WHO-Definition nicht mehr gesund. Der Stellenwert solcher Erkrankungen wird jedoch in unserer Gesellschaft unterschiedlich bewertet.

Der Begriff **behinderter Mensch** umfasst jene Personen, die infolge einer angeborenen oder erworbenen körperlichen oder geistigen Schädigung die Bedürfnisse eines normalen persönlichen und/oder gesellschaftlichen Lebens ganz oder teilweise nicht selbst sicherstellen können (Definition lt. der UNO-Deklaration der Rechte behinderter Menschen von 1975).

Die WHO unterscheidet seit 1980 zwischen den Begriffen
- Schädigung,
- Behinderung und
- Beeinträchtigung.

Die WHO beschreibt diese Begriffe folgendermaßen (World Health Organization 2001):

Eine **Schädigung** ist ein beliebiger Verlust oder eine Normabweichung in der psychischen, physischen, physiologischen oder anatomischen Struktur oder Funktion.

Eine **Behinderung** (als Folge einer Schädigung) ist jede Einschränkung oder jeder Verlust der Fähigkeit, Aktivitäten in der Art und Weise oder in dem Umfang auszuführen, die für einen Menschen als normal angesehen werden.

Eine **Beeinträchtigung** ist eine sich aus einer Schädigung oder Behinderung ergebende Benachteiligung des betroffenen Menschen, die die Erfüllung der Rolle einschränkt oder verhindert, die (abhängig von Geschlecht, Alter sowie sozialen und kulturellen Faktoren) für diesen Menschen normal ist.

Grobeinteilung
- Körperliche Behinderung
- Sinnesbehinderung (wie z.B. Blindheit oder Gehörlosigkeit)
- Psychische (seelische) Behinderung

- Lernbehinderung
- Geistige Behinderung

Einteilung nach Ursachen
Erworbene Behinderungen:
- Durch perinatale Schäden (= im Rahmen der Geburt entstandene Schäden, wie z.B. Sauerstoffmangel)
- Durch Krankheiten, wie z.B. Multiple Sklerose
- Durch Unfälle, wie z.B. Amputation nach schwerer Beinverletzung

Angeborene Behinderungen:
- Durch Vererbung bedingt, wie z.B. das Down-Syndrom
- Durch pränatale Schädigungen (= während der Schwangerschaft entstandene Schäden, wie z.B. Rötelninfektion)

Der behinderte Mensch benötigt die Unterstützung der Gesellschaft in Form von Akzeptanz und Solidarität durch jeden einzelnen Menschen. Nur so wird die Stigmatisierung behinderter Menschen vermieden und ihre Eingliederung in die Gesellschaft ermöglicht.

Es gilt, die Menschenwürde zu wahren und ein gleichberechtigtes Leben der Behinderten zu gewährleisten. Als gleichberechtigte Bürger haben Menschen mit Behinderungen die gleichen Rechte wie andere. Sie haben ein Recht auf Würde, Gleichbehandlung, unabhängige Lebensführung und uneingeschränkte Teilnahme am gesellschaftlichen Leben. Menschen mit Behinderungen zu ihren Rechten zu verhelfen ist das Hauptanliegen der langfristigen Eingliederungsstrategie der EU. Wichtigster Bestandteil der EU-Strategie für Menschen mit Behinderungen (2004–2010) ist der Aktionsplan für Menschen mit Behinderungen. Bis 2010 möchte die Europäische Kommission Fortschritte im Hinblick auf Beschäftigungsaussichten, Barrierefreiheit und unabhängige Lebensführung erzielen. Gemäß dem europäischen Grundsatz »Was behinderte Mitbürger betrifft, muss auch von ihnen mitbestimmt werden« werden Menschen mit Behinderungen in diesen Prozess eingebunden. Es soll erreicht werden, dass Menschen mit Behinderungen selbst über ihr Leben bestimmen und ihren Alltag meistern können – genau wie Menschen ohne Behinderungen. Betreuungs- und Unterstützungsdienstleistungen sind besser auf die besonderen Bedürfnisse von Menschen mit Behinderungen zuzuschneiden.

Der Artikel 7 der Österreichischen Bundesverfassung lautet:

» Niemand darf aufgrund seiner Behinderung benachteiligt werden. Bund, Länder und Gemeinden bekennen sich dazu, behinderte und nicht behinderte Menschen in allen Bereichen des täglichen Lebens gleich zu behandeln.

Das Bundes-Behindertengleichstellungsgesetz, das Behinderteneinstellungsgesetz und das Bundes-Behindertengleichstellungs-Begleitgesetz konkretisieren, neben einzelnen Bestimmungen in anderen Gesetzen, das Diskriminierungsverbot.

Bewegungsbehinderte Klientinnen

Die Bewegungsbehinderung, insbesondere die Amputation, schränkt den Alltag der Klientinnen sehr oft maßgeblich ein. Alleine das Wissen auf Hilfe angewiesen zu sein, beeinflusst das Selbstwertgefühl der Klientinnen. Bewegungseinschränkungen führen auch dazu, dass Gewohnheiten und Rituale nicht mehr ausreichend ausgeführt werden können, wie z.B. der sonntägliche Kirchengang oder die Besorgung von frischem Frühstücksgebäck.

Daher gilt es, die vorhandenen Ressourcen (= vorhandene Fähigkeiten) der Klientinnen auszuschöpfen und in den Alltag zu integrieren. Die Anpassung von Hilfsmitteln sollte ebenso den Ressourcen entsprechend stattfinden. Die laufende Beratung sowie der respektvolle Umgangston sind ein weiterer Beitrag, den Alltag positiv meistern zu können.

Die Förderung sozialer Kontakte, die Ausübung von Hobbys oder die sinnvolle Gestaltung der Freizeit kann mit Unterstützung anderer Berufsgruppen, wie z.B. dem Besuchsdienst, geplant und durchgeführt werden. Die Koordination im Team ermöglicht eine sorgfältige Planung und Durchführung.

Die Vermeidung von Unfällen (insbesondere Stürze) steht im Vordergrund.

Hörbehinderte Klientinnen

Schlechtes Hören bei alten Menschen erweckt bei den Mitmenschen oft den Eindruck, dass der alte Mensch gewisse Dinge einfach nicht hören will bzw. nur das hört, was er hören möchte. Dass aber das Hörvermögen von der Frequenz der Stimme sowie der Lautstärke und der Sprechrichtung abhängt, wird oft nicht berücksichtigt. Gerade dieser Punkt führt aber gerne zur Diskriminierung höreingeschränkter Menschen. Selbst die Intelligenz der betroffenen Personen wird manchmal in Frage gestellt.

Eine Hörbehinderung hat jedoch ihren Grund in einer Schädigung des Gehörs, die oft unbemerkt und schleichend eintritt. Im Alter ist sie meist im Innenohr gelegen. Ursachen können Lärm, Vererbung und Altersabbau sein.

Hörgeräte sind als Prothesen zu werten, sie gleichen aber die Hörschwäche meist nicht voll aus. Sie sind jedoch ein wesentlicher Beitrag, um am täglichen Leben teilnehmen zu können, sei es bei alltäglichen Verrichtungen, wie z.B. beim Einkaufen oder beim Besuch bei der Hausärztin.

Die Handhabung und Wartung der Hörgeräte fällt dem Betreuungspersonal zu, die Anwendung technischer Hilfsmittel ist gerade für ältere Klientinnen zu Beginn nicht besonders einfach. Geduld und laufende Beratung sowie schrittweise Einschulungen sind notwendig. Diese Vorgänge sind mit dem diplomierten Gesundheits- und Krankenpflegepersonal gut abzusprechen.

Wird das Hörgerät abgelehnt, können bestimmte Ursachen überlegt werden.

Mögliche Ursachen für die Ablehnung eines Hörgerätes

- Gibt es kosmetische Gründe?
- Ist die Klientin mit der neuen Technologie vertraut?
- Ist der Hörapparat ideal eingestellt oder muss die Hörgeräteakkustikerin konsultiert werden?
- Benötigt die Klientin ein Hörtraining bei einer HNO-Ärztin?
- Verursacht das Gerät Druckstellen?
- Ist eine beidseitige Versorgung mit Hörgeräten notwendig bzw. führt das einseitige Hören zu Irritationen?
- Kann die Klientin das Gerät selbst einsetzen und herausnehmen bzw. ein- und ausschalten?

Allgemein ist im Umgang mit hörgeschädigten und gehörlosen Klientinnen wichtig, dass beim Sprechen Sichtkontakt gehalten wird, somit wird das Lippenlesen ermöglicht. Die Modulation muss deshalb deutlich erfolgen.

Wird die Wohnung einer hörbeeinträchtigten Klientin betreten, so sollte sich die Betreuungsperson gut bemerkbar machen, damit die Klientin nicht erschrickt, wenn die Heimhelferin plötzlich im Raum steht. So kann z.B. im Vorzimmer ein Lichtsignal gesetzt werden.

Bei Verständnisschwierigkeiten können Fragen und Anliegen auch aufgeschrieben werden.

Die alltägliche Kommunikation soll aufgrund der Hörbeeinträchtigung nicht auf der Strecke bleiben. So kann z.B. eine stark höreingeschränkte, aber mobile Klientin Wünsche und Anliegen ins Büro faxen, falls sie aufgrund ihres mangelnden Hörvermögens nicht mehr telefonieren kann.

Sehbeeinträchtige Klientinnen

Sehbeeinträchtigte und blinde Klientinnen »sehen mit den Händen«. So ist es üblich, dass eine neue Mitarbeiterin von der Klientin betastet wird, um sich von der Person ein »Bild« zu machen. Die Stimme und der persönliche Zugang zur Klientin runden das persönliche Bild ab. So erkennen z.B. blinde Klientinnen anhand der Geräusche während des Aufsperrens, welche Heimhelferin heute zur Betreuung kommt.

Um die Klientin nicht zu irritieren, ist es wichtig, alle Tätigkeiten, welche durchgeführt werden, zuvor gut anzukündigen. Plötzlicher Lärm kann z.B. die Klientin erschrecken.

Zum besonderen Takt gehört auch, falls dritte Personen (z.B. Praktikantinnen) hinzukommen, sich nicht durch Zeichen oder verstehende Blicke mit ihnen, aus falschem Mitleid zu verständigen. Sehschwache und blinde Klientinnen haben dafür ein feines Gespür und fühlen sich durch dieses Verhalten übergangen oder sogar hintergangen.

Im Wohnbereich von Sehgeschädigten muss die Betreuungsperson besonders auf die Gewohnheiten der Klientinnen achten. Gegenstände sollen wieder an ihren gewohnten Ort zurückgelegt werden bzw. sollen bestimmte Dinge immer exakt gleich vorbereitet werden (z.B. das Aufdecken des Tisches; die Klientin würde sich sonst mit der Suppe verbrennen, wenn der Teller jedes Mal anders platziert ist).

Klientinnen, welche erst seit kurzer Zeit sehgeschädigt sind (z.B. nach einer Augenoperation), ist besondere Aufmerksamkeit zu schenken. Die psychische Unterstützung steht hier oftmals im Vordergrund. Überprüfen Sie bitte die Wohnung auf allfällige Gefahren (Stolperfallen, Türstaffeln etc.) und besprechen Sie diese auch mit den Klientinnen. Es ist nicht ratsam, ohne das Einverständnis der Klientinnen Gegenstände zu entfernen. Die persönliche Orientierung wird dadurch gestört.

Prinzipiell sind folgende Hilfsmittel möglich:

- Blindenstock,
- angepasste Sehhilfen von Orthoptistinnen,
- Blindenhund,
- Blindenschleife.

Bei jedem Ausgang mit der Klientin soll die Blindenschleife am Oberarm, und zwar auf der Seite der Sehbehinderung, befestigt werden. Bei Ausgängen ist rutschsicheres, festes Schuhwerk empfehlenswert. Stufen, Stiegen und sonstige Hindernisse müssen rechtzeitig angekündigt werden.

Sprachbehinderte Klientinnen

Die Sprache ist der Ausdruck des Menschen. Ist es nicht mehr möglich, sich seiner Umwelt verständlich mitzuteilen, kommt es zum Rückzug. Die Einschränkung wird als belastend empfunden, da das Umfeld oft die Frage der Intelligenz stellt. Dies erschwert nicht nur den Kontakt mit anderen Menschen, sondern beeinträchtigt auch das Selbstwertgefühl der Betroffenen.

Deshalb ist es notwendig, einer sprachbehinderten Klientin besondere Zuwendung zukommen zu lassen. Der Klientin soll die Möglichkeit einer normalen Kommunikation geboten werden.

Hilfreich kann auch der Gebrauch von Hilfsmitteln sein, wie z.B. Papier und Bleistift. Sprachbehinderung ist kein Grund, die Klientinnen über verschiedene Handlungen nicht zu informieren. Die Klientin kann kurze Fragen mit »ja« oder »nein« beantworten (z.B. Ist das Badewasser zu warm?). Es kann auch bei Bedarf die Körpersprache eingesetzt werden (z.B. Kopfnicken für ein »Ja«). Die sogenannte Ja-Nein-Kommunikation sollte jedoch das tägliche Gespräch nicht ersetzen. Weitere Unterstützung kann durch Logopädinnen (nach Absprache mit dem diplomierten Gesundheits- und Krankenpflegepersonal) angeboten werden.

12.1.3 Gewohnheiten und Rituale

Jeder Mensch entwickelt im Laufe seines Lebens unterschiedliche Gewohnheiten[5] und Rituale[6]. Viele Gewohnheiten und Rituale sind aus unserem Leben nur schwer wegzudenken. So pflegt z.B. der Mensch sein ganz spezielles »Morgenritual«. Wenn der Mensch bei der Durchführung des Morgenrituals keine unvorbereitete Störung erfährt (z.B. der Wecker hat zu spät geläutet), führt er im Großen und Ganzen dieses Ritual immer in der gleichen Reihenfolge aus, es erinnert an eine Zeremonie. Während dieser Zeremonie treten eine Reihe von Gewohnheiten zu Tage (z.B. die Gewohnheit, sich jeden zweiten Tag die Haare zu waschen, oder die Gewohnheit, jeden Sonntag zu baden).

Der Mensch setzt Handlungen, welchen ein Grundstock an erworbenem Wissen und Kompetenzen zugrunde liegt. Diese Fülle von Gewohnheiten und Rituale geben dem Menschen Orientierung und Sicherheit, speziell von Bedeutung ist diese Erkenntnis jedoch im Alter. Es ist deshalb besonders wichtig, die Gewohnheiten und Rituale der Klientinnen zu erfassen und in den Betreuungsalltag zu übernehmen. Wenn diese Übernahme gelingt, fühlen sich die Klientinnen wahrgenommen und wertgeschätzt. Die Klientinnen können sich an bekannten Abläufen orientieren, sie fühlen sich sicher.

Ein Beispiel für individuelle Betreuung wäre also auch die Berücksichtigung von persönlichen Gewohnheiten und Ritualen. Eine wesentliche Gefahrenquelle im Berufsalltag ist, dass die persönlichen Rituale und Gewohnheiten der Heimhelferin auf die Klientinnen übertragen werden (z.B. ich dusche jeden Tag, also muss die Klientin ebenso täglich duschen). Dies kann für erhebliche Missverständnisse während der Betreuung sorgen.

> ❶ Es gibt nicht nur den »einen« Weg, um z.B. Körperpflege durchzuführen, es sind unterschiedliche Vorgangsweisen in verschiedenen Situationen möglich, um zum Ziel zu gelangen!

---

5   Damit ist gemeint, sich an den bestimmten Ablauf von einzelnen Tätigkeiten gewöhnt zu haben.
6   Ritual meint den Ablauf komplexer Tätigkeiten wie z.B. Wohnung putzen mit zeremoniellen Charakter.

12.1.4 Kulturspezifische Aspekte in der Betreuung

Bei der Betreuung von alten, kranken, behinderten Menschen treffen wir immer häufiger auf andere Kulturen.

> » Die Kultur ist ein Ordnungssystem, in welchem das Individuum die Werte und Normen erlernt, um sich im täglichen Leben zurechtzufinden. Durch das Hereinwachsen und das Kennenlernen dieser Richtlinien, Normen und Regeln entwickeln wir unsere kulturelle Kompetenz, das heißt, wir werden zu einem vollwertigen Mitglied in der Familie und Gesellschaft. (Mercado 2000, S. 126)

Es wird immer bedeutungsvoller, sich über fremde Lebensweisen, Sitten und Gebräuche (oft religiös bestimmt) zu informieren. Oft sind es andere Werte und Normen, die uns unverständlich sind.

Wenn wir davon sprechen, eine Klientin ganzheitlich zu betreuen, ist damit selbstverständlich auf diese Dinge Acht zu geben.

In Situationen wie Krankheit, Alter, Abhängigkeit ist ein Mensch besonders verletzlich. Eine vertrauensvolle Basis zwischen Klientin, ihren Angehörigen und den Betreuungspersonen zu erzielen ist für einen positiven Beziehungsaufbau und damit für den Genesungsprozess von großer Bedeutung.

Transkulturelle Pflege bedeutet nicht nur Menschen einer anderen Kulturzugehörigkeit zu betreuen, sondern auch, sich mit der eigenen Kultur und Identität auseinanderzusetzen. Nur so ist ein besseres Verständnis »des anderen« zu erzielen.

> » Die Pflege der Migranten hängt nicht nur von den Kenntnissen der anderen Kultur ab, sondern auch von der Entwicklung einer gemeinsamen Bedeutung der Dinge und Konzepte. Diese gemeinsame Bedeutung ist ausschlaggebend im Prozess des Gesundwerdens. Das Verstehen der Bedeutung wird zu einem Teil des Heilungsprozesses. Die Bedeutung ist der Wegweiser zum Wohlbefinden. (Mercado 2000, S. 123)

Essenziell wichtig ist es, eine gemeinsame Kommunikationsbasis zu finden. Oft ist es notwendig, eine Dolmetscherin hinzuzuziehen. Geht es um pflegerische oder medizinische Themen, muss darauf geachtet werden, dass genau übersetzt wird, da es sonst zu schweren Missverständnissen kommen kann. Daher sind professionelle Dolmetscherinnen oder fachlich geschulte Personen, die die Fremdsprache beherrschen, zu bevorzugen.

Es können keine allgemeinen Richtlinien zur Interkulturellen Pflege aufgestellt werden. Auch hier gelten die individuellen Bedürfnisse der Einzelperson als Maßstab.

Die Frage nach der Religionszugehörigkeit sagt noch nichts über die Religiosität des Menschen aus. Wichtig ist aber zu bedenken, dass ethnische oder religiöse Überzeugungen alle Lebensbereiche und somit alle Aktivitäten des täglichen Lebens (ATL) betreffen (können).

Nicht unerwähnt bleiben darf, dass auch immer mehr Menschen anderer Nationalitäten oder Religionszugehörigkeiten im Pflegebereich arbeiten. Auch hier können die unterschiedlichen Wertvorstellungen und Überzeugungen zu Konflikten führen, die nur durch gegenseitigen Respekt und Verständnis von beiden Seiten gelöst werden können.

12.1.5 Verweigerung und Gewalt

Die Verweigerung von Pflegehandlungen, wie z.B. zu duschen, wird von Heimhelferinnen als besonders belastend beschrieben. Bei näherer Betrachtung der Problematik können bestimmte Hauptauslöser festgestellt werden:

Hauptauslöser der Verweigerung von Pflegehandlungen
- Rollenkonflikt (z.B. eine weibliche Klientin wünscht sich eine weibliche Heimhelferin zur Körperpflege)
- Rituale und Gewohnheiten wurden nicht erfasst und berücksichtigt
- Die Klientin wurde nur im biologischen Sinne wahrgenommen, jedoch nicht im Bereich Geist und Seele
- Es wurde nicht ausreichend auf ihre Bedürfnisse eingegangen (z.B. die Wünsche der Klientin decken sich nicht mit der Planung der Heimhelferin)
- Die Klientin fühlt sich von der Heimhelferin nicht wahrgenommen (mangelndes Einfühlungsvermögen)

Der Mensch ist ein Individuum, welches von Ritualen und Gewohnheiten gelenkt wird, das Wissen darum trägt in vielen Fällen zur Vermeidung von Verweigerungen bei. Die Berücksichtigung dieser Punkte ist jedoch kein Universalrezept!

Zwang und verbale negative Äußerungen sind im Falle der Verweigerung keine Lösung, sondern verstärken nur allzu oft die ablehnende Haltung der Klientinnen. Die Klientinnen fühlen sich nicht mehr wertgeschätzt. Der Mensch wird nicht mehr als Individuum betrachtet.

Zwang wird auch mit Gewalt gleichgesetzt. Hierbei ist nicht immer »nur« die körperliche Gewalt gemeint, sondern auch die psychische Gewalt (wie etwa Drohungen, z.B.: »Wenn sie sich nicht gleich waschen lassen, werde ich sofort ihre Tochter anrufen!«).

Unter den Begriff »Gewalt« fallen all jene Handlungen, welche den Menschen in seiner persönlichen Freiheit einschränken und ihn zwingen, etwas gegen seinen Willen zu tun oder gegen seinen Willen zu unterlassen. Die persönliche Freiheit ist jedoch ein Grundrecht jeder Klientin.

Gewalt erzeugt Angst In ihrem Ursprung ist Angst eine Reaktion unseres Körpers auf Gefahr bzw. auf lebensbedrohende Situationen, in denen er getötet bzw. vernichtet werden könnte. Ursprünglich diente Angst zum Überleben.

Durch Gewalt wird ein Klima geschaffen, welches keine tragfähige Beziehung zwischen Klientin und Heimhelferin mehr zulässt. Angst erzeugt Stress. Dieser Stress wirkt sich in weiterer Folge negativ auf die Gesundheit aus (z.B. Magenschmerzen, Schlafprobleme). Aufgrund der Angst und des hohen Stressfaktors ist das rationale Denken der Klientin stark eingeschränkt, sie kann keinen klaren Gedanken fassen, Wünsche in Bezug auf besondere Bedürfnisse können nicht mehr geäußert werden. Steht die Klientin unter Angsteinfluss, steigt auch die Unfallgefahr rasch an. Die Klientin ist nicht mehr in der Lage, körperliche Überforderungen zu verbalisieren.

Zwang erzeugt Aggression Aggressives Verhalten liegt vor, wenn sich jemand bedroht, angegriffen oder verletzt fühlt, ob verbal oder physisch. Dieses Verhalten löst mitunter Aggressionen bei der Betreuungsperson aus. Zwang kann aber auch zum Rückzug führen, die Klientin verschließt sich und verweigert aus diesem Grunde verschiedene Hilfestellungen.

Der professionelle Umgang mit Fragen zum Thema »Verweigerung« ist eine weitere Facette der individuellen Betreuung des Menschen. Teamgespräche, Beratung durch diplomiertes Gesundheits- und Krankenpflegepersonal sowie Supervisionen können dazu beitragen, die Belastungen des Berufsalltages positiv zu bewältigen!

> ⓘ Erweisen sich einzelne Klientinnen trotzdem als besonders belastend, so ist es auch legitim, einen Klientinnenwechsel im Team vorzuschlagen. Der Abstand zu einer Betreuungsbeziehung kann oft sehr »heilend« sein.

12.1.6 Aktivierende und reaktivierende Maßnahmen

> »   Abhängigkeit beinhaltet nebst dem Verlust von Selbstständigkeit auch Verlust von Selbstkontrolle, das Anerkennen der eigenen Schwäche, Unsicherheit und Hilflosigkeit. (Bieli-Brunner 2000, S. 48)

Ziel aller Aktivierungs- und Reaktivierungsmaßnahmen ist der Erhalt bzw. die Verbesserung der Autonomie und der Selbstversorgungskompetenz zur Vermeidung einer Pflegebedürftigkeit. Damit ist eine Steigerung der selbst definierten Lebensqualität und Vermittlung von Zukunftsperspektiven verbunden (vgl. Zedlitz-Herpertz 2004).

Eine Klientin so weit zu aktivieren bzw. reaktivieren, dass sie wieder selbstständig (oder mit Hilfe von informellen oder professionellen Betreuungspersonen) leben kann, ist eine der wichtigsten Aufgaben der Pflege (gemeinsam im interdisziplinären Team und mit den Angehörigen). Ist das nicht möglich, muss mindestens versucht werden, die Klientinnen in die Lage zu versetzen, ihre Selbstpflege teilweise oder vollständig übernehmen zu können. Alle Beteiligten sollten sich bewusst sein, dass diese Aufgabe sehr viel Motivation und Geduld verlangt.

Das Vermitteln positiver Erfolgserlebnisse zur Stärkung des Selbstbewusstseins und Selbstwertgefühls sind für die Klientinnen sehr wichtig, um die nötige Ausdauer aufzubringen. Das können »Kleinigkeiten« sein wie selbstständig das Gesicht zu reinigen oder ohne fremde Hilfe etwas vom Boden aufheben zu können. Keinesfalls sollte man die Betroffenen – und sich selbst – mit unrealistischen Zielen überfordern.

Die wichtigste Maßnahme bei der (re)aktivierenden Betreuung von alten, behinderten oder chronisch kranken Menschen ist, vorhandene Ressourcen zu nutzen. Das heißt: Alles, was von der Klientin selbst durchgeführt werden kann, wird nicht von der Betreuungsperson übernommen (auch wenn es »besser« oder schneller ginge)!

> ⓘ Viele Pflegepersonen müssen sich von der Tradition lösen, dass einem kranken oder alten Menschen »alles abgenommen« werden muss, um zu »helfen«.

Weiteres Ziel sollte die Minderung solcher Beeinträchtigungen sein, die von Betroffenen subjektiv als sehr belastend eingeschätzt werden (größere Motivation). Beispielsweise kann es vorkommen, dass eine festgestellte Beeinträchtigung bei der Durchführung der Körperpflege von der Klientin nicht so störend empfunden wird wie der ständige Drang, auf die Toilette gehen zu müssen. Dann ist es sinnvoll, zunächst die Verbesserung der Blasenkontrolle zu trainieren

(▶ Abschn. 13.6). Hier ist der »Trainingseffekt« sehr wichtig – täglich wiederkehrende Handlungsabläufe, z.B. bei der Körperpflege, können regelmäßig geübt werden.

Langfristige Ziele sind die Verbesserungen, die notwendig sind, um eine häusliche Versorgung zu ermöglichen. Ein wichtiger Faktor bei der Aktivierung ist die Mobilitätsförderung. Eine klare, motivierende Tagesstruktur ist dabei wesentlich. Die Klientinnen brauchen einen Anreiz, aufzustehen, z.B. Betreuung von Haustieren, Besorgungen erledigen, kochen (selbstständig oder mit Unterstützung), soziale Kontakte pflegen usw.

Je nach Einschränkung kann es notwendig sein, die Mobilisierung teilweise oder vollständig von der Betreuungsperson zu übernehmen. Es gibt einige unterstützende Konzepte, wie z.B. die Kinästhetik oder das Bobath-Konzept. Die Zusammenarbeit mit Physiotherapeutinnen ist hier ganz wesentlich.

Die Förderung der Mobilität ist auch eine der wichtigsten Sturzprophylaxen (▶ Abschn. 12.2.6). Keinesfalls sollten Klientinnen den ganzen Tag im Bett oder ausschließlich in einem Sessel sitzend verbringen.

Räumliche Veränderungen können ebenso zur Aktivierung und Anregung beitragen.

》 Bewegungsmangel kann sich auf die Gedächtnisleistung im Allgemeinen und auf die körperlichen Leistungen im Speziellen negativ auswirken. Es ist anzunehmen, dass körperliche Defizite oder Inaktivität auch psychische Erkrankungen intensivieren. Eine Reizverarmung in Form von zu wenig Körperstimulation, d. h. zu wenig Muskelarbeit, beeinträchtigt die allgemeine Durchblutung. Sie kann motorische Antriebslosigkeit und allgemeine Hirnleistung wie Gedächtnis und Aufmerksamkeit ungünstig beeinflussen und infolgedessen depressive Zustände auslösen. (Zedlitz-Herpretz 2004, S. 48)

Neben der Mobilität und Handlungsfähigkeit sind geistige Fähigkeiten wie Gedächtnisfunktion, Kommunikation, Orientierungsfähigkeit, Auffassungsgabe, Urteils- und Kritikfähigkeit, logisches und abstraktes Denken für die Erfordernisse und Aktivitäten des täglichen Lebens ausschlaggebend. Auch diese Fähigkeiten müssen laufend trainiert und gefördert werden.

Möglichkeiten, die geistigen Fähigkeiten der Klientinnen zu trainieren
- Gespräche anregen (z.B. über das aktuelle Tagesgeschehen)
- Klientinnen über ihr früheres Leben erzählen lassen (Kindheit, Beruf, Hobbys etc.)
- Klientinnen entsprechend ihrer früheren Interessen um Rat fragen (Steigerung des Selbstwertgefühls!)
- Für Lesestoff sorgen
- Radio und Fernseher bereitstellen (nicht als Ersatz für Gespräche!)
- Unterstützung beim Aufrechterhalten von sozialen Kontakten
- Für die Klientin sinnvolle Beschäftigung anbieten, z.B. Gesellschaftsspiele spielen, die die Klientinnen aus ihrer Kinder- und Jugendzeit kennen

---

Je nach körperlicher und/oder geistiger Beeinträchtigung gibt es zahlreiche Möglichkeiten, um die Klientinnen zu aktivieren und so ein Stück Lebensqualität aufrechtzuerhalten bzw. wiederzugewinnen. Hier ist, wie fast überall in der Pflege, viel Kreativität und Einfühlungsvermögen gefordert.

12.1.7   Die Aktivitäten des täglichen Lebens

Die Aktivitäten des täglichen Lebens (ATL) beschreiben die Grundbedürfnisse des Menschen und sind Ausdruck des Lebens. Diese wurden von Liliane Juchli (1994) beschrieben. Im Detail betrachtet hat Juchli jedoch kein eigenes Modell entwickelt, sondern die Ideologien von Virginia Henderson, Nancy Roper, Winfred W. Logan und Alison J. Tierney zusammengefasst und durch ihre eigene religiös-christliche Sichtweise ergänzt. Im deutschsprachigen Raum setzte sich das Modell nach Juchli sowie das nochmals weiterentwickelte Modell nach Monika Krohwinkel durch.

Henderson, Roper, Logan, Tierney, Juchli und Krohwinkel sind anerkannte Persönlichkeiten im Bereich der modernen Gesundheits- und Krankenpflege.

Einteilung der ATL

- Wach sein und schlafen, wie z.B. Schlafgewohnheiten, natürliche Einschlafhilfen
- Sich bewegen, wie z.B. Dekubitusprophylaxe, Kinästhetik
- Sich waschen und kleiden, wie z.B. duschen, baden, Hautpflege
- Essen und trinken, wie z.B. Aufrechterhaltung des Flüssigkeitshaushaltes, Ernährung bei Diabetikerinnen
- Ausscheiden, wie z.B. Vorbeugung von Stuhlverstopfung, Beobachtung des Harns
- Körpertemperatur regulieren, wie z.B. Aufrechterhaltung der Körpertemperatur durch dementsprechende Bekleidung, Maßnahmen bei erhöhter Körpertemperatur
- Atmen, wie z.B. Vorbeugung von Lungenentzündung, Auswirkungen des Rauchens auf die Lunge
- Für Sicherheit sorgen, wie z.B. richtige Medikamenteneinnahme, Sicherheit im Haushalt
- Raum und Zeit gestalten, sich beschäftigen, wie z.B. ein Hobby pflegen, sinnvolle Beschäftigung zur Anregung der Feinmotorik
- Kommunizieren, wie z.B. Gespräche über die Lebensgeschichte der Klientin, Besprechung von Problemen
- Sich als Mann, Frau oder Kind fühlen, wie z.B. Gespräche über Partnerschaftsfragen, Unterstützung beim Schminken
- Sinn finden, wie z.B. Ausleben religiöser Bedürfnisse, Gespräche über Krankheit und Tod

---

Die ATL können nicht isoliert betrachtet werden, sie beeinflussen sich gegenseitig. Wenn z.B. eine Klientin Fieber hat (= ATL Körpertemperatur regulieren) und zu wenig trinkt (= ATL Essen und Trinken), ist ihre Harnausscheidung gestört (= ATL Ausscheiden). Aufgrund ihres schlechten Allgemeinzustandes ist die Klientin nicht in der Lage, das Bett zu verlassen (= ATL Sich bewegen) bzw. sich selbst zu waschen (= ATL Sich waschen und kleiden). Nach der Behandlung des Flüssigkeitsmangels und der Bekämpfung des Fiebers ist die Klientin sehr wohl wieder in der Lage, sich zu bewegen und ihre Körperpflege selbst durchzuführen, ebenso normalisiert sich die Harnausscheidung.

Dieses Beispiel zeigt, wie wichtig es ist, die Bedürfnisse eines Menschen im Gesamtzusammenhang zu sehen und abzuwägen, welche Bereiche vermehrt in den Vordergrund treten.

12.1.8 Die Umsetzung der Betreuung zu Hause am Beispiel des Pflegemodells[7] nach Orem[8]

Der Grund, warum Menschen professionelle Pflege benötigen, sind eingeschränkte Fähigkeiten, für sich selbst zu sorgen. Ein wichtiger Bestandteil des Modells sind die allgemeinen Aktivitäten des Menschen (also die zuvor genannten ATLs), die ausgeübt werden müssen, um für sich selbst ausreichend zu sorgen. Sind diese Aktivitäten aus gesundheitlichen Gründen eingeschränkt, wird Pflege notwendig. Mit dem Begriff »Pflege« bezeichnet sie die Gesamtheit der Aktivitäten, um am Leben zu bleiben und sich normal entwickeln zu können.

Zwei grundlegende Punkte im Pflegemodell von Dorothea Orem (Cavanagh 1995)

- Selbstpflege ist eine erlernte alltägliche Handlung, jeder Mensch ist sozialisiert. – Mit dem Begriff Sozialisation ist gemeint, dass jeder Mensch in einem bestimmten sozialen Umfeld, nämlich der Familie, geboren wurde. In dieser Familie lernt der Mensch, wie er sich z.B. wäscht, kommuniziert oder sich selbst beschäftigt. Diese Sozialisation prägt das weitere Leben.
- Der Mensch ist im Normalfall daran interessiert, für sich selbst Sorge zu tragen. – Dazu eignet er sich ganz bewusst Fähigkeiten an und sucht aktiv nach Lösungswegen bei auftretenden Problemen.

Die folgenden Beispiele sollen diesen Denkansatz verdeutlichen.

- **1. Beispiel: Der gesunde Mensch**

Bei einem gesunden Menschen halten sich die Selbstpflegeerfordernisse (Welche Pflege brauche ich jetzt?) und die Selbstpflegefähigkeiten (Wie führe ich diese Pflege durch?) die Waage. Der Mensch hat also gelernt, seine Bedürfnisse wahrzunehmen und sich dementsprechend zu versorgen. Dabei bedient er sich gewohnten Ritualen und Gewohnheiten, wie zuvor schon beschrieben. Das sensible Gleichgewicht zwischen den persönlichen Anforderungen und der durchgeführten Selbstversorgung wird aufrechterhalten.

- **2. Beispiel: Erkältung**

Durch eine Erkältung entstehen zusätzliche gesundheitliche Bedürfnisse, die Selbstpflege kann dadurch beeinträchtigt sein. Durch das erlernte Wissen und die daraus erworbenen Kompetenzen kann sich aber die erkältete Klientin dementsprechend verhalten (z.B. hat die Klientin die Anwendung von Hustentee in ihrem Leben gelernt). Es kann durchaus angemessen sein, in diesem Fall nichts zu tun bzw. stark reduziert zu handeln. Der persönliche Gesundheitszustand muss jedoch exakt eingeschätzt werden.

Das sensible Gleichgewicht zwischen den persönlichen Anforderungen und der durchgeführten Selbstversorgung wird aufrechterhalten, weil zusätzliche Ressourcen aufgrund des erhöhten persönlichen Bedarfes freigesetzt werden (der Mensch hilft sich also selbst, so wie er es gelernt hat).

---

7 Mit dem Begriff »Modell« ist eine anschauliche und somit vereinfachte Darstellung gemeint. Diese gilt es auf die individuellen Bedürfnisse des Berufalltages abzustimmen.

8 Dorothea Orem ist eine namhafte Person aus dem Pflegebereich. Sie stammt aus den USA und wurde mit mehreren Ehrendoktorwürden ausgezeichnet.

■ **3. Beispiel: Schenkelhalsbruch nach einem Sturz**

Kippt das sensible Gleichgewicht, weil der Bedarf an Pflege hoch ist bzw. Situationen eintreten, in denen sich die Klientin nicht mehr selbst versorgen kann, sucht der betroffene Mensch gezielt kompetente Hilfe, einschließlich pflegerischer Unterstützung. Seine Fähigkeiten, sich selbst zu versorgen, sind in diesem Fall unzureichend. Eine Person muss auf die krankheitsbedingten Bedürfnisse eingehen. Die Klientin muss lernen, mit den Veränderungen des Körperselbstbildes und den Veränderungen im täglichen Leben umzugehen.

> ❗ Die Kunst der Betreuung liegt darin, die richtige »Dosis« an Betreuung in die Waagschale zu legen, damit das Gleichgewicht wiederhergestellt wird. Hierbei muss die Klientin als Individuum betrachtet werden. Die Berücksichtigung ihrer speziellen Bedürfnisse, Rituale und Gewohnheiten versteht sich von selbst.

Sehr oft ist es unangemessen, im großen Umfang zu intervenieren und für die Klienten zu handeln. Das kann die Motivation der Klientinnen verringern, für sich selbst zu sorgen. Außerdem greift dieses Handeln in die Privatsphäre des Menschen ein und verletzt seine Würde (entmündigende Pflege).

Während der Auswahl und Planung der Pflegehandlung soll sich die Heimhelferin folgende drei Schlüsselfragen beantworten können:
1. Was tun Betreuungspersonen?
2. Warum tun Betreuende das, was sie tun?
3. Zu welchen Ergebnissen führen pflegerische Maßnahmen?

Das überlegte und reflektierte Handeln steht im Mittelpunkt. Die Betreuungsperson greift vermittelnd und beratend ein, sie begründet ihr Handeln der Klientin gegenüber. Eine weitere Aufgabe der Betreuungsperson ist es, den steigenden bzw. sinkenden Bedarf zu erkennen und dementsprechend zu handeln.

12.1.9 Die Rolle der pflegenden Angehörigen

Pflegebeziehungen, an denen pflegende Angehörige beteiligt sind, werden von Betreuungspersonen immer wieder als problematisch bezeichnet. Um diese Problematik einer positiven Lösung zuführen zu können, ist es notwendig, den Hintergrund dieser Beziehungen an einem Beispiel zu betrachten.

■ **Beispiel**
80-jährige Ehefrau pflegt 86-jährigen Mann.

In diesem Fall muss bedacht werden, dass das Ehepaar wahrscheinlich etwa 60 Jahre verheiratet ist und eine sehr enge Zweierbeziehung (Dyade) pflegt. Viele Höhen und Tiefen des Lebens wurden gemeinsam gemeistert. Ein weiterer Punkt ist, dass die Ehefrau womöglich selbst schon Unterstützung, z.B. in der Haushaltsführung, benötigt. Der Betreuungsaufwand steigt sehr oft »schleichend« an (es beginnt z.B. damit, dass sich der Ehemann das Hemd nicht mehr zuknöpfen kann, später folgt eine weitere Unterstützung beim Anziehen und in weiterer Folge muss plötzlich bei der Körperpflege unterstützt werden). Eigene Bedürfnisse können immer weniger wahrgenommen werden. Es kommt zur Überforderung auf beiden Seiten. Das könnte in diesem Beispiel so aussehen, wie in ❏ Tab. 12.1 dargestellt.

◻ **Tab. 12.1**   80-jährige Ehefrau pflegt 86-jahrigen Mann seit drei Jahren

Folgen aufseiten der Frau	Folgen aufseiten des Mannes
– Verlust von Bekanntschaften, da das Haus nur mehr selten verlassen wird – Angst vor dem Versagen – Finanzielle Sorgen – Angst, den Ehemann zu verlieren – Angst, selbst krank zu werden – Vernachlässigung eigener Bedürfnisse – Vernachlässigung eigener Interessen – Der Ehemann »bestimmt« den Alltag Daraus folgt: Burn-out wird sichtbar	– Kontakte zur Außenwelt reduzieren sich – Angst, zur Last zu fallen – Erleben von Abhängigkeit – Angst, dass die Ehefrau krank werden könnte (Was tue ich, wenn meine Frau ins Krankenhaus muss?) – Hemmungen, Bedürfnisse zu äußern – Die Ehefrau »bestimmt« den Alltag Daraus folgt: Gefühl der Hilflosigkeit und Abhängigkeit entsteht

◻ **Tab. 12.2**   Heimhelferin pflegt seit drei Jahren und hat Vertrauen aufgebaut

Folgen aufseiten der 80-jährigen Frau	Folgen aufseiten des 86-jährigen Mannes
– Zeit für die Selbstpflege – Entlastung – Eigene Bedürfnisse wahrnehmen können – Gewinnung von Abstand im Rahmen der Pflegebeziehung	– Professionelle Betreuung – Gewinnung von Abstand im Rahmen der Pflegebeziehung

In diesem Gefüge leistet die [9]Heimhelferin jetzt ihren Einsatz, es kommt also eine dritte Person dazu. Es entsteht eine Dreierbeziehung (= Triangulierung[10]). Konzentriert sich die Beziehungsarbeit der Heimhelferin hauptsächlich auf die Klientin, verstärkt sich die psychische Problematik der pflegenden Angehörigen. Gefühle, wie z.B. Eifersucht, treten an die Oberfläche. Die »Kunst« der Heimhelferin liegt also darin, sowohl zum Klienten als auch zur pflegenden Angehörigen eine tragfähige Beziehung aufzubauen. Die Angehörige ist z.B. eine wichtige Informationsquelle im Bezug auf Rituale und Gewohnheiten. Das Vertrauen, die Basis für die Beziehung, kann kontinuierlich aufgebaut werden.

Wenn die pflegende Angehörige erlebt, dass auch sie als Individuum verstanden und akzeptiert wird, kann sie sich Schritt für Schritt aus dieser engen Pflegebeziehung lösen.

Wichtig ist jedoch, dass die Heimhelferin Pflegetechniken anwendet, bei denen die pflegende Angehörige nicht mithelfen muss (aber sie kann mithelfen, wenn es ihr wichtig ist). Nur so kann sie die Betreuung als Entlastung erfahren. Jetzt hat die Angehörige die Möglichkeit, die gewonnene Zeit für sich selbst zu nutzen und z.B. in Ruhe ein Bad nehmen, während die Heimhelferin ihren Einsatz leistet. Es ergeben sich bestimmte Konsequenzen (◻ Tab. 12.2).

🛑 **In einer persönlichen bzw. intimen Beziehung ist es besonders schwierig, Partnerin und Pflegende zu sein. Es kommt unweigerlich zu Rollenkonflikten!**

---

9   Burn-out meint das psychische Ausbrennen eines Menschen aufgrund von Überforderung.
10   Die Entwicklungspsychologie nennt das Hinzutreten des Vaters in die enge, dyadische Mutter-Kind-Beziehung Triangulierung.

12.2   Grundpflege und Beobachtung

12.2.1 Schlafen

Jeder von uns weiß, wie wohltuend Schlaf sein kann. Nach einem aktiven Tag müde zu Bett gehen und am nächsten Morgen ausgeruht aufstehen. Aber auch schlaflose Nächte oder das Gefühl beim Aufstehen »wie gerädert« zu sein ist sicher vielen bekannt. Beim Gesunden gibt es dafür Gründe, die in der Regel von kurzer Dauer sind: bevorstehende Ereignisse, Stress, Ärger, Kummer, Schmerzen (z.B. die berühmten Zahnschmerzen, die uns nachts den Schlaf rauben). Ist das Problem behoben, stellt sich der gesunde Schlaf wieder ein.

Gesunder Schlaf

>> Schlaf ist ein regelmäßig wiederkehrender, physiologischer Erholungszustand mit zeitwei-
ser »Bewusstlosigkeit«. Er ist als Aufbau- und Erholungsphase lebensnotwendig. (Schäffler
et al. 2000, S. 131)

Rund ein Drittel seines Lebens schläft der Mensch. Der Schlaf ist notwendig, um die körperliche, seelische und soziale Gesundheit zu erhalten.

Die Schlafdauer ist sowohl individuell als auch altersabhängig sehr unterschiedlich. Die Durchschnittswerte liegen bei Säuglingen bei 16–18 Stunden, beim gesunden Erwachsenen bei 7–9 Stunden. Im Alter reduziert sich die benötigte Schlafdauer auf bis zu 5 Stunden (vgl. Pickenhain 2000; Schäffler et al. 2000).

Unser individueller, genetisch vorgegebener Biorhythmus macht uns zu »Morgenmuffeln« oder »Frühaufstehern«. Wir sind auch von sozialen Umwelteinflüssen abhängig. Schon von Kindheit an muss sich der Körper an vorgegebene zeitliche Ordnungen gewöhnen (Schulbe-
ginnzeiten, Arbeitszeiten etc).

Das Schlafverhalten ist nicht nur vom Biorhythmus, sondern auch von anderen Faktoren abhängig: Art und Dauer der körperlichen und/oder geistigen Arbeit, persönlicher Einstellung zum Schlaf, unterschiedliche Tagesrhythmen.

Schlafforschung
Durch die moderne Schlafforschung konnten fünf Schlafphasen beschrieben werden.

Schlafphasen
- Phase 1: Einschlafphase → Dämmerzustand zwischen Wachsein und leichtem Schlaf
- Phase 2: Leichter Schlaf → das Bewusstsein ist »ausgeschaltet«
- Phase 3: Beginnender Tiefschlaf → etwa 30 Minuten nach dem Einschlafen
- Phase 4: Tiefschlaf → tiefste Phase des Schlafes ist erreicht; nach etwa 20–30 Minuten werden die Phasen 3 und 2 wieder rückwärts durchlaufen

Die Phasen 1 bis 4 werden als Non-REM-Schlaf bezeichnet.
- Phase 5: REM-Schlaf (engl. rapid eye movements) → etwa 70–90 Minuten nach dem Einschlafen; zwischen den Tiefschlafphasen liegen Perioden des REM-Schlafes; durch schnelle Augenbewegungen unter den geschlossenen Lidern gekennzeichnet. In dieser Phase träumt die Schläferin häufig und ist schwer erweckbar

Nach Durchlaufen aller fünf Phasen ist ein Schlafzyklus beendet. Im Laufe einer Nacht können 4–5 solcher Zyklen durchlaufen werden. Für den Erholungswert des Schlafes ist der ungestörte Wechsel zwischen REM- und Non-REM-Phasen wichtiger als die Dauer des Schlafes (vgl. Schäffler et al. 2000).

Gestörter Schlaf

Es können verschiedene Formen unterschieden werden:

Zu wenig Schlaf Einschlafstörungen, Durchschlafstörungen, frühes Erwachen

Zu viel Schlaf Erhöhte Schlafneigung tagsüber, trotz ausreichendem Nachtschlaf Störungen des Wach-Schlaf-Rhythmus. Der Biorhythmus der Betroffenen wird nicht mehr durch den natürlichen Wechsel von Hell und Dunkel bestimmt, z.B. bei Schichtarbeiterinnen oder nach Interkontinentalflügen.

Krankhafte Begleitsymptome Dies sind z.B. Albträume, Bettnässen, Schlafwandeln (vgl. Schäffler et al. 2000).

Die häufigsten Formen von Schlafstörungen sind die Einschlaf- und Durchschlafstörungen.

In beiden Fällen kommt es zu einer Verkürzung der Gesamtschlafzeit, was dazu führt, dass sich die Betroffenen morgens unausgeruht fühlen.

Vielfach sind die Menschen froh, dass die Nacht »endlich vorüber ist«. Bei Einbruch der Dunkelheit beginnt für viele die Angst vor der nächsten »schlaflosen« Nacht. Das ist der Grund, warum häufig zu Schlafmitteln gegriffen wird oder diese auch von professionellen Helferinnen angeboten werden.

Schlafförderung

Der Mensch kann nicht abrupt zwischen seinen Tagesaktivitäten und dem Schlaf wechseln. Es sind Phasen der Ruhe und Entspannung nötig, um den Tag »ausklingen« zu lassen. Dazu haben die meisten Menschen ihre individuellen Schlafrituale, etwa Fernsehen, Lesen im Bett, ein Spaziergang etc. (vgl. Schäffler et al. 2000).

Bei der Betreuung von alten, behinderten oder chronisch kranken Klientinnen ist es sehr wichtig, diese Schlafrituale zu kennen und sie bei deren Umsetzung zu unterstützen. Schon scheinbare Kleinigkeiten können einen erholsamen Schlaf fördern.

Die Betreuenden sollten nach diesen bedeutungslos scheinenden Dingen fragen: Raumtemperatur; Fenster offen oder geschlossen; Kopfpolster; Matratze (hart oder weich); Schlafkleidung; Einschlafposition (wenn die Körperposition nicht mehr selbstständig verändert werden kann); Speisen oder Getränke vor dem Schlafen; Körperhygiene morgens oder abends; gewohnte Einschlafzeit; welche Geräusche sind nachts vertraut, welches Licht (Straßenlärm, Laternen, oder absolute Ruhe und Finsternis) usw. Besonders wichtig sind diese Fragen bei einer Umgebungsveränderung (Aufnahme ins Krankenhaus oder eine Pflegeeinrichtung).

Das Gefühl, als Person mit individuellen Bedürfnissen wahrgenommen zu werden, vermittelt Vertrauen und Sicherheit. Mit genügend Einfühlungsvermögen und Flexibilität ist es auch im institutionellen Bereich möglich, auf persönliche Bedürfnisse einzugehen. Auch räumliche Veränderungen im eigenen Heim können den gewohnten Schlaf stören.

Sind exogene Faktoren als Ursache einer Schlafstörung auszuschließen, können körperliche oder psychische Störungen vorliegen.

Körperliche Ursachen

Zu körperlichen Ursachen zählen u.a. Schmerzen, Atemnot, Übelkeit, Bewegungseinschränkung durch Verbände, Sonden etc.

Neben einer gezielten medizinischen Therapie sind pflegerische Maßnahmen sehr hilfreich: schmerzlindernde, bequeme Positionierung (evtl. Nestlagerung), atemstimulierende Einreibung (siehe Basale Stimulation®), Oberkörperhochlagerung, Frischluftzufuhr sind nur einige Beispiele dafür.

In jedem Fall ist auf ein »frisch gemachtes« Bett zu achten! Verschwitzte Bettwäsche, Bröseln im Bett oder Falten im Leintuch genügen als Gründe, warum sich Klientinnen »nicht wohl fühlen« und daher Schlafprobleme haben.

Vor allem muss den Klientinnen die Sicherheit vermittelt werden, dass eine Betreuungsperson in Rufweite bzw. erreichbar ist (Patientenrufanlage, Telefon, Notfallpiepser in Reichweite platzieren). Bei plötzlichem Auftreten von Beschwerden muss unbedingt eine Ärztin verständigt werden.

In der Altenpflege treten Schlafstörungen häufig aufgrund von mangelnder Tagesaktivität auf. Tagesstrukturierende Maßnahmen mit einem Wechsel zwischen Beschäftigungs- und Bewegungsangebot und Ruhephasen sind oft die beste Therapie.

Das reduzierte Schlafbedürfnis von alten Menschen führt bei zeitigem Zu-Bett-Gehen (manchmal schon am Nachmittag!) dazu, dass die Klientinnen ab 3 oder 4 Uhr wach werden. Ein veränderter Tagesrhythmus ist jedem Schlafmittel vorzuziehen!

Klientinnen, die teilweise oder vollständig immobil sind, verbringen den Großteil des Tages im Bett. Diese Menschen brauchen besonders viel Anregung, da sie rasch ihr Gefühl für den eigenen Körper verlieren. Zeitliche und räumliche Desorientierung, ein ständiger »Dämmerzustand« sind die Folgen. Dieser Zustand ist nicht mit einem »erholsamen Schlaf« zu verwechseln! Im Gegenteil, die Betroffenen sind auf Anregungen durch die Außenwelt angewiesen, um ihrer Lethargie zu entkommen.

Regelmäßige Positionsveränderungen, Aufsetzen im Bett, spezielle Waschungen und zahlreiche andere Möglichkeiten zur Förderung der Körperwahrnehmung sind eine wichtige pflegerische Maßnahme (vgl. Bienstein u. Fröhlich 2003).

Ein häufiges Problem für ältere Menschen ist der nächtliche Harndrang. In diesen Fällen kann man den Klientinnen raten, abends (ca. zwei Stunden vor dem Zu-Bett-Gehen) nicht zu viel zu trinken. Harntreibende Mittel sollten morgens eingenommen werden.

Bei mobilen Klientinnen ist es wichtig, dafür Sorge zu tragen, dass sie ungehindert zur Toilette kommen (Sturzgefahr).

> ❗ In der gewohnten Umgebung keine Möbel verstellen, für ein Nachtlicht sorgen, Teppiche etc. können zu »Fußfallen« werden. In ungewohnter Umgebung sollte der Weg tagsüber trainiert werden, nachts Begleitung anbieten.

Sind Klientinnen immobil oder nur eingeschränkt mobil, müssen ihnen Leibschüssel, Harnflasche oder Leibstuhl in Reichweite platziert werden.

Die häufigsten psychischen Ursachen für Schlafstörungen sind Angst (z.B. bei unklarer Diagnose), Sorgen, bevorstehende Ereignisse, Erlebtes, das erst verarbeitet werden muss, andauernde Traurigkeit. Hier können entlastende Gespräche, ein »offenes Ohr«, zielführender sein als Medikamente. Sehr gute Erfolge sind durch entspannende Massagen (z.B. Hand, Fuß- oder Beinmassagen oder eine atemstimulierende Einreibung) zu erzielen. Die beruhigende Wirkung von diversen Teesorten (z.B. Baldrian, Hopfen, Lavendel, Johanniskraut, Melisse) ist bekannt, darf aber nicht unkritisch und ohne entsprechende Kenntnisse verabreicht werden. Oft genügt es, den Klientinnen ihr gewohntes Glas Bier oder Achterl Wein vor dem Schlafen anzubieten.

Medikamentöse Therapie

Dieser »bequeme« Weg zum erholsamen Schlaf ist nicht unproblematisch und sollte nur für kurze Zeit gewählt werden. Ist eine Therapie mit Schlafmitteln nicht zu umgehen, muss die Gefahr einer körperlichen und/oder psychischen Abhängigkeit bedacht werden.

Nach einigen Wochen kann es zum Nachlassen der Wirkung kommen, die Dosis muss erhöht werden. Oft tritt die anfängliche Wirkung dennoch nicht wieder ein.

Paradoxe Wirkungen können auftreten, z.B. Verstärkung der Schlafstörung, vorübergehende zeitliche und/oder örtliche Orientierungsstörungen. Nebenwirkungen im Bereich anderer Organe sind möglich.

Sehr oft kommt es zum »hang over«: Die Klientinnen schlafen noch lange in den nächsten Tag hinein, fühlen sich matt und antriebslos. Bewusstseinsstörungen, Orientierungsstörungen, Kreislaufprobleme können die Folge sein. Die Tagesaktivität ist eingeschränkt, Mobilisation ist nicht möglich. Daher haben die Betroffenen in der darauffolgenden Nacht erneut Schlafprobleme.

12.2.2 Körperpflege

Die regelmäßige Körperpflege ist ein wesentlicher Beitrag zur Gesunderhaltung sowie zur Steigerung des persönlichen Wohlbefindens. Folgende Möglichkeiten der Körperpflege können den Klientinnen angeboten werden:

- Körperpflege im Bett bei bettlägerigen Klientinnen,
- Körperpflege sitzend im Querbett,
- Körperpflege beim Waschbecken,
- Duschen,
- Baden.

Folgende Utensilien können prinzipiell zur Körperpflege verwendet werden:

Pflegemittel Seifen und seifenähnliche Produkte/Shampoos:

- Nur bei gesunden Haut/Haaren anwenden.
- Alkalifreie Seifen sind hautschonender.
- Flüssigseifen trocknen durch hohen Tensidgehalt die Haut rasch aus.
- Rückfettende Waschlotionen sind besonders hautfreundlich.

Hautcreme/salbe (▶ Kap. 18):

- Je nach Klientinnengewohnheit und Hauttyp.
- Die Salbe ist fetter und wird bei trockener Haut angewendet.
- Die Creme hat einen höheren Anteil an Wasser und spendet bei trockener Haut Feuchtigkeit.
- Salben und Cremen sind in unterschiedlichen Preisklassen erhältlich. Der Preis sagt jedoch nichts über die Qualität aus.

Mundhygienemittel:

- Mundwasser
- Zahnpasta
- Tees (▶ Abschn. 18.9)

Pflegehilfsmittel
- Waschlappen, Handtücher und Waschschüssel

Utensilien für das Personal
- Einmalschürze
- Einmalhandschuhe
- Händedesinfektionsmittel
- Dienstkleidung

Körperpflege bei bettlägerigen Klientinnen

Da die Ganzkörperwäsche für bettlägerige Klientinnen meist sehr anstrengend ist, sollten zuvor folgende Überlegungen und Vorbereitungen durchgeführt werden:

Fragen im Rahmen der Ganzkörperwäsche
- Welche Ressourcen der Klientin können genützt werden?
- In welchem Allgemeinzustand ist die Klientin heute?
- Dürfen Lagerungshilfsmittel entfernt werden?
- Welche weiteren Pflegehandlungen kann ich in einem Arbeitsgang durchführen?
- Sind alle Utensilien vorbereitet?
- Welche Bewegungen können/dürfen durchgeführt werden?
- Ist die Klientin (pflegende Angehörige) ausreichend informiert?
- Steht für die Pflegehandlung ausreichend Zeit zur Verfügung?

Prinzipiell werden die persönlichen Utensilien der Klientinnen sowie die frische Wäsche beim Bett vorbereitet. Für beschmutzte Einmalartikel empfiehlt es sich, einen Abwurfbehälter in Reichweite aufzustellen.

Die Vorgangsweise der Körperpflege im Bett richtet sich nach dem Zustand und der Beweglichkeit der Klientinnen, die individuellen Rituale und Gewohnheiten stehen im Vordergrund. Die Reihenfolge der zu waschenden Körperregionen kann deshalb unterschiedlich sein.
Folgende Empfehlung hat sich jedoch bewährt:
- Gesicht (klares Wasser),
- Brust (Vorderseite),
- linker und rechter Arm,
- Finger,
- Rücken und Rückseite der Beine (in Seitenlage),
- linkes und rechtes Bein,
- Unterbauch,
- Intimregion (klares Wasser).

Im Regelfall wird mit der Körperpflege in Rückenlage begonnen. Anschließend wird die Klientin zur Seite gedreht, Rücken und Gesäß werden gereinigt und abgetrocknet, besonders in den Hautfalten (▶ Abschn. 12.2.2). Nach Beendigung des Vorganges wird die Klientin auf die andere Seite gedreht und die zweite Körperhälfte gewaschen und abgetrocknet.

Das Abtrocknen erfolgt generell sehr behutsam, die Haut soll keiner Reibung ausgesetzt sein (z.B. kann die Haut vorsichtig abgetupft werden), da dies als unangenehm empfunden wird. Überdies können durch den mechanischen Reiz Hautreizungen entstehen.

Wie oft das Wasser gewechselt wird, hängt vom Verschmutzungsgrad ab. Wichtig ist, dass Gesicht und Intimregion **ohne Seife** und mit einen frischen Waschlappen gereinigt werden. Es empfiehlt sich, zwei Waschschüsseln zu verwenden. Wie oft die Klientin zur Seite gedreht werden muss, hängt von ihrem Allgemeinzustand und ihrer Mithilfe ab.

Während der Ganzkörperwaschung können folgende Tätigkeiten gleichzeitig durchgeführt werden:

- Bettwäschewechsel in Seitenlage,
- Schutzhosenwechsel in Seitenlage,
- Betteinlagenwechsel in Seitenlage,
- Haarpflege im Bett.

Während der Körperpflege ist die Sturzgefahr aus dem Bett sehr groß. Es empfiehlt sich, das Risiko gut einzuschätzen und mögliche Gefahren auszuschalten (z.B. Stolperfallen beim Bett wegräumen). Die Körperpflege wird anschließend dokumentiert.

Körperpflege sitzend im Querbett

Die Unterstützung muss der Situation und den Bedürfnissen der Klientinnen angepasst sein.

- Information der Klientin
- Absprache der Vorgangsweise
- Utensilien bereitstellen
- Klientin an den Bettrand (= Querbett) setzen
- Füße abstützen (Sessel etc.)
- Die Klientin bekommt die Waschschüssel zum Bett gestellt
- Klientin nicht alleine sitzen lassen (Sturzgefahr)
- Tisch bzw. Ablagefläche beim Bett gut fixieren, falls diese mobil ist
- Durchführung der Körperpflege
- Wasserwechsel nach Bedarf
- Zugluft vermeiden
- Angenehme Raumtemperatur
- Intimsphäre beachten
- Frisches Nachthemd anziehen
- Bettwäschewechsel (Klientin in den Lehnstuhl setzen oder in Rückenlage zur Seite drehen)
- Versorgung der Utensilien/hygienische Händedesinfektion
- Dokumentation

Körperpflege beim Waschbecken

Je nach Mobilitätsgrad wird die Klientin mit dem Rollstuhl oder gehend ins Badezimmer begleitet.

Die Sturzgefahr am Fliesenboden ist sehr groß, daher ist auf gut passende, vor allem aber rutschfeste Hausschuhe zu achten.

- Information der Klientin
- Absprache der Vorgangsweise
- Utensilien bereitstellen
- Klientin beim Ausziehen behilflich sein
- Klientin bei Sturzgefahr nicht alleine beim Waschbecken sitzen lassen
- Durchführung der Körperpflege
- Wasserwechsel nach Bedarf

- Zugluft vermeiden
- Angenehme Raumtemperatur
- Intimsphäre beachten
- Frische Wäsche anziehen
- Versorgung der Utensilien/hygienische Händedesinfektion
- Dokumentation

Duschen

Das Badezimmer sollte zweckmäßig ausgerüstet sein:
- Rutschsichere Böden
- Genügend Bewegungsfreiheit
- Hilfsmittel, wie z.B. Haltegriffe
- Heizung
- Lüftung bzw. Fenster

Bewegungseingeschränkten Klientinnen ist das Duschen am Duschsessel zu empfehlen.

Beim Duschen besteht ein enorm hohes Sturzrisiko, gehbehinderte Klientinnen sollen aus diesem Grunde unbedingt Haltegriffe bzw. einen Duschhocker verwenden. Es empfiehlt sich, auch außerhalb der Dusche einen Sessel aufzustellen, falls die Klientinnen während der Körperpflege ermüden. Während des Duschens ist es besonders einfach, die Haarpflege durchzuführen. Inkontinente Klientinnen sollten eher duschen, da es hygienischer ist.

Am Ende wird der Vorgang des Duschens dokumentiert.

Baden

Vor dem Baden ist für eine ausreichende Sauerstoffzufuhr im Badezimmer zu sorgen. Nach dem Lüften kann die Raumtemperatur dementsprechend geregelt werden.

Zunächst müssen das Badewasser und die Utensilien vorbereitet werden.

Transfer in die Badewanne und zurück:
- Klientin sitzt auf einem Hocker seitlich neben der Wanne.
- Der Hocker sollte die gleiche Höhe wie die Wanne haben.
- Beine über den Badewannenrand heben.
- Auf den Badewannenrand rutschen.
- Ins Wasser rutschen.
- Umgekehrt heraus steigen.

Die Badetemperatur darf nicht zu heiß gewählt werden, da es sonst zu Kreislaufproblemen und Verbrühungen kommen kann. Die Badetemperatur muss, bevor die Klientin in die Badewanne steigt, unbedingt überprüft werden.

Klientinnen mit Empfindungsstörungen (z.B. bei Querschnittslähmung) und Bewegungseinschränkungen sollen nicht alleine in die Badewanne steigen, da die Unfallgefahr sehr groß ist (Sturz).

Folgende Punkte sind besonders zu beachten:
- Elektrische Geräte vom Badewasser fernhalten.
- Im Notfall Stöpsel aus der Badewanne ziehen und den Kopf des Klienten über Wasser halten.
- Nach Beendigung des Badens werden die durchgeführten Pflegehandlungen dokumentiert.

Spezielle Körperpflege

Unterstützung bei der Haarpflege
- Die Klientin sollte nach Möglichkeit zum Waschbecken gebracht werden.
- Ist dies nicht möglich, bereitet man sich einen großen Krug, eine Waschschüssel und eine Abstellfläche vor.
- Die Klientin beugt sich im Sitzen nach vorne (»kopfüber«) über das Waschbecken oder die Klientin sitzen im Rollstuhl nach hinten über das Becken gebeugt (»Friseurposition«).
- Zügiges Haare waschen.
- Haare rasch abtrocknen und föhnen bzw. Haare nach Wunsch eindrehen.
- Frisur nach Wunsch.
- Zugluft vermeiden.
- Bei Männern ist nach Wunsch und Bedarf der Bart mit dem Elektrorasierer zu rasieren.

Unterstützung bei der Augen-, Nasen- und Ohrenpflege
- Augen vorsichtig mit frischen, feuchten Waschlappen von Krusten befreien.
- Von außen nach innen wischen (entspricht Tränenflussrichtung).
- Naseneingang bei Bedarf vorsichtig mit Öl von Krusten befreien.
- Niemals mit Wattestäbchen in der Nase bohren (Verletzungsgefahr)!
- Äußere Ohrmuschel mit Wattestäbchen vorsichtig reinigen.
- Niemal mit Wattestäbchen in den Gehörgang bohren (Verletzungsgefahr)!
- Veränderungen werden dokumentiert und dem diplomierten Gesundheits- und Krankenpflegepersonal gemeldet.

Hautpflege Je nach Hauttyp Salbe oder Creme verwenden. Normale Haut ist zart, feinporig, glatt, geschmeidig und gut durchblutet.

Trockene Haut ist rau, spröde, reißt leicht ein und neigt zur Schuppenbildung. Trockene Haut ist auch sehr empfindlich, leicht gerötet und neigt zu Juckreiz. Die Haut ist matt, da die Talgproduktion vermindert ist. Im Alter ist trockene Haut physiologisch bedingt.

Fette Haut ist grobporig, ölig glänzend und weist oftmals Hautunreinheiten auf. Die Talgproduktion ist gesteigert.

Bei Mischhaut ist die Stirne und die seitliche Nasenpartie fett, die Wangen sind jedoch trocken.

Vorgang der Hautpflege:
- Alte Salbenreste mit Babyöl entfernen.
- Mit sanftem Druck Salbe oder Creme einmassieren, dies fördert die Durchblutung.
- Hirschtalg bei starker Schwielenbildung an den Fußsohlen auftragen.
- Stark schwitzende Klientinnen nur mäßig eincremen, sonst empfinden die Klientinnen die Hautpflege als unangenehm.
- Zu dickes Auftragen der Salbe/Creme verschmutzt die Wäsche und führt zu Mazerationen (= Aufweichung der Haut, die oberste Hautschicht (= Hornschicht) quillt regelrecht auf.
- Trockene Haut wird mit Salben gepflegt, da sie einen höheren Fettgehalt haben.
- Fette Haut, Mischhaut und normale Haut wird mit Creme gepflegt, da diese einen höheren Feuchtigkeitsanteil hat.
- Tuben gut verschließen.

Zahnpflege
- Paste und Bürste vorbereiten.
- Vorsichtiges Bürsten der Zähne für ca. fünf Minuten.
- Kreisende Bewegungen durchführen.
- Mund gut ausspülen.
- Verwendung von Tees bei Bedarf (▶ Abschn. 18.9).
- Evtl. Mundwasser verwenden (Mundwasser ersetzt jedoch nicht das Zähne putzen).
- Bei Bedarf Lippen eincremen.
- Es wird empfohlen, die Zahnbürste nach drei Monaten zu wechseln.

Zahnprothesenpflege
- Zahnprothese vorsichtig entfernen.
- Waschbecken vorher zustoppeln und mit etwas Wasser füllen (falls die Prothese beim Putzen hinunterfällt, stürzt sie ins Wasser und zerbricht dabei nicht so rasch).
- Vorsichtig putzen und abspülen.
- Bei Bedarf Reinigungstablette laut Packungshinweis anwenden.
- Prothese wieder vorsichtig einsetzen.
- Prothesen nie in Zellstoff oder Papiertücher einwickeln, damit sie nicht versehentlich weggeworfen werden.

Intimtoilette beim Mann
- Klares, seifenfreies Wasser verwenden.
- Frisches Handtuch und frischen Waschlappen vorbereiten.
- Vorhaut vorsichtig zurückschieben.
- Penis vorsichtig reinigen.
- Vorhaut wieder vorschieben.
- Oberschenkelinnenseite reinigen.
- Gesäß reinigen.

Intimtoilette bei der Frau
- Klares, seifenfreies Wasser verwenden.
- Frisches Handtuch und frischen Waschlappen.
- Schamlippen leicht spreizen und Schleimhaut vorsichtig reinigen.
- Schamlippen reinigen.
- Oberschenkelinnenseite reinigen.
- Gesäß reinigen.
- Wischbewegungen immer vom Schambein in Richtung Anus durchführen!

Nagelpflege
- Nägel in lauwarmen Wasser baden.
- Zehenzwischenräume gut abtrocknen.
- Fingernägel feilen.
- Eincremen.

Ekelgefühl als Tabuthema am Beispiel Körperpflege

Während der Durchführung der Körperpflege zeigt die Berufspraxis, dass das Ekelgefühl immer wieder thematisiert wird. Gerüche sowie optische Wahrnehmungen stehen hierbei im

Vordergrund. Mit dem Begriff »Ekel« ist das Gefühl der Abneigung und des Widerwillens gemeint.

Wie zuvor beschrieben, ist jeder Mensch ein Individuum, ebenso trifft diese Aussage auch auf die Betreuungsperson zu. Das Ekelgefühl wird individuell empfunden und ist subjektiv, es kann also nicht »gemessen« werden. Die persönliche Toleranzgrenze bestimmt jede Betreuungsperson selbst. Ein Geruch (wie z.B. Körpergeruch bei mangelhafter Körperpflege) wird von einer Person als »übel riechend« eingestuft, eine andere Person empfindet den Geruch als »mäßig«. Die persönliche Empfindung hängt aber auch von der persönlichen Verfassung ab. So beschreiben z.B. Betreuungspersonen, dass sie bei persönlicher gesundheitlicher Beeinträchtigung weniger Gerüche vertragen können als in gesunden Zeiten.

Vernachlässigt eine Klientin die Körperpflege in einem Ausmaß, dass Geruchsbelästigung auftritt, ist dieser Einzelfall im Team zu thematisieren. Verweigerungen, welche nicht erkannt werden, können ebenfalls zur Entstehung solcher Fälle beitragen.

In diesem Zusammenhang kann das Betreuungspersonal nur nochmals aufgefordert werden, so genannte »schwierige«[11] Klientinnen zeitgerecht im Team zu besprechen, um adäquate Lösungsansätze gemeinsam mit den Klientinnen finden zu können. Es muss aber auch zulässig sein, wenn die persönliche Toleranzgrenze der Betreuungsperson erreicht ist, dass die Klientin von einer anderen Kollegin übernommen wird.

Kann das Thema »Ekel« im Team nicht thematisiert werden, ist die Gefahr der psychischen Überforderung bzw. Überlastung gegeben. Letztlich dient das Gefühl des Ekels zum eigenen Schutz, wie das Gefühl der Liebe oder das Gefühl der Traurigkeit.

Die Kleidung der Klientinnen

Private Wunschkleidung ist ein maßgeblicher Beitrag zum persönlichen Wohlbefinden. Jeder Mensch hat seine persönlichen Vorlieben und Gewohnheiten, diese sollten unbedingt im Betreuungsalltag berücksichtigt werden.

Bei Bewegungseinschränkungen wäre zu berücksichtigen, dass die Kleidung selbst bedient werden kann. So kann z.B. eine Parkinsonklientin aufgrund des Tremors (= Zittern) kleine Knöpfe und kleine Hakenverschlüsse womöglich nicht selbst öffnen und schließen. Das würde bedeuten, dass die Klientin auf Unterstützung durch eine Person angewiesen wäre. Ersetzt man jedoch die kleinen Knöpfe durch aufnähbare Klettverschlüsse, ist die Klientin wieder selbstständig. Dies würde auch z.B. auf Schuhe mit Schuhbändern zutreffen. Im Fachhandel sind bereits Schuhe mit Klettverschluss erhältlich.

Dieses Beispiel soll aufzeigen, wie wichtig es ist, den Alltag der Klientinnen durchzudenken und zu überlegen, wie die Selbstständigkeit erhalten werden kann.

🛑 **Abhängigkeit schränkt die persönliche Freiheit maßgeblich ein!**

12.2.3 Essen und Trinken

Essen und Trinken gehören zu den schönsten Dingen im Leben. »Gutes« Essen wird von den meisten Menschen mit dem Gefühl von Lebensqualität und Lebensfreude verbunden. In der Familie oder mit Freunden gemeinsam zu kochen und zu essen bedeutet am gesellschaftlichen Leben teilzuhaben.

---

11   In der Pflege spricht man zumeist dann von einem »schwierigen« Klienten, wenn die betreuende Person keine Strategien mehr hat, ein bestimmtes Problem bewältigen zu können.

Die soziale Komponente spielt eine wesentliche Rolle, neben der funktionellen Aufgabe den Körper mit Energie und Nährstoffen zu versorgen.

Ess- und Trinkgewohnheiten haben abgesehen von individuellen Vorlieben und Überzeugungen (z.B. vegetarische Ernährung) auch kulturelle und religiöse Hintergründe.

Weltweit ist das Nahrungs- und Wasserangebot sehr unterschiedlich verteilt. In den sogenannten Dritte-Welt-Ländern sind Mangel- und Unterernährung vorherrschend. Im krassen Gegensatz dazu steht das Überangebot an Nahrungsmitteln in den westlichen Industrieländern. Die Zahl der Übergewichtigen steigt stetig.

Übergewicht (Adipositas)

» Über das Normale hinausreichende Ansammlung von Körperfett; Fettgewebsanteil ist erhöht, wenn er bezogen auf das Gesamtkörpergewicht bei Männern einen Grenzwert von 20% und bei Frauen von 25% überschreitet. (Kunze 2004, S. 66)

Betroffene haben ein erhöhtes Risiko für Herz-Kreislauf-Erkrankungen (z.B. Herzinfarkt oder Schlaganfall), Erkrankungen des Bewegungsapparates oder Krebserkrankungen. Die Lebenserwartung sinkt deutlich (ebd., S. 71f).

Trotz des vielfältigen Angebots an Nahrungsmitteln ernähren sich viele Menschen nur einseitig bzw. »falsch« (zu viel Salz, zu viel Fett, zu wenig Ballaststoffe oder Vitamine etc.).

Hunger/Appetit

Unter Hunger versteht man das physiologische Verlangen des Menschen nach Nahrung, um den Energiebedarf des Körpers zu decken. Er entsteht u. a. durch Absinken des Blutzuckerspiegels.

Das Sättigungsgefühl entsteht durch Dehnung der Magenwand und v. a. durch Ansteigen der Glucosekonzentration im Blut.

Appetit ist als »Lust am Essen« zu verstehen. Verschiedene Faktoren wirken beeinflussend: Stimmungslagen, persönliche Abneigungen und Vorlieben, gewohnte Essenszeiten, soziale Kontakte u.v.m. Wesentliche Auswirkung auf den Appetit haben verschiedene Sinnesreize: der optische Reiz (»Das Auge isst mit«), der Geruchs- und der Geschmackssinn (vgl. Schäffler et al. 2000).

» Geruchs- und Geschmacksreize gehören zu den phylogenetisch ältesten Reizen. Sie spielen beim Menschen vor allem für die soziale Kommunikation, für die Nahrungsaufnahme und für die Vermeidung ungünstiger ökologischer Umweltbedingungen eine Rolle (...). Da es sich um relativ elementare Funktionen handelt, kann ihr Einsatz bei der Basalen Stimulation eine wichtige Rolle spielen und sollte auf jeden Fall versucht werden. (Pickenhain 2002, S. 79)

Flüssigkeitshaushalt

Wasser wird dem Körper sowohl direkt über Getränke als auch indirekt über wasserhaltige feste Nahrungsmittel zugeführt. Wasser ist für alle chemischen Reaktionen des Organismus lebensnotwendig. Der Mensch soll täglich mindestens 1,5–2 l trinken!

Verschiedene Faktoren können diesen Bedarf erhöhen: hohe Außentemperatur, starkes Schwitzen, Fieber, Durchfall, das Einnehmen von harntreibenden Medikamenten, Zuckerkrankheit (Diabetes mellitus).

Getränke Sehr gut geeignet sind Mineralwasser, Kräuter- oder Früchtetees, (verdünnte) Obstsäfte (Vorsicht bei Diabetikerinnen). Bei Milch ist auf den hohen Energiegehalt zu achten (Vorsicht bei Diabetikerinnen und übergewichtigen Klientinnen).

Schlecht geeignet ist Kaffee, er wirkt harntreibend und fördert dadurch eine negative Flüssigkeitsbilanz (= mehr Flüssigkeitsausfuhr als Einfuhr).

Die Frage, ob Klientinnen Alkohol trinken »dürfen«, sollte nicht moralisch bewertet werden. Betreuungsbedürftigen Menschen ein Stück Lebensqualität (durch Berücksichtigung ihrer Gewohnheiten) zu ermöglichen sollte Grundlage der Überlegung sein.

Harnausscheidung Gesunde Menschen scheiden täglich. ca. 1,5 l Harn aus. Der Körper verliert auch über den Stuhl, die Haut und die Ausatemluft Flüssigkeit.

Ein zu geringe Flüssigkeitszufuhr wirkt sich negativ auf den Menschen aus. Das Blut wird dickflüssiger und neigt zur Gerinnung, die Harnproduktion nimmt ab, dadurch können die harnpflichtigen Substanzen nur erschwert ausgeschieden werden. Harnwegsinfekte können häufiger auftreten. Leistungsabfall, Konzentrationsstörungen bis hin zu Bewusstseinseintrübungen und Koma sind möglich. Am Ende steht Tod durch Verdursten (vgl. Pickenhain 2002).

Typische Zeichen einer »Austrocknung« (Dehydration)
- Trockene Haut und Schleimhäute (Mundtrockenheit)
- Müdigkeit
- Desorientiertheit, Verwirrtheit
- Niedriger Blutdruck
- Hohe Pulsfrequenz
- Dunkler und trüber Harn

🛑 **Ist ein Mensch nicht in der Lage sich ausreichend mit Flüssigkeit zu versorgen, gehört es zu den wichtigsten Betreuungsaufgaben, das für ihn zu übernehmen.**

Besonders ältere Menschen haben ein vermindertes Durstgefühl, sie »vergessen« zu trinken und müssen immer wieder dazu angeregt werden. Es reicht nicht aus, ein Getränk vorzubereiten, die Betreuungspersonen müssen sich regelmäßig davon überzeugen, dass es getrunken wird.

Bei körperlichen Problemen brauchen die Klientinnen, je nach Beeinträchtigung, unterschiedliche Unterstützungsangebote.

Häufige Probleme sind
- Schwäche der Klientinnen (sie können sich nicht selbstständig aufrichten),
- Zittern der Hände (z.B. Morbus Parkinson),
- Lähmungserscheinungen (z.B. nach einem Schlaganfall),
- Sehstörungen.

In solchen Fällen liegt es ausschließlich an der Betreuungsperson, die Defizite rechtzeitig zu erkennen und ihnen durch geeignete Maßnahmen entgegenzuwirken.

Es kann genügen, für eine bequeme Sitzposition zu sorgen, das Getränk in Reichweite zu stellen, Gläser und Tassen nur halb zu füllen (um ein Verschütten zu vermeiden), bei Sehstörungen genau zu beschreiben (und spüren zu lassen), wo das Gefäß steht, oder Trinkhilfen (Schnabelbecher, Trinkhalm) anzubieten.

Ist Hilfestellung beim Trinken notwendig, sollen die vorhandenen Ressourcen genutzt werden: Die Betreuungsperson unterstützt den Arm der Klientin beim Hochheben oder gibt beim Anheben des Kopfes Hilfestellung.

Nur bei vollständiger Passivität der Klientinnen wird die Flüssigkeit »eingegeben«.

Je nach Kooperationsfähigkeit der Klientin wird das mit Tasse oder Glas, Schnabelbecher, Trinkhalm oder löffelweise mit Suppen- oder Kaffeelöffel durchgeführt. Achtung: Aspirationsgefahr!

Um sicherzustellen, dass der Flüssigkeitshaushalt einer Klientin im Gleichgewicht bleibt, kann es notwendig sein, die Wasserein- und -ausfuhr zu protokollieren und täglich zu berechnen (= Flüssigkeitsbilanz).

Betreuung von Menschen, die zu wenig Nahrung zu sich nehmen

Es ist zu unterscheiden, ob ein Mensch nicht (oder nur ungenügend) essen kann, will oder laut ärztlichem Anraten nicht »darf«.

Vor/nach Operationen, vor Untersuchungen oder im Rahmen bestimmter Krankheitsbilder kommt es häufig vor, dass Klientinnen »Nahrungskarenz« haben. In der Regel befinden sich diese Menschen im Krankenhaus, und das »Problem« sollte, soweit das im Krankheitsfall möglich ist, zeitlich klar definiert sein. Wichtig ist, dass die Klientinnen genau über den Grund und die voraussichtliche Dauer der Maßnahme informiert werden (zeitliche Absprachen einhalten).

Um das unangenehme Durstgefühl zu nehmen, müssen Lippen und Mund befeuchtet bzw. geeignete Materialien dafür zur Verfügung gestellt werden. Der notwendige Nahrungs- und Flüssigkeitsbedarf kann währenddessen mittels Infusionslösungen gedeckt werden.

Eine wesentlich größere Herausforderung für die Betreuungspersonen ist es, wenn ein Mensch nicht essen will oder kann. Es benötigt viel Einfühlungsvermögen der Betreuenden, wenn ein Mensch nicht essen möchte. In erster Linie ist es wichtig, die Gründe herauszufinden. Liegen diese im körperlichen Bereich (z.B. Übelkeit, Völlegefühl, Blähungen, Sodbrennen), können gezielte Maßnahmen getroffen werden. Wichtig ist eine medizinische Abklärung der Symptome.

Spricht nichts gegen eine Nahrungsaufnahme, so kann den Betroffenen Einiges zur Linderung ihrer Beschwerden empfohlen werden.

Empfehlungen bei körperlichen Beschwerden, die zur Nahrungsverweigerung führen

— Auf blähende Speisen (z.B. Zwiebeln, Kohl, Kraut etc.), Schwerverdauliches (z.B. sehr fetthaltige Speisen) oder kohlensäurehaltige Getränke verzichten

— Säurehältige Speisen und/oder Kaffee weglassen (vor allem bei Sodbrennen)

— Langsam essen, gut kauen

— Lieber öfters kleine Portionen essen

— Darauf achten, nach welchen Speisen die Beschwerden auftreten und darauf verzichten

— Viel Bewegung nach den Mahlzeiten (im Rahmen der Mobilität der Klientinnen)

— Auf aufrechte Sitzposition achten (vor allem, wenn die Klientinnen die Mahlzeit im Bett einnehmen müssen)

Auf die Einhaltung ärztlich empfohlener Therapien ist zu achten.

Schlecht sitzende Zahnprothesen, Zahnschmerzen, schmerzhafte Erkrankungen der Mundschleimhaut sollten als Ursache ebenso in Betracht gezogen werden. Neben einer zahnärztlichen Betreuung ist regelmäßige Mundhygiene und Pflege der Zahnprothese die beste Vorbeugung.

Gibt es keine körperlich erkennbaren Gründe für die Appetitlosigkeit, so kann ein ausführliches Pflegeanamnesegespräch wichtige Hinweise liefern. Essgewohnheiten – wie Essenszeiten, »Rituale« (z.B. Hände waschen vor dem Essen, Zeitung lesen, Fernsehen, Radio hören, Gespräche usw.), Lieblingsspeisen, Ekel vor gewissen Speisen, Getränke zum Essen – können mit den Klientinnen oder ihren Bezugspersonen abgeklärt werden. Vor allem bei der Aufnahme in eine Pflegeeinrichtung oder ein Krankenhaus finden diese Dinge leider viel zu wenig Beachtung.

Wenn es »nur« daran liegt, dass beispielsweise das »Essen auf Rädern« nicht schmeckt, so kann Rücksprache mit einer Diätassistentin gehalten und mit den Klientinnen ein Wunschspeiseplan erstellt werden. Eventuell ist es Angehörigen möglich, selbstgekochte Speisen von zu Hause mitzubringen.

Manche Menschen schämen sich, weil sie nicht mehr essen können, ohne sich »anzupatzen«, und verzichten lieber darauf. Hier kann die Betreuungsperson mit viel Einfühlungsvermögen versuchen, positiv einzuwirken. Vielleicht ist es den Betroffenen in diesem Fall angenehmer, die Mahlzeiten alleine einzunehmen.

Auch wenn Klientinnen zu Hause betreut werden, können sich ihre Lebensumstände zwangsweise verändert haben. Der Verlust der Partnerin, des Partners, eine chronische Krankheit, Behinderung, die Unfähigkeit, selbstständig einkaufen zu gehen, zu kochen, auf fremde (ungewohnte) Hilfe angewiesen zu sein usw. – all diese Dinge können Menschen in eine Situation bringen, in der sie nicht mehr essen wollen. Neben Entlastungsgesprächen kann es notwendig sein, ärztliche oder psychologische Hilfe anzubieten.

Um die Lust am Essen zu erhöhen, gibt es neben der Berücksichtigung der persönlichen Biographie einige allgemeine Richtlinien, die beachtet werden sollten.

Allgemeine Richtlinien beim Essen
- Auf »Tischkultur« achten
- Kleine Portionen appetitlich anrichten
- Den Speiseplan abwechslungsreich gestalten (auch Breikost muss nicht immer aus Grießkoch oder Kartoffelpüree bestehen)
- Obst und Salate anbieten
- Ein Buffet arrangieren
- Einen Aperitif vor dem Essen oder ein Glas Bier oder Wein zum Essen anbieten
- Die Mahlzeiten bei Tisch und nicht im Bett einnehmen lassen
- Den Raum, in dem gegessen wird, gut lüften
- Angenehme Atmosphäre schaffen
- Keine Störungen während des Essens
- Die Klientinnen nicht zum Essen »zwingen«

Wenn ein Mensch nicht/nur ungenügend essen kann, benötigt er noch andere Formen der Unterstützung, die sich je nach Art der Beeinträchtigung unterscheiden.

Mögliche Ursachen sind:

- Störungen der zum Essen und Trinken notwendigen Bewegungsabläufe, z.B. bei M. Parkinson, nach einem Schlaganfall, allgemeine Schwäche,
- Schluckstörungen, verminderter Hustenreiz, z.B. nach einem Schlaganfall,
- Bewusstseinseintrübungen, andere neurologische Erkrankungen,
- Schwellungen und/oder Schmerzen im Mund- oder Rachenbereich, nach Operationen im HNO-Bereich.

❗ Oberstes Gebot ist: Vorhandene Ressourcen und Selbstständigkeit fördern und aufrechterhalten!

Den Klientinnen muss man Zeit lassen, man sollte nicht drängen und auf eine aufrechte Sitzposition achten.

Die Konsistenz der Speisen muss den Bedürfnissen und Fähigkeiten der Klientinnen entsprechend ausgewählt werden.

Zeigt eine Klientin Störungen der Bewegungsabläufe (unkoordinierte Bewegungen, Zittern, Halbseitenlähmung, Schwäche), so kann es genügen, Hilfsmittel wie rutschfeste Unterlagen, Tellerranderhöhungen, Einhandbesteck bzw. Besteckhalter, Schneidehilfen usw. zu verwenden.

Diesbezügliche Probleme sind dem diplomierten Gesundheits- und Krankenpflegepersonal zu melden (evtl. Absprache mit Ergotherapeutinnen). Sind diese Hilfen nicht ausreichend, kann die Betreuungsperson die Klientinnen anders unterstützen, ohne ihnen das Essen einzugeben: das Essbesteck gut wahrnehmbar in die Hand legen; den Arm beim Hochheben unterstützen; den Bewegungsablauf mit den Klientinnen gemeinsam durchführen.

Schluckstörungen   Schluckstörungen stellen, wenn sie nicht rechtzeitig erkannt oder zu wenig beachtet werden, eine große Gefahr dar! Jeder kennt das unangenehme, manchmal bedrohliche Gefühl, sich zu verschlucken. Beim Gesunden hat dies einen »Hustenanfall« zur Folge, womit das Problem wieder behoben ist.

Dieser Selbstschutzmechanismus des Körpers kann bei Klientinnen, die Hilfestellung beim Essen und Trinken benötigen, gestört sein. Es besteht Aspirationsgefahr. Aspiration (lat. *aspirare* = anhauchen) meint das »Ansaugen von Gasen oder Flüssigkeit (z.B. Blut in eine Spritze aspirieren)«. In unserem Zusammenhang gebrauchen wir den Begriff »im Sinne des Eindringens von Fremdkörpern oder Flüssigkeit in die Atemwege während der Inspiration« (Pflege Heute 2011, S. 415).

Klientinnen, die an Schluckstörungen leiden, sind ständig mit der Erstickungsgefahr konfrontiert. Häufig ist die Störung mit einem verminderten Hustenreiz verbunden, wodurch die Nahrung oder Flüssigkeit nicht (oder nur ungenügend) ausgehustet werden kann.

Kleine Speisereste können in die Lunge gelangen, wo sie das Gewebe schädigen und eine Entzündung hervorrufen. Es kommt zu einer Lungenentzündung (Pneumonie), die besonders bei alten und geschwächten Klientinnen zum Tod führen kann.

Typische Zeichen für eine Störung des Schluckvorganges sind häufiges Verschlucken, Husten oder Würgen während des Essens. Auch wenn Speichel oder Essensreste aus dem Mund fließen oder wenn sich Speisereste im Mund (in den Wangentaschen) sammeln, muss man an Schluckstörungen denken. Weitere Zeichen können sein: Gewichtsverlust, chronische Bronchitis, Stimmverschlechterung (ebd., S. 416).

🅑 Bei Anzeichen für Schluckstörungen ist unbedingt mit der diplomierten Gesundheits- und Krankenpflegeperson Rücksprache zu halten! Klientinnen dürfen nur bei intaktem Schluckreflex essen und trinken!

Schluckversuche sollen mit breiiger Kost begonnen werden (z.B. püriertes Gemüse, Kartoffel-püree, Pudding etc.). Getränke können auch eingedickt werden (es gibt dafür spezielle Mittel in der Apotheke). Es sollten keine Suppenlöffel verwendet werden, sondern besser Kaffeelöffel.

Erst wenn eine Klientin breiige Speisen komplikationslos schlucken kann, darf mit Trink-versuchen begonnen werden, da das Schlucken von Flüssigkeiten schwieriger ist (durch feste Speisen wird der Schluckreflex ausgelöst, durch Flüssigkeiten nicht, diese fließen ohne Reiz-wirkung in den Rachen).

🅑 Bei Schluckstörungen muss jedenfalls eine Ärztin und eine Logopädin hinzugezogen werden! Schluckversuche und Schlucktraining dürfen nur von dafür ausgebildeten Personen durchgeführt werden.

Menschen, die ein erhöhtes Aspirationsrisiko haben, dürfen während der Mahlzeiten nicht alleine gelassen werden! Auch nach dem Essen sollte für 20–30 Minuten auf eine aufrechte Sitz-position geachtet werden, um sicherzustellen, dass die gesamte Nahrung im Magen bleibt und nicht wieder zurückfließen kann (Reflux). Ebenso wichtig ist eine exakte Mundhygiene nach den Mahlzeiten, um eventuelle Speisereste aus der Mundhöhle zu entfernen.

Vollständige Abhängigkeit bei der Nahrungsaufnahme

Die Mahlzeiten sind meist wichtige Tagesfixpunkte für die Klientinnen. Dafür muss sich die Betreuungsperson Zeit nehmen und Geduld haben. Die Klientin soll sich trotz ihrer Behin-derung/Erkrankung angenommen und respektiert fühlen können. Allgemeine Richtlinien wie Tischkultur, appetitlich angerichtete Speisen, aufrechte Sitzposition etc. gelten hier ebenso.

» Beim Esseneingeben das Schamgefühl des Patienten respektieren: Patienten sind erwachsene Menschen, denen man keinen »Esslatz« oder das »Lätzchen« umbindet, son-dern eine Serviette. Der Ausdruck »Füttern« ist respektlos. Er wird nur im Zusammenhang mit Säuglingen und Tieren verwendet. (Pflege Heute 2011, S. 403)

Die Betreuende soll beim Essen-Geben neben der Klientin sitzen, sodass sie nicht auf die Betroffene herabschaut. Auf keinen Fall wird mehreren Klientinnen gleichzeitig das Essen eingegeben. Den Teller sollte man so platzieren, dass die Klientin sehen kann, was sie isst. Das Esstempo richtet sich nach der Kranken: Der nächste Bissen wird erst angeboten, wenn sichtbar gekaut und geschluckt wurde.

Ist eine Nahrungs- und Flüssigkeitsaufnahme über den Mund (oral) nicht oder nur unzureichend möglich, so gibt es Alternativen: Am häufigsten werden Magensonden verwendet, die über die Nase oder direkt durch die Bauchdecke in den Magen geleitet werden. Es gibt spe-zielle Sondennahrungen, die die Klientinnen mit allen lebensnotwendigen Nährstoffen und Flüssigkeit versorgen. Diese Maßnahme muss sehr gründlich und verantwortungsbewusst überlegt werden.

12.2.4 Körpertemperatur regulieren – Fieber

Die Körpertemperatur wird durch Wärmebildung (Stoffwechselvorgänge, Muskelarbeit) und Wärmeabgabe (über die Haut) im Gleichgewicht gehalten. Die Höhe der Körpertemperatur wird im Wärmeregulationszentrum des Gehirns (im Hypothalamus) festgelegt (Sollwert). Über Nervenfasern werden Informationen über die aktuelle Temperatur ins Gehirn weitergeleitet (Istwert).

Durch unterschiedliche Stoffwechselaktivitäten im Verlauf des Tages schwankt die Körpertemperatur um einige Zehntel Grad. Zwischen 5 und 6 Uhr ist sie am niedrigsten, zwischen 17 und 18 Uhr am höchsten (vgl. Schäffer et al. 2000).

Die Normaltemperatur liegt zwischen 36,3°C und 37,4°C, Temperaturen zwischen 37,5°C und 38,0°C werden als erhöht gewertet (subfebril). Von Fieber spricht man, wenn die Körpertemperatur mehr als 38°C beträgt. Eine Körpertemperatur ab ca. 42°C ist mit dem Leben nicht mehr vereinbar, da hier die Eiweißgerinnung im Körper beginnt.

Meist wird Fieber durch fiebererzeugende Stoffe (Pyrogene) hervorgerufen. Das können Bakterien, Viren, Pilze, körperfremdes Eiweiß oder Abbauprodukte von körpereigenem Eiweiß sein. Fieber ist als Abwehrreaktion des Körpers zu verstehen und sollte daher nicht sofort unterdrückt werden.

Der Sollwert wird im Hypothalamus auf eine erhöhte Temperatur »verstellt«. Der Körper versucht daher, diesen neuen Sollwert durch vermehrte Muskelaktivität (Schüttelfrost) und Stoffwechselaktivität (erhöhte Kreislaufaktivität) zu erreichen.

Temperaturmessungen

Die Körpertemperatur kann an verschiedenen Stellen gemessen werden: in der Achselhöhle (axillar), unter der Zunge (sublingual), in der Leistenbeuge (inguinal), im Mastdarm (rektal), im äußeren Gehörgang (mit Infrarotthermometer). Um vergleichbare Werte zu erhalten, muss immer an derselben Körperstelle gemessen werden.

Die rektal gemessenen Werte sind um ca. 0,5°C höher als die axillär, sublingual oder inguinal gemessenen Werte. Die Messwerte am äußeren Gehörgang und die rektale Temperatur entsprechen der Kerntemperatur.

Pflegemaßnahmen

Im Fieberanstieg haben die Kranken meist Schüttelfrost, daher Wärme zuführen bzw. Wärmeverlust vermeiden (warme Decken, heiße Getränke). Keine Heizdecken verwenden (Verbrennungsgefahr!)

Man sollte keine Temperaturkontrolle durchführen, da das Fieber noch steigt. Hat der Körper die erhöhte Solltemperatur erreicht, hört der Schüttelfrost auf, die Betroffenen frieren nicht mehr. Jetzt ist eine Temperaturkontrolle sinnvoll.

Meist sind die Klientinnen müde, matt bis apathisch. Sie haben ein erhöhtes Krankheitsgefühl und sind oft appetitlos. In dieser Phase sollten die Klientinnen nur leicht zugedeckt werden.

Wichtig ist es, den erhöhten Flüssigkeitsbedarf zu decken (kühle Getränke). Wegen der erhöhten Stoffwechselaktivität ist es notwendig, Kalorien zuzuführen (leicht verdauliche, erfrischende Speisen). Bettruhe sollte wegen der hohen Kreislaufbelastung eingehalten werden. Fiebersenkende Maßnahmen sollten nur bei hohem Fieber (> 39°C) einsetzen oder wenn die Klientin wegen ihrer Grunderkrankung stark kreislaufbelastet ist.

Neben der medikamentösen Fiebersenkung gibt es pflegerische Möglichkeiten.

Pflegerische Möglichkeiten bei Fieber

- Wadenwickel mit kühlem Wasser (ca. 25°C) nach 10–15 Minuten wechseln, 3- bis 4-mal hintereinander
- Kühle Ganzkörperwaschungen, z.B. mit Pfefferminztee
- Raumtemperatur auf 17–19°C senken
- Zur Frischluftzufuhr ein Fenster in regelmäßigen Abständen für einige Minuten öffnen (»Stoßlüften«), dabei unbedingt Zugluft vermeiden

Reagiert die Klientin auf diese Maßnahmen mit Unruhe, Frösteln, Unwohlsein, müssen sie sofort unterbrochen werden.

Idealerweise sinkt die Temperatur langsam innerhalb einiger Tage. Der Sollwert wird wieder reduziert, der Körper gibt verstärkt Wärme ab.

Es kann aber auch zu einem raschen Temperaturabfall innerhalb weniger Stunden kommen. Die Klientinnen haben starke Schweißausbrüche (ein häufiger Wäsche- und Bettwäschewechsel ist dann unbedingt notwendig!), der Kreislauf ist sehr belastet.

Besonders alte, geschwächte Menschen haben bei hohem Fieber ein erhöhtes Risiko, zusätzliche Komplikationen zu erleiden, die bis zum Tod führen können. Die Betreuung durch einen Arzt oder eine Ärztin ist unbedingt erforderlich.

Pneumonie-, Dekubitus-, Intertrigo-, Thromboseprophylaxen müssen konsequent durchgeführt werden.

12.2.5 Kommunikation

Kommunikation gehört zu den wichtigsten »Werkzeugen« in der Pflege und ist mitunter eine der schwierigsten Aufgaben. Eine gemeinsame Kommunikationsbasis mit den Klientinnen herzustellen ist die wichtigste Aufgabe, um Vertrauen aufzubauen und Sicherheit zu vermitteln.

>> Ohne Kommunikation kann die menschliche Gemeinschaft nicht funktionieren. Kommunikation ist für den Menschen lebenswichtig. (Schäffer et al. 2000, S. 226)

Schon die Art der Begrüßung kann Interesse am anderen, Distanziertheit, Sympathie, Antipathie, Unsicherheit, Zeitmangel u.v.m. signalisieren. Dieser »erste Eindruck« ist für den weiteren Verlauf der Beziehung zwischen Klientin und Betreuungsperson entscheidend. Hat eine Klientin das Gefühl, dass die Betreuungsperson ihr zuhört und sie versteht, wird sie eher über ihre Wünsche und Probleme sprechen.

Zu den Signalen gehört nicht nur das Gesprochene, sondern auch die nonverbale Kommunikation (Körpersprache, Mimik, Gestik). Passen verbale und nonverbale Kommunikation nicht zusammen, wirkt die Sprecherin unglaubwürdig.

Eine andere, ebenso wichtige Form der Kommunikation in der Pflege ist die Berührung. Je pflegebedürftiger ein Mensch ist, desto größer ist die Fülle an professioneller Berührung bei diagnostischen, therapeutischen und vor allem pflegerischen Maßnahmen. Eine flüchtige, unbedachte Berührung kann besonders bei wahrnehmungsgestörten Menschen starke Unsicherheit auslösen, genauso wie eine zu kräftige Berührung Angst hervorrufen kann. Wichtig ist eine klare, ausdrucksstarke Berührung, die Orientierung und Sicherheit vermittelt.

Die Kommunikation mit verwirrten Menschen ist häufig schwierig, da sie »in ihrer eigenen Welt leben«, zu der wir nur schwer Zugang haben.

> **Tipp**
>
> Es sollte nicht Ziel sein, verwirrte Menschen von unserer Realität zu überzeugen. Vielmehr sollten wir mit Verständnis und Wertschätzung versuchen, einen Weg zu ihnen zu finden.

Sprach- und Sprechstörungen

Aphasie (nach Schlaganfall, Tumor, Schädel-Hirn-Trauma)   Die Sprach- und Schreibfähigkeit ist oft erheblich eingeschränkt, ebenso das Sprachverständnis. Klientinnen verwenden falsche Wörter (z.B. Schuh statt Stock), stellen Silben um oder sprechen im »Telegrammstil«. Die Sprachmotorik ist intakt.

Dysarthrie (zentralnervös bedingt z.B. bei Multipler Sklerose)   Es besteht eine Schädigung der zum Sprechen notwendigen nervalen Strukturen. Das Sprachverständnis ist intakt. Klientinnen verstehen das Gesagte, können aber die eigenen Worte nicht oder nur unverständlich zum Ausdruck bringen (vgl. Schäffler et al. 2000).

Im Umgang mit diesen Menschen ist es vor allem wichtig, ihnen das Gefühl zu geben, dass sie ernst genommen werden. Man sollte

- sich Zeit und Geduld beim Zuhören nehmen,
- zum Sprechen ermutigen,
- nicht ins Wort fallen,
- zu Sprachspielen ermuntern,
- klar und deutlich sprechen,
- kurze Sätze formulieren,
- Fragen stellen, die mit »ja« oder »nein« zu beantworten sind.

Hörstörungen

Im Umgang mit schwerhörigen oder gehörlosen Menschen gibt es, Grundlegendes zu beachten:

> **Regeln für den Umgang mit schwerhörigen oder gehörlosen Menschen**
> - Den Menschen im Gespräch immer anschauen, sodass die Mundbewegungen gut sichtbar sind (wenn nötig Licht einschalten)
> - Nicht schreien, da das Gesprochene oft verzerrt wahrgenommen wird
> - Sind mehrere Personen anwesend, den Betroffenen nicht das Gefühl vermitteln, dass sie etwas »verpasst« oder über sie geredet wird
> - Kontakt mit den Angehörigen halten, sie sind in der Regel besser darin geübt, sich mit der/dem Betroffenen zu verständigen
> - Auf die Funktionstüchtigkeit des Hörgerätes achten

Sehbehinderungen

Auch hier kann es zu Störungen der Kommunikation kommen. Zu hören, aber nicht zu sehen kann sehr verunsichern (vor allem fremde Geräusche oder Stimmen). Die körpersprachlichen

Anteile des Gesprochenen sind für die Menschen nicht sichtbar, sodass Teile der Kommunikation für sie verloren gehen. Geräusche werden meist lauter wahrgenommen. Sehbehinderte Menschen sind weit mehr auf Tasten und Fühlen angewiesen, darauf sollte bei der Betreuung Rücksicht genommen werden.

12.2.6 Prophylaxen[12] und deren Umsetzung in die Praxis

Soor-, Stomatitis- und Parotitisprophylaxe

Soor ist eine Pilzinfektion der Mundschleimhaut. Stomatitis ist die Entzündung der Mundschleimhaut. Parotitis ist die Entzündung der Ohrspeicheldrüse.

Häufigste Ursachen
- Bewegungseinschränkung, z.B. durch Lähmung des Armes: Dann kann die Klientin nicht mehr selbstständig die Mundpflege ausreichend durchführen
- Schlechter Allgemeinzustand: Dadurch hat die Klientin z.B. zu wenig Kraft, um aufzustehen, die Mundpflege wird dadurch vernachlässigt
- Schwere Allgemeinerkrankungen, weil diese das Immunsystem sehr schwächen und dadurch die Anfälligkeit für Schleimhautinfektionen steigt
- Hohes Fieber schwächt ebenfalls das Immunsystem
- Breiige Kost über einen längeren Zeitraum, da durch die fehlende Kautätigkeit der Speichelfluss vermindert wird

Aufgrund der oben genannten Ursachen entzündet sich die Mundschleimhaut bzw. die Ohrspeicheldrüse und/oder es wird der Grundstein für eine Pilzinfektion gelegt.

Die Mundpflege ist ein wesentlicher Beitrag zur Soor-, Stomatitis- und Parotitisprophylaxe. Ist eine Klientin nicht mehr in der Lage, die Mundpflege selbst durchzuführen, muss dies von der Betreuungsperson übernommen werden. Speisereste und Ablagerungen auf den Zähnen (Plaques) fördern Infektionen der Mundschleimhaut und Karies.

Mundatmung, verminderter Speichelfluss und verminderte bzw. fehlende Kautätigkeit begünstigen Soor, Parotitis und Stomatitis.

Folgende prophylaktische Maßnahmen finden Anwendung.

Prophylaktische Maßnahmen
- Anregen der Kautätigkeit, z.B. durch diverse Speisen
- Mundspülung bei intakter Mundschleimhaut, z.B. mit Salbeitee
- Mundspülungen bei Mundinfektionen (nach Absprache mit der diplomierten Gesundheits- und Krankenpflegeperson)

---

12 = Vorbeugung, Teil der Präventivmedizin; individuelle u. generelle Maßnahmen zur Verhütung drohender Krankheiten

— Linderung der Mundtrockenheit durch
  – künstlichen Speichel (nach Absprache mit der diplomierten Gesundheits- und Krankenpflegeperson)
  – Spülungen mit Kräutertee
  – säuerliche Lösungen, wie z.B. stark verdünnter Zitronensaft zum Spülen der intakten Mundhöhle
  – Luftbefeuchtung, indem z.B. der Wäscheständer mit der feuchten Wäsche in das Zimmer der Klientinnen gestellt wird
— Mundpflege
  – regelmäßig Zähne putzen
  – regelmäßige Prothesenpflege
  – Mundhöhle nach dem Essen reinigen, damit keine Speisereste auf der Schleimhaut verbleiben

Eine zusätzliche Mundpflege ist z.B. nach Erbrechen angezeigt, um den unangenehmen sauren Geschmack aus dem Mund zu entfernen, aber auch, um Schleimhautschäden zu vermeiden.

Das Ziel der Prophylaxe ist die Erhaltung der Kautätigkeit, eine intakte Mundschleimhaut, eine belagfreie Zunge, die beschwerdenfreie Nahrungsaufnahme, der ungehinderte Speichelabfluss sowie das Wohlbefinden der Klientin!

Intertrigoprophylaxe

Der Begriff »Intertrigo« kommt aus dem Lateinischen und bedeutet »wund reiben«. Durch die Scheuerwirkung von zwei aufeinandertreffenden Hautfalten treten Hautveränderungen auf. Es kommt zu Rötungen, Juckreiz und Störungen des Säureschutzmantels der Haut.

Gefährdete Personengruppen sind z.B.
— Diabetikerinnen,
— übergewichtige Personen,
— stark schwitzende Personen,
— Fieberkranke,
— Personen mit schlechtem Allgemeinzustand.

Gefährdete Körperstellen sind
— prinzipiell in allen Hautfalten (= Haut auf Haut),
— unter der Brust,
— zwischen den Bauchfalten,
— zwischen den Zehen,
— in der Leistenregion,
— unter der Achsel.

Prophylaktische Maßnahmen
— Hautfalten nach der Körperpflege gut abtrocknen, jedoch nicht reiben (es könnte sonst die Haut aufgescheuert werden)
— Tägliche Inspektion der Hautfalten
— Mehrmals täglich Körperpflege bei stark schwitzenden Klientinnen

- Wenn möglich Übergewicht abbauen
- Diabetes mellitus ärztlich behandeln und, wenn verordnet, Diabetesdiät einhalten
- Verwendung von saugfähiger Baumwollbekleidung

Die vorgeschädigte Haut ist sehr empfänglich für Folgeinfektionen wie z.B. bakterielle Infektionen.

Dekubitusprophylaxe

Durch fehlende Bewegung, z.B. bei bestehender Bettlägerigkeit, kann sehr rasch ein Dekubitus (Druckgeschwür) entstehen. Gefährdet sind vor allem Körperstellen, an denen Haut direkt auf einen Knochen trifft (z.B. Knochenvorsprünge, Ellbogen, Knie oder Wirbelkörper). Liegt z.B. eine Klientin in Seitenlage im Bett, drücken die Knie aneinander. An dieser Stelle befindet sich wenig Fett- und Muskelgewebe, welches zur natürlichen Polsterung dient. Durch den Druck werden die Durchblutung und somit die Versorgung des Gewebes behindert, es folgt der Gewebsuntergang. Ein Dekubitus entsteht.

Je nach Lagerung und Ernährungszustand der Klientinnen sind unterschiedliche Körperstellen besonders hohem Druck ausgesetzt. Je höher der Auflagedruck ist, desto kleiner ist der Zeitraum, in welchem ein Dekubitus entsteht.

An der Dekubitusentstehung sind insgesamt drei Faktoren beteiligt:
- Druck,
- Zeit,
- Disposition (= vorliegende Risikofaktoren).

Folgende Dispositionen treten am häufigsten auf:
- Bewegungseinschränkung,
- Sensibilitätsstörungen,
- reduzierter Ernährungszustand,
- Fieber,
- Herz-Kreislauf-Erkrankungen,
- Anämie (zu geringe Anzahl von roten Blutkörperchen),
- Veränderungen der Haut, wie z.B. durch Inkontinenz,
- zusätzliche Druckeinwirkungen, z.B. durch Falten im Leintuch,
- Wirkung der Scherkräfte, z.B. durch Sitzen im Bett.

Einteilung des Dekubitus:
- Grad 1: Hautrötung
- Grad 2: Blasenbildung
- Grad 3: Muskulatur liegt frei
- Grad 4: Knochen liegt frei

Eine Hautrötung, die nach Druckentlastung nicht innerhalb weniger Minuten zurückgeht, wird bereits als Dekubitus Grad 1 bezeichnet.

Prophylaktische Maßnahmen

Die Beobachtung der Haut ist die einzige Methode zur Früherkennung des Dekubitus!

- Exakte Beobachtung der Haut, z.B. während der Körperpflege und Dokumentation der Beobachtungen
- Sofortige Meldung bei geringfügigen Hautproblemen (sogenannten Bagatellproblemen) an die diplomierte Gesundheits- und Krankenpflegeperson
- Hautdurchblutung fördern durch Bewegung und Druckentlastung
- Regelmäßige Umlagerung von bewegungseingeschränkten Klientinnen (regelmäßiger Wechsel zwischen Rücken- und Seitenlagerung sowie Sitzen)
- Knochenvorsprünge mit weichen Materialien unterlagern (z.B. soll in Seitenlage zwischen den Knien ein weicher Polster gegeben werden)
- Regelmäßige Mobilisation bei Bettlägerigkeit (wenige Minuten neben dem Bett stehen fördert bereits die Durchblutung)
- Anwendung von Lagerungshilfsmitteln, wie z.B. Polster oder Felle
- Angepasste Ernährung zur Vermeidung des Gewichtsverlustes
- Regelmäßige Hautpflege, z.B. bei Inkontinenz, um Hautschäden zu vermeiden

❗ **Dekubitus ist eine gefürchtete Komplikation bei Immobilität!**

Kontrakturenprophylaxe

Eine Kontraktur ist die dauerhafte Verkürzung von Muskeln, Sehnen und Bändern, welche eine bleibende Bewegungseinschränkung von Gelenken bis hin zur bleibenden Gelenksversteifung zur Folge hat.

❗ **Die Hauptursache ist die mangelhafte bis fehlende Bewegung der Gelenke.**

Auslöser dieser Ursache ist zumeist:
- Bettlägerigkeit, begleitet durch Inaktivität;
- Lähmungen einer oder mehrerer Extremitäten:
- lange andauernde Schonhaltung, z.B. durch Schmerzen.

❗ **Der Spitzfuß ist eine besonders gefürchtete Kontraktur bei Bettlägerigkeit!**

Der Spitzfuß entsteht durch den Druck der Bettdecke, welcher auf den Vorfuß ausgeübt wird (Streckstellung entsteht), zusätzlich wird der Vorfuß durch das Eigengewicht ebenfalls in Streckstellung gebracht (»der Vorfuß kippt nach vorne«). Durch die Verkürzung der Muskel, Sehnen und Bänder kann die Klientin nur mehr auf den Zehenspitzen gehen, der Fuß kann nicht mehr abgerollt werden. Das Gehen wird somit unmöglich.

Prophylaktische Maßnahmen
- Regelmäßige Mobilisation der Klientinnen
- Durchbewegung der Gelenke
- Regelmäßiger Lagewechsel im Bett
- Beuge- und Streckstellung der Gelenke regelmäßig abwechseln

- Motivation der Klientinnen, sich zu bewegen
- Exakte Beobachtung und Dokumentation von Veränderungen
- Rechtzeitige Weitermeldung kleinster Veränderungen

Beginnende Gelenksveränderungen können rasch therapiert werden, bleibende Gelenksversteifungen ziehen langwierige Therapien nach sich!

Thromboseprophylaxe

Thrombose ist die Blutpfropfbildung innerhalb eines Gefäßes, bevorzugt in der Oberschenkel- oder Beckenvene. Die Entstehung wird begünstigt durch die verlangsamte Blutströmungsgeschwindigkeit (z.B. wenn die Beinbewegung fehlt), einen Gefäßwandschaden (z.B. durch Venenentzündungen) und durch die erhöhte Blutgerinnungsneigung (z.B. durch die Einnahme der Pille).

🕛 **Starke Bewegungseinschränkung kann nicht nur zu Dekubitus und Kontrakturen führen, sondern auch massive Thrombosen auslösen!**

Frühzeichen der Thrombose:
- Schmerzen entlang der Vene oder Fußsohle,
- Rötung, Schwellung, Wärmegefühl am betroffenen Bein,
- Puls- und Temperaturanstieg.

Prophylaktische Maßnahmen
- Beine hochlagern, dies fördert den venösen Rückstrom
- Frühmobilisation, d. h., die Klientin soll, obwohl sie krank ist, so rasch wie möglich (vorausgesetzt, der Gesundheitszustand erlaubt es) das Bett zumindest für kurze Zeit verlassen. Diese Maßnahme regt die Durchblutung maßgeblich an
- Regelmäßige Mobilisation bei Bewegungseinschränkung fördert die Durchblutung
- Anregung der Muskelpumpe durch Beinbewegung, wie z.B. Rad fahren mit den Beinen in der Luft
- Durch das regelmäßige Anziehen von Antithrombosestrümpfen werden die oberflächlichen Venen komprimiert, somit fließt das Blut in den tieferen Beinvenen schneller

- **Die richtige Anwendung von Antithrombosestrümpfen**

Es ist zu beachten, dass den Klientinnen die geeigneten Strümpfe verordnet werden und dementsprechend vom Sanitätsfachhandel angepasst bekommen. Wird die falsche Große gewählt, kann es zu massiven Durchblutungsstörungen bzw. zu einer fehlenden Kompressionswirkung kommen.

Die Antithrombosestrümpfe werden der Klientin vor dem Aufstehen im Bett angezogen. Etwa 15 Minuten nach dem Anziehen sollte sich die Heimhelferin vergewissern, ob die Durchblutung ausreichend ist. Zu diesem Zweck können z.B. die Zehennägel auf Blaufärbung begutachtet werden.

Prinzipiell sollen die Antithrombosestrümpfe 24 Stunden angezogen bleiben, jedoch ist dies für die meisten Klientinnen speziell in den Nachtstunden unangenehm. Das Ausziehen der Strümpfe erfolgt im Bett, anschließend können die Beine eingecremt werden. Sollten die Beine in der Früh eingecremt werden, ist das Anziehen der Strümpfe sehr schwierig (klebt!).

Die Antithrombosestrümpfe sollen regelmäßig gereinigt werden, dazu empfiehlt sich die Handwäsche im Becken. Sollten die Strümpfe in der Waschmaschine gewaschen werden, sollte die Temperatur nicht mehr als 40°C betragen, da sonst der eingearbeitete Gummi im Gewebe bricht. Auch das Schleudern sollte vermieden werden. Die Strümpfe sollten nur dann heiß gewaschen werden, wenn übermäßige Verschmutzungen vorliegen.

Ausgeweitete Antithrombosestrümpfe sollen rechtzeitig ausgemustert werden, da die Kompressionswirkung deutlich reduziert ist.

⊕ **Das Bandagieren der Beine ist den diplomierten Gesundheits- und Krankenpflegepersonen vorbehalten!**

Pneumonieprophylaxe

Pneumonie ist der Fachbegriff für eine Lungenentzündung.

Vorliegende Risikofaktoren

- Einschränkung des Bewegungsumfanges, z.B. durch Bettlägrigkeit; dies führt zu einer unzureichenden Belüftung der Lunge bzw. zu einer eingeschränkten Sauerstoffaufnahme
- Starkes Rauchen und dadurch resultierende Schäden der Atemwege
- Chronische Lungenerkrankungen, z.B. Asthma bronchiale
- Vorangegangene Operationen; z.B. führt die Narkose zur Verschleimung bzw. atmet die Klientin aufgrund von auftretenden Schmerzen nach der Operation oberflächlicher
- Verminderte Abwehrkräfte bei schwerkranken und chronisch kranken Klientinnen
- Flüssigkeitsmangel (dadurch wird der Schleim eingedickt und somit zäher)
- Mangelhafte Mundpflege kann zu absteigenden Infektionen der Atemwege führen

12

- **Prophylaktische Maßnahmen**

Mobilisation Jede Form der Mobilisation, die mit körperlicher Aktivität der Klientin durchgeführt wird, führt zur Intensivierung der Atmung und hat so pneumonieprophylaktische Wirkung.

Durch die körperliche Aktivität der Klientin entsteht ein erhöhter Sauerstoffbedarf in den Körperzellen. Um diesen Bedarf abzudecken, wird automatisch tiefer durchgeatmet. Beide Lungenflügel werden ausreichend belüftet, die Lungenbläschen entfalten sich zur Gänze. Durch die verstärkte Ausatmung wird zusätzlich der Abtransport von Bronchialsekret gefördert.

Oberkörperhochlagerung Ein erhöht gelagerter Oberkörper erleichtert das Atmen. Es muss allerdings darauf geachtet werden, dass die Klientin nicht in Richtung Fußende rutscht. Hierdurch würde sich der Winkel des Körperknicks so ungünstig verschieben, dass der Oberkörper in sich zusammengedrückt wird. Diese Lagerung behindert wiederum die Atmung.

Es empfiehlt sich, eine Bettverkürzung (Polster, zusammengerollte Decke am Fußende) zur Stabilisierung der Oberkörperhochlage anzubringen.

Sollten Klientinnen bereits an einer erschwerten Atmung leiden, bringt die zusätzliche Hochlagerung der Arme Erleichterung. Der Brustkorb wird dabei von der Last der Schultern befreit, der Einsatz der Atemhilfsmuskulatur wird gezielt unterstützt. Eine Knierolle entspannt die Bauchdeckenmuskulatur.

Seitenlage   Die abwechselnde Seitenlage links und rechts reduziert die Gefahr der Sekretanschoppung. Je nach Möglichkeit sollte mehrmals täglich zwischen linker und rechter Seitenlage abgewechselt werden. Der freiliegende Lungenflügel kann dadurch optimal entfaltet und somit belüftet werden.

Atemluft befeuchten   Um die Luft in der Wohnung der Klientinnen zu befeuchten, empfiehlt es sich, feuchte Tücher aufzuhängen bzw. den Wäscheständer mit feuchter Wäsche in das Schlafzimmer zu stellen. Im Winter sollte kurz aber kräftig gelüftet werden (Stoßlüften), da die aufgeheizte Luft zumeist sehr trocken ist.

Werden Luftbefeuchtungsgeräte verwendet, sind die Geräte laut Betriebsanleitung zu bedienen. Der rechtzeitige Filterwechsel bzw. Wasserwechsel sollte nicht aus dem Auge verloren werden, da dies Quellen von Infektionen sein können.

Generell ist darauf zu achten, dass die Raumluft nicht übermäßig befeuchtet wird, da dies zur Schimmelbildung in den Wohnräumen beiträgt. Schimmelpilze schwächen das Immunsystem und bereiten den Boden für Folgeinfektionen.

Ausreichend trinken   Durch die ausreichende Flüssigkeitszufuhr bleibt das Sekret flüssiger und kann somit besser abgehustet werden.

Schleim abhusten und entfernen   Tritt bei der Klientin eine erhöhte Schleimbildung auf, soll sie zum Abhusten und Entfernen des Schleims angeregt werden. Zu diesem Zweck empfiehlt es sich, eine Abwurfschale und Einmaltücher, (z.B. Papiertaschentücher) bereitzulegen, damit die Klientin in das Einmaltuch husten und den Schleim entfernen kann. Aus hygienischen Gründen sollte das Tuch nur einmal verwendet und sofort weggeworfen werden.

Kann die Klientin das Bett bzw. ihren Platz nicht verlassen, ist es empfehlenswert, Utensilien zur Mundpflege bereitzustellen, damit sich die Klientin zwischendurch z.B. den Mund gut ausspülen bzw. abwischen kann.

Bei übermäßigem bzw. nicht ausheilendem Husten ist auf alle Fälle die Hausärztin zu konsultieren.

Zum tiefen Durchatmen anregen   Durch tiefes Durchatmen wird die Lunge ausreichend belüftet, und die Lungenbläschen können sich voll entfalten. Die Anregung kann z.B. durch bewusstes Seufzen oder Windrad blasen angeregt werden.

Obstipationsprophylaxe

Obstipation ist der Fachbegriff für Verstopfung, welche zu einer verzögerten Darmentleerung führt und oft mit Schmerzen verbunden ist.

Die Hauptursachen sind:
- ballaststoffarme Ernährung,
- reduzierte Flüssigkeitszufuhr,
- mangelhafte Bewegung,
- ungewohnte Nahrungsmittel bzw. Speisen,
- Nebenwirkung von Medikamente,
- ungewohnter Tagesrhythmus.

■ **Prophylaktische Maßnahmen**

Eine ausgewogene, gesunde Ernährung mit ausreichender Flüssigkeitszufuhr, gepaart mit Bewegung, ist der Schlüssel für einen regelmäßigen Stuhlgang. Bei gefährdeten Klientinnen werden stopfende Nahrungsmittel (z.B. Bananen) vom Speiseplan ausgespart.

Erhärtet sich der Verdacht, dass Medikamente die Ursache der Obstipation sein könnten, sind klärende Gespräche mit der Hausärztin bzw. mit dem diplomierten Gesundheits- und Krankenpflegepersonal ratsam. Es ist jedoch nicht sinnvoll, wenn die Klientin aus diesem Grunde Medikamente selbst absetzt.

Wie eingangs schon erwähnt, hat jede Klientin ihre Rituale und Gewohnheiten. Dies trifft auch auf den Stuhlgang zu. Ist eine Klientin gewohnt, ihren Stuhlgang in der Früh zu verrichten, so muss dies im Tagesablauf eingeplant werden.

Bei Verstopfungsneigung empfiehlt es sich, natürliche Hausmittel je nach Gewohnheit anzuwenden, wie z.B. eingeweichte Dörrzwetschken oder Sauerkraut.

> ❗ **Die chronische Obstipation ist der Grundstein für einen Darmverschluss (Ileus)!**

Der regelmäßige Stuhlgang (meist jeden 2.–3. Tag) sorgt für das persönliche Wohlempfinden. Die regelmäßige Abführmitteleinnahme ist kein sinnvoller Beitrag dazu. Abführmittel stören die natürliche Darmmotorik zumeist nachhaltig. Der Stuhlgang ist dann mit Schmerzen, Blähungen und Unwohlsein verbunden, der Tagesablauf ist dadurch maßgeblich gestört.

Der gesunde Stuhlgang erfolgt regelmäßig, ohne Schmerzen und beeinträchtigt nicht den Tagesablauf!

Sturzprophylaxe

Niemand ist davor gefeit, das Gleichgewicht zu verlieren und zu stürzen. Es soll jedoch auch erwähnt werden, dass Stürze ein Teil des Alltags sind. So stürzen z.B. Kinder beim Sport, junge Erwachsene im Haushalt oder am Arbeitsplatz oder aber auch ältere Menschen im Alltag. Bei Stürzen im Alter spielen meist mangelnde Bewegungskoordination und verlangsamte Reaktionsfähigkeit eine wichtige Rolle. Stürze mit schweren Schädigungen nehmen deshalb im fortschreitenden Alter stark zu. Nach Expertenschätzungen stürzen etwa ein Drittel aller über 65-Jährigen mindestens einmal pro Jahr.

Nach einem Sturz besteht sehr rasch die Angst, nochmals zu stürzen, und die Bewegungen werden mitunter reduziert oder unsicherer. Dieser Kreislauf muss unterbrochen werden, da durch die reduzierte Bewegung das »tägliche Training« fehlt und die Mobilität abnimmt. Im Gegenzug dazu nimmt das Sturzrisiko zu.

Der Sturz ist ein multifaktorielles Ereignis. Das heißt, dass viele Einzelfaktoren zu einem Sturz beitragen. Man unterscheidet intrinsische Faktoren (in der Person begründete) und extrinsische Faktoren (die Ursache liegen nicht in der Person selbst, sondern in ihrer Umwelt begründet).

Intrinsische Faktoren
- Plötzliche Erkrankung wie Schlaganfall, Herzinfarkt
- Störungen der Körperhaltung, z.B. durch Bandscheibenabnutzung, Schmerzen im Knie
- Verzögerung des Balancereflexes, also die Fähigkeit, ein Stolpern abzufangen
- Plötzlicher Bewusstseinsverlust (Synkope)
- Sehstörungen (z.B. Weit- oder Kurzsichtigkeit, Verlust des dreidimensionalen Sehens)

- Verwirrtheitszustände (der Klient achtet nicht auf seinen Weg)
- Psychische Veränderungen, z.B. Angst, Unruhe, Depression
- Benommenheit und Unruhezustände durch Arzneimittel: Besonders bei später Einnahme von Schlaf- und Beruhigungsmitteln wird das Arzneimittel nicht bis zum nächsten Morgen abgebaut. Die Betroffenen sind dann schläfrig, benommen und deshalb besonders sturzgefährdet.
- Unkenntnis von Sturzgefahren
- Sprachstörungen: Die Unfähigkeit, einen Wunsch zu äußern, kann einen älteren Menschen dazu veranlassen, Risiken einzugehen (z.B. alleine zur Toilette gehen)
- Das Gangbild verändert sich im Alter wesentlich. So hat eine Frau im höheren Alter eher eine schmale Stand- und Gehfläche und macht kleinere Schritte. Ein Mann hingegen hat eher eine breite Stand- und Gehfläche mit schlurfendem Gang
- Medikamente, z.B. entwässernde Medikamente oder Abführmittel

Extrinsische Faktoren
- Stolperfallen
  - umherliegende Kabel
  - schlecht erkennbare Stufen
  - nasse Fußböden
  - verbogene, unzureichend ausgerichtete Brillen bzw Brillengläser
  - falsche Brillenglasstärken
  - zu lange Kleidung, welche auf dem Boden schleift
  - schlecht sitzende Schuhe, die den Gang verändern und zu Gehunsicherheiten führen
- Lichtverhältnisse
  - insbesondere nicht ausreichendes, blendendes, Schatten werfendes Licht
  - blank gebohnerte Bodenbeläge, die Unsicherheit fördern und Sturzangst provozieren
- Veränderungen im Zimmer
  - Viele Menschen haben einen Plan ihrer Umgebung im Gedächtnis, nach dem sie sich orientieren und bewegen. Ältere Menschen brauchen in der Regel länger als junge, um sich an ein verändertes Umfeld anzupassen. Sie stolpern daher leichter über Hindernisse, die sich vorher an einem anderen Platz befanden
- Häufig sind unangepasste oder fehlerhafte Hilfsmittel Ursache für einen Sturz. Eine unzureichende Anleitung kann einen alternden Menschen zusätzlich verunsichern
- Ungeeignetes Schuhwerk

Prophylaktische Maßnahmen
- Motivation der Klientin zur Bewegung, nur durch tägliches Training kann die Beweglichkeit erhalten werden
- Optimale Einschätzung von Hilfsmittel, wie z.B. Gehstöcke und Haltegriffe
- Einschulung auf die neu erworbenen Hilfsmittel und Integration in den Tagesablauf, nur ein akzeptiertes und anwendbares Hilfsmittel wird regelmäßig verwendet
- Entfernung von Stolperfallen, wie z.B. lose liegende Kabel

- Zweckmäßige Kleidung, welche die Klientin selbst leicht bedienen kann; z.B. soll die Hose auf der Toilette leicht zu öffnen und auszuziehen sein, sonst kann es aufgrund des plötzlichen Harndrangs und des Stresses zu einem Sturz auf der Toilette kommen
- Rutschsichere Böden, z.B. im Badezimmer
- Auf die möglichen Ängste der Klientin eingehen bzw. diese ansprechen
- Medikamente, welche die Reaktionsfähigkeit beeinträchtigen, beeinflussen diverse Bewegungsabläufe. Diese Tatsache ist in der Betreuungsplanung zu berücksichtigen. Die Rücksprache mit der behandelnden Ärztin bzw. mit dem diplomierten Gesundheits- und Krankenpflegepersonal ist empfehlenswert. Von der selbstständigen Absetzung dieser Medikamente ist abzuraten
- Installation eines Notrufes für Klientinnen, die alleine daheim sind
- Erfassung, Dokumentation und Planung im Team hinsichtlich der intrinsischen und extrinsischen Faktoren

12.2.7 Basale Stimulation® (B. S.®)

Basale Stimulation in der Pflege ist eine Möglichkeit zur Förderung von wahrnehmungsgestörten Menschen über die Sinnesorgane. Basal bedeutet voraussetzungslos: Die Klientin muss keine Voraussetzungen erfüllen. Stimulation heißt Anregung und meint hier das Zur-Verfügung-Stellen von verschiedenen differenzierbaren Wahrnehmungsmöglichkeiten.

Das Konzept beruht darauf, dass jeder noch so bewusstseinsgestörte Mensch eine Restwahrnehmung hat, die durch gezielte Stimulation gefördert werden kann. Entwickelt wurde die B. S.® in den 70er-Jahren von Prof. Andreas Fröhlich, um schwerstbehinderte Kinder zu fördern. In den 80er-Jahren wurde es gemeinsam mit ihm von M. A. Christel Bienstein in die Pflege integriert.

B. S.® kann als Kommunikationsform verstanden werden, als Möglichkeit, mit dem Menschen in Beziehung zu treten. Der Beziehungsaufbau basiert vorwiegend auf nonverbaler Kommunikation und orientiert sich sowohl an den frühesten Entwicklungsstufen des Menschen im Embryonalstadium als auch an biographischen Aspekten seiner Entwicklung. Nydahl und Bartoszek (2000, S. 1) beschreiben dies als »Anbieten individueller Wahrnehmungserfahrungen, über deren Wirkung und weitere Entwicklung der Patient entscheidet«.

Klientinnen, die in ihrer Fähigkeit zur Wahrnehmung, Bewegung und Kommunikation gestört sind, haben oft jedes Körpergefühl verloren. Durch basal stimulierende Pflege können sie gefördert werden.

Ziel ist es, dem Menschen die Möglichkeit zu geben,

- sich selbst und seine Umwelt wieder unterscheiden zu können,
- sein Körperbild wiederzuerlangen,
- Orientierung zu geben,
- wieder Vertrauen in die Umwelt zu erlangen.

All das kann zu Beruhigung, Entspannung und erhöhter Aufmerksamkeit führen.

Für verwirrte Menschen, die ruhelos oder nervös sind, »ständig herumnesteln«, ist das Konzept sehr gut geeignet. Sie fühlen sich meist sicherer, werden dadurch ruhiger und können einschlafen.

Um diese Ziele zu erreichen, müssen physische und psychische Angebote gemacht werden. Sie richten sich nach der persönlichen Biographie der Betroffenen. Eine »Biographische Informationssammlung« mit den wichtigsten Bezugspersonen ist daher sehr wichtig, um die Persönlichkeit der Klientin, ihre Vorlieben und Abneigungen kennenzulernen.

Im täglichen Umgang mit den Betroffenen sollen negative Stimulationen (Handlungen, Berührungen, Geräusche etc., die dem Menschen offensichtlich unangenehm sind) weitestgehend vermieden werden. Jedenfalls sollte jede Handlung im Rahmen der Betreuung mit einer positiven Stimulation beendet werden.

Vor allem bei Pflegehandlungen, die einen engen Körperkontakt voraussetzen (z.B. bei der Körperpflege), muss sich die Betreuungsperson immer bewusst sein, dass sie Grenzen überschreitet. Das heißt, die Betroffenen werden von für sie fremden Personen an ihren intimsten Körperregionen berührt, was in der Regel als sehr unangenehm (= negativ stimulierend) empfunden wird.

Meist reagieren die Klientinnen mit Abwehr. Je nach Bewusstseinsstörung kann das eine aktive Abwehrreaktion sein oder beispielsweise auch nur durch erhöhte Muskelanspannung, hohe Pulsfrequenz oder eine unruhige Atmung zu erkennen sein.

Jeder Mensch hat andere Intimzonen und Körperregionen (in unterschiedlicher Abstufung), die er vor Fremden zu schützen sucht. Zum Beispiel gibt es Menschen, die das Haarewaschen und eine Kopfmassage bei der Friseurin als sehr entspannend empfinden, andere hingegen lehnen das vollkommen ab. Verallgemeinernd kann festgestellt werden, dass der Gesichts- und Genitalbereich für einen hohen Prozentsatz der Menschen als intimste Zonen des Körpers gelten.

Alle Pflegehandlungen sollen in ruhiger, entspannter Atmosphäre durchgeführt werden. Innere Unruhe, Stress oder Ärger der Betreuenden werden unmittelbar auf die Klientinnen übertragen. Ein ruhiger, entspannter Beziehungsaufbau zwischen Klientin und Betreuungsperson kann in der ruhigen Atmosphäre für beide entspannend sein.

Notwendige Informationen über eine geplante Pflegehandlung sollen vorher vermittelt werden. Während der Durchführung sollte nicht gesprochen werden, um dem wahrnehmungsgestörten Menschen die Chance zu geben, sich auf die Spürinformation konzentrieren zu können.

Es gibt einige grundlegende Wahrnehmungsangebote, die individuell mit den Betroffenen abgestimmt werden müssen.

Die drei Grundelemente der Basalen Stimulation®

■ **Somatische Stimulation zum Erfahrbarmachen der Körpergrenzen**
Wahrnehmungsgestörte Menschen »verlieren« ihr Körperbild. Sie spüren die Grenze zwischen sich und ihrer Umwelt nicht mehr. Das führt zu einer enormen Verunsicherung und Orientierungslosigkeit. Durch somatische Stimulation kann dieser Zustand verbessert werden.
Anwendungsmöglichkeiten sind:

Beruhigende oder belebende Ganzkörperwäsche (GKW)   Bei der Ganzkörperwaschung wird der gesamte Körper (einschließlich jedes einzelnen Fingers, jeder Zehe) mit zwei Waschlappen und dem Handtuch »nachmodelliert«. (Immer symmetrisch, mit zwei Händen gleichzeitig.)
Bei der beruhigenden Ganzkörperwäsche wird in Körperhaarrichtung, am Körperstamm von peripher nach zentral gestrichen. Die Wassertemperatur sollte ca. 37–40°C betragen.
Bei der belebenden Ganzkörperwäsche ist die Waschrichtung umgekehrt (gegen die Körperhaarrichtung, am Körperstamm von zentral nach peripher), die Wassertemperatur sollte

kühler als die Körpertemperatur sein (ca. 25–27 °C), sie darf jedoch keinesfalls als unangenehm empfunden werden.

Um Negativstimulationen zu vermeiden, sollten, wenn möglich, die Intimzonen (wie oben beschrieben) nicht im Zuge der beruhigenden oder belebenden GKW gereinigt werden, sondern zu einem anderen Zeitpunkt (evtl. eine halbe Stunde davor oder danach).

Diese Form der Wahrnehmungsförderung kann z.B. auch zur Schlafförderung abends, mit trockenen Frotteetüchern durchgeführt werden.

Atemstimulierende Einreibung (ASE)   Ziel ist es, den Klientinnen zu einer ruhigen, gleichmäßigen, tiefen Atmung zu verhelfen. Außerdem soll auch hier die Körperwahrnehmung der Klientinnen unterstützt und ihre Konzentrationsfähigkeit sowie die Bereitschaft für Außenreize gefördert werden.

Die ASE kann beruhigend, entspannend und schlaffördernd wirken. Sie ist daher auch sehr sinnvoll bei erregten, nervösen Klientinnen oder bei Menschen mit Atemnot einsetzbar.

Eine Wasser/Öl-Lotion, die zuerst in den Händen erwärmt wird, wird zunächst entlang des Rückens verstrichen. Anschließend erfolgt eine mit beiden Händen symmetrisch, entlang der Wirbelsäule, rhythmisch kreisende Massage von der Halswirbelsäule abwärts Richtung Steiß. Durch unterschiedlichen Druck in den Fingern (bei Ein- und Ausatmung) wird eine Akupressur auf die Austrittsnerven des Atemzentrums ausgeübt.

Nestlagerung   Bei der Nestlagerung wird die Klientin in zusammengerollte Decken oder Polster gebettet, sodass möglichst der gesamt Körper dadurch begrenzt ist (ähnlich der Situation eines Embryos im Mutterleib).

Diese Form der Positionierung ist sowohl in Seiten- als auch Rücken- oder Bauchlage möglich. Wichtig ist, dass die Klientin bequem liegt!

Dadurch sollen Sicherheit und Geborgenheit vermittelt werden.

■ **Vestibuläre Stimulation fördert die Orientierung im Raum**

Bei längerer Bettlägrigkeit, bei Bewegungseinschränkungen, bei Erkrankungen des Gleichgewichtssystems (z.B. nach Schlaganfall) kann es zu Störungen des Gleichgewichtssystems kommen.

Durch verschiedene Positionierungs- und Bewegungsmöglichkeiten will man an Erfahrungen des Gleichgewichtsorgans wieder anknüpfen. Die Aufmerksamkeit kann so gefördert werden. Es gilt der Grundsatz: Veränderung und Bewegung ist die Grundlage für die Wahrnehmung von Informationen.

Es können dadurch auch viele positive Informationen vermittelt werden. Kinder »wiegt« man, wenn sie weinen oder Schmerzen haben. Dieselben Grundbedürfnisse haben vor allem auch wahrnehmungsgestörte Menschen!

Anwendungsmöglichkeiten sind
- Schaukelbewegungen mit den Beinen,
- Kopfwendebewegung,
- Kornährenfeldübung®.

■ **Vibratorische Stimulation macht Zusammenhänge im Körper bewusst**

Durch gezielte Übungen (mittels Geräten, die feine Vibrationen erzeugen, wie z.B. elektrische Zahnbürste, Rasierapparat, Massagegerät) sollen den Klientinnen Informationen über die »Körpertiefe« vermittelt werden. In der Regel ist dadurch eine erhöhte Aufmerksamkeit zu erlangen.

12.2.8 Zusätzliche Aufbauelemente

Orale Stimulation   Die Wahrnehmungsfähigkeit des Mundes soll zuerst durch Berührung des Mundes und Lippenbereichs und anschließend durch positive Geruchs- und Geschmacksrichtungen (Lieblingsspeisen) gefördert werden. Orale Stimulation ist nicht mit Nahrungsverabreichung zu verwechseln!

Auditive Stimulation   Durch Stimmen, bekannte Geräusche oder Musik soll die Umwelt wieder bewusst und vertraut gemacht werden.

Taktile/haptische Stimulation   Die Umwelt durch Tasten und Greifen wieder erfahrbar machen. Die Erfahrung, Dinge erspüren zu können, gibt Sicherheit (z.B. vertraute Gegenstände).

Visuelle Stimulation   Nicht oder nur eingeschränkt sehen zu können führt zu großen Ängsten! Die Wahrnehmung der Umwelt und der eigenen Person soll durch bewusstes Sehen gefördert werden. Hier können bekannte Bilder, Fotos etc. zum Einsatz gebracht werden.

Um die Klientinnen nicht zu überfordern, sollen nicht mehr als 2–3 Stimulationsangebote gemacht werden. Zum Beispiel:

- 1-mal täglich eine beruhigende Ganzkörperwäsche,
- vor der Mobilisierung eine Kornährenfeldübung®,
- zur Mittagszeit (zeitliche Orientierung fördern) eine orale Stimulation mit bekannten Geschmacksrichtungen.

Es muss ständig darauf geachtet werden, wie der Mensch auf die Angebote reagiert. Bei negativen Reaktionen (Unruhe, Schmerzreaktionen, Muskelzittern, Abwehr etc.) müssen sie abgeändert werden.

Das Konzept ist keine erlernbare Technik. Es erfordert die Bereitschaft, die Klientinnen so anzunehmen, »wie sie sind«. Mit viel Einfühlungsvermögen und Kreativität kann es möglich werden, dass sich der Mensch auch auf uns einlässt.

Alle hier dargestellten Stimulationsangebote sollen die unterschiedlichen Anwendungsmöglichkeiten der Basalen Stimulation® aufzeigen und verständlich machen. Die Durchführung obliegt ausschließlich dafür ausgebildeten Betreuungspersonen.

Ausscheidung, Inkontinenz

Gabriela Eichleter

E. Jedelsky (Hrsg.), *Heimhilfe,*
DOI 10.1007/978-3-662-46106-8_13, © Springer-Verlag Berlin Heidelberg 2016

Inkontinenz ist nach wie vor ein Tabuthema. Die Betroffenen verändern ihre Verhaltensweisen, um ja »dicht« zu sein. Sie ziehen sich oft immer mehr aus der Gesellschaft zurück, damit niemand etwas bemerkt. Inkontinenz ist sehr häufig der Grund für die Einweisung in ein Pflegeheim. Durch gezielte Maßnahmen, wie z.B. Trinkverhalten, Gestaltung der Umgebung, richtige Kleidung und Hilfsmittelversorgung, kann die Lebensqualität der Klienten wieder verbessert werden.

13.1   Definition von Harninkontinenz

Harninkontinenz

Harninkontinenz ist jeder unwillkürliche Harnverlust.

Kontinenz

Kontinenz ist die Fähigkeit, willkürlich und zur passenden Zeit an einem geeigneten Ort die Blase zu entleeren. Kontinenz beinhaltet weiterhin die Fähigkeit, Bedürfnisse zu kommunizieren, um Hilfestellungen zu erhalten, wenn Einschränkungen beim selbstständigen Toilettengang bestehen (DNQP 2007).

13.2   Allgemeine Faktoren

Mit zunehmendem Alter nimmt das Risiko einer Harninkontinenz zu, wobei Frauen stärker betroffen sind als Männer. Mit abnehmender körperlicher und geistiger Leistungsfähigkeit werden die Klienten pflegeabhängiger und somit mehr und mehr inkontinent. Sie spüren keinen Harndrang, wissen nicht mehr, was eine Toilette ist oder finden den Weg dorthin einfach nicht.

Auch eine Reihe von Erkrankungen, wie z.B. Schlaganfall, Morbus Parkinson, Multiple Sklerose oder Diabetes mellitus, können eine Inkontinenz auslösen. Demente Klienten verlieren im Zuge des Krankheitsverlaufes ihre psychische und physische Leistungsfähigkeit und leiden daher häufiger an Inkontinenz.

Die Einnahme bestimmter Medikamente ist im Zusammenhang mit Inkontinenz nicht zu unterschätzen. Diuretika, Anticholinergika, Psychopharmaka, Opiate, Antidepressiva, Neuroleptika und Kalziumantagonisten können die Ursache für eine Harninkontinenz sein und sollten daher beachtet werden. Bei inkontinenten Klienten muss man daher immer die Medikamentenliste mit einer DGKP oder einem Arzt besprechen.

13.3   Strategien inkontinenter Klienten, Schamgefühl

Für inkontinente Menschen ist es sehr schwer, über ihr Problem zu sprechen. Sie verschweigen die Inkontinenz sehr lange, da es mit großem Schamgefühl und Peinlichkeit verbunden ist. Die Menschen haben mühevoll in der Kindheit gelernt, ihren Schließmuskel zu trainieren und unabhängig zu sein, und werden dann durch die Inkontinenz wieder in die anale Phase zurückversetzt. Sie werden wieder zum »Kind« und somit abhängig. Erst wenn der Leidensdruck zu hoch ist, wenn sich die Inkontinenz im Alltag nicht mehr verbergen lässt, sprechen sie darüber. Aber selten wird das Leiden direkt mit Inkontinenz bezeichnet, sondern meistens umschrieben. Man ist dann nicht ganz »dicht« oder die Blase funktioniert nicht mehr ganz richtig.

Die Klienten entwickeln im Laufe der Zeit Strategien, ihr Problem zu verbergen. Sie gehen sehr häufig prophylaktisch zur Toilette, um nicht nass zu werden. Sie wechseln sehr häufig die Unterwäsche und verwenden oft Einlagen für die Monatshygiene oder selbstgebastelte Einlagen, um nicht nach Urin zu riechen. Man findet in deren Haushalten nicht selten ganze Wäscheleinen voll Unterwäsche und unterschiedlichen Tüchern.

Die Betroffenen reduzieren ihre Flüssigkeitsaufnahme, um nicht so oft zur Toilette gehen zu müssen oder zu viel Harn zu verlieren.

Soziale Kontakte werden reduziert, da man nicht sicher ist, ob nicht doch jemand etwas bemerkt. In Gesellschaft versucht man immer einen Sitzplatz am Rand zu erlangen, um jederzeit auf die Toilette gehen zu können.

Die Inkontinenz kann negative Auswirkungen auf eine Pflegebeziehung haben, sei es bei pflegenden Angehörigen oder professionellen Pflegepersonen. Inkontinente Menschen reagieren bei den Pflegehandlungen nicht selten aggressiv und abwehrend, da dies ein Eingriff in ihre Intimsphäre und eine Verletzung ihres Schamgefühls bedeutet. Auch wir Pflegepersonen empfinden oft Ekel bei der Versorgung inkontinenter Klienten. Diese Tätigkeit gehört nicht unbedingt zur Königsdisziplin unserer Profession.

> ❗ Wir sind daher alle aufgerufen, uns mit dieser Problematik zu beschäftigen und dadurch ein Feingefühl für die Betroffenen zu entwickeln, was sich wiederum nur positiv auf die Pflegebeziehung auswirken kann.

13.4 Formen der Inkontinenz

Die folgenden Beschreibungen entsprechen jenen der International Continence Society (ICS).

Belastungsinkontinenz Unfreiwilliger Harnverlust bei körperlicher Belastung. Diese Form der Inkontinenz tritt auf, wenn die Beckenbodenmuskulatur geschwächt oder überdehnt ist (z.B. nach vielen Geburten, starkem Raucherhusten oder Übergewicht). Dies ist die häufigste Inkontinenzform der Frau. Die Klienten verlieren den Harn beim Husten, Lachen, Nießen oder bei körperlicher Anstrengung wie z.B. beim Heben.

Dranginkontinenz Unfreiwilliger Harnverlust bei schwer unterdrückbarem Harndrang. Bei dieser Form von Inkontinenz kommt es zu ungewollten Kontraktionen der Blase mit unwillkürlichem Harnverlust. Die Ursache dafür sind Blasensteine oder Tumore, Entzündungen der Blase oder zentralnervöse Erkrankungen (z.B. Morbus Parkinson, Multiple Sklerose, Alzheimer) oder Medikamente mit zentral dämpfender Wirkung wie diverse Psychopharmaka oder Opiate. Die Klienten äußern plötzlichen Harndrang und schaffen den Weg zur Toilette nicht mehr.

Mischinkontinenz Unfreiwilliger Harnverlust aufgrund beider zuvor genannter Faktoren. Diese Form der Inkontinenz findet man sehr häufig bei alten Menschen, da diese meist eine schwache Beckenbodenmuskulatur besitzen und zahlreiche Zusatzerkrankungen, wie z.B. Morbus Parkinson oder Alzheimer, vorliegen.

Chronische Harnretention   Unvollständige Blasenentleerung (Restharnbildung) mit und ohne unfreiwilligem Harnverlust (Überlaufsymptomatik). Dies ist die häufigste Inkontinenzform des Mannes. Die Ursache ist ein geschwächter Blasenmuskel oder ein mechanisches Hindernis wie eine Prostatahypertrophie.

Reflexinkontinenz   Unfreiwilliger Harnverlust bei anormalem spinalem Reflex aufgrund fehlender Hemmung des Miktionsreflexes. Diese Form der Inkontinenz tritt bei Verletzungen der Wirbelsäule (Querschnitt) oder Erkrankungen des Zentralnervensystems (Multiple Sklerose oder Morbus Parkinson) auf.

13.5   Der alte Mensch und Inkontinenz

Aufgrund der demografischen Entwicklung ist die größte Gruppe der inkontinenten Menschen im Alter zu finden. Die häufigsten Kontinenzstörungen sind Drang- und Mischinkontinenz, beim alten Mann die chronische Harnretention.

Wie schon erwähnt, spielen **körperliche Veränderungen** dabei eine wichtige Rolle und sind sehr häufig die Ursache für das Problem. Die Blase und der Schließmuskel werden schwach, das Fassungsvermögen der Blase nimmt ab, und die Hirnleistung geht zurück.

Im Alter findet man häufig aufgrund von rheumatischen Erkrankungen oder Diabetes mellitus manuelle **Defizite an den Händen**, welche die Ressourcen der Klienten schwächen.

Verminderte Mobilität macht die Betroffenen vermehrt abhängig und fördert die Inkontinenz, da sie meist zu spät Hilfe beim Weg zur Toilette bekommen.

Verminderte **kognitive Fähigkeiten** können den Ablauf der Ausscheidung beeinträchtigen. Die Klienten können das Verspüren eines Harndranges nicht zuordnen, oder sie finden den Weg zur Toilette nicht. Sie reagieren meist mit Unruhe und wollen aus dem Bett oder vom Sessel aufstehen, was vielfach von den Pflegenden falsch interpretiert wird. Daher ist es sehr hilfreich, mit unruhigen Klienten einfach nur die Toilette aufzusuchen und sie urinieren zu lassen. Vor allem am Abend und in der Nacht sollte man **regelmäßige Toilettengänge** durchführen.

Alte Menschen leiden nicht selten an **chronischer Obstipation**, die durch geringe Trinkmengen und Bewegungsmangel bedingt ist. Daher ist es sehr wichtig, die Klienten zum Trinken zu animieren und ein entsprechendes **Trinkmanagement** durchzuführen.

Inkontinenz führt auch zu **psycho-sozialen Problemen**. Die Betreuung inkontinenter Menschen bringt im familiären Bereich zwangsläufig Konflikte mit sich. Die Angehörigen sind oftmals mit der Situation überfordert. Somit ist die **Einweisung in ein Pflegeheim** die logische Folge. Die alten Menschen entwickeln durch den Umgebungswechsel verschiedenste Verhaltensmuster. Sie sind entweder die geduldigen, angepassten Klienten (um nicht zu stören) oder die nervigen, ständigen »Dauerklingler«, um Zuwendung zu bekommen. In der Altenbetreuung muss man viel Geduld und Einfühlungsvermögen aufbringen. Die Pflegepersonen sollten stets auf eine angepasste Ansprache achten, um die Würde der Menschen zu erhalten. Die Inkontinenzhilfsmittel sollten nicht mit Pampers oder Windel bezeichnet werden, da dies auf wenig Akzeptanz der Klienten stößt und zu Konflikten führen kann.

13.6 Maßnahmen zur Kontinenzförderung

- **Flüssigkeitsaufnahme und Ernährung**

Inkontinente Personen verringern gerne ihre Flüssigkeitszufuhr, um nicht zu oft zur Toilette gehen zu müssen. Alte Menschen trinken in der Regel zu wenig, da sie über ein mangelndes Durstgefühl verfügen. Dadurch steigt jedoch die Gefahr von Harnwegsinfekten, was wiederum die Inktontinenz verstärkt. Es sollte daher auf eine Trinkmenge von 1,5–2 l geachtet werden.

Auch auf die Art der Getränke ist zu achten. Harntreibende Getränke wie Kaffee und Tee sollten reduziert und dafür lieber Wasser und Fruchtsäfte bevorzugt werden.

Bei alten Menschen ist eine Trinkmenge von 2 l oft nicht möglich, da sie gewohnt sind, nur ca. 0,5 l am Tag zu trinken. Ein **Trinkprotokoll** dient als gute Kontrolle und Unterstützung. Sehr vorteilhaft und leicht verständlich haben sich Protokolle mit **Symbolen von Trinkgläsern** erwiesen. Die Klienten können jedes Mal, sobald sie ein Glas getrunken haben, das Symbol durchstreichen und haben somit auch zugleich eine Aufgabe, die sie erfüllen können. Sind Klienten nicht in der Lage, dies selbstständig durchzuführen, dann muss die Aufzeichnung durch die Pflegepersonen erfolgen. Man sollte versuchen die Trinkmenge immer nur um ein Glas zu steigern, solange bis man zumindest 1–1,5 l erreicht hat. Dies ist ein erreichbares Ziel und führt bei den Klienten zu einem Erfolgserlebnis.

Die Trinkmenge muss über den Tag verteilt sein und gegen Abend verringert werden, damit die Ausscheidung in der Nacht reduziert wird.

Inkontinente Personen sollten auf eine ballaststoffreiche Nahrung achten, da dadurch einer Obstipation und Pressen beim Stuhlgang entgegengewirkt wird.

- **Bewegung**

Die Bewegungserhaltung und Förderung ist ein wesentlicher Aspekt in der Betreuung alter Menschen. Ein einfaches Bewegungstraining ist, sofern möglich, der Gang zur Toilette. Man sollte nicht einfach ein Steckbecken oder einen Leibstuhl anbieten und schon gar nicht eine Schutzhose anlegen, damit das WC nicht aufgesucht werden muss. Die Fingerfertigkeit spielt bei der Förderung der Kontinenz eine wichtige Rolle. Einfache handwerkliche Tätigkeiten wie z.B. Schälen von Obst dienen als gutes Training. Die Klienten benötigen die Fähigkeit ihrer Finger um die Kleidung beim Toilettengang zu öffnen.

- **Bekleidung**

Die Kleidung von inkontinenten Personen sollte leicht zu öffnen sein. Sehr hinderlich sind Knöpfe und kleine Reißverschlüsse, besser geeignet ist eine Kleidung mit Gummizug, da diese beim Gang zur Toilette rasch abgenommen werden kann. Zudem ist auf warme Kleidung zu achten, vor allem Füße und Unterleib sollten warm gehalten werden.

- **Umgebung**

Menschen, deren kognitive Fähigkeiten eingeschränkt sind, finden sehr häufig den Weg zur Toilette nicht. Die spezielle **Kennzeichnung** des WCs und des Weges dahin durch **Schilder** mit Symbolen und das Begleiten zur Toilette sind dabei hilfreich. Klienten mit Bewegungseinschränkungen benötigen zudem Hilfsmittel wie Sitzerhöhungen und Haltegriffe. Das WC sollte so groß sein, dass die Klienten dies mit einer Gehhilfe aufsuchen können. Hindernisse, wie verstellte Gänge, Schwellen und Teppiche, sind für alte Menschen oft unüberwindbar und fördern somit die Inkontinenz. Die Toilette sollte sauber und ausreichend beheizt sein, niemand benutzt gerne ein schmutziges und kaltes WC.

- **Blasen- und Toilettentraining**

Beim Blasen- und Toilettentraining werden geplante Toilettengänge durchgeführt, wodurch sich das Ausscheidungsverhalten ändert und die Kontinenz gefördert wird.

Toilettentraining   Das Toilettentraining ist ein passives Training und daher für Klienten mit kognitiven und körperlichen Einschränkungen geeignet. Die Klienten werden zu bestimmten Zeiten regelmäßig auf die Toilette gebracht. Das Intervall richtet sich nach dem Miktionsprotokoll und der Stärke der Harninkontinenz. Ist dies nicht bekannt, hat sich gezeigt, dass ein Rhythmus von 2–3 Stunden zielführend ist.

Blasentraining   Das Blasentraining ist ein aktives Training, und erfordert von den Klienten intakte geistige Fähigkeiten. Es wird bei Dranginkontinenz eingesetzt. Das Ziel ist, die Intervalle des Toilettenganges zu verlängern und somit die Blasenkapazität zu erweitern. Die Betroffenen werden angeleitet, den Beckenboden anzuspannen, den Harndrang zu veratmen und die Miktion hinauszuzögern.

13.7   Hilfsmittel zur Versorgung

- **Aufsaugende Hilfsmittel**

Zu den aufsaugenden Hilfsmitteln zählen Inkontinenzslips und Vorlagen mit einer Fixierhilfe (Netzhosen). Sie werden in unterschiedlichen Größen und Säugstärken angeboten. Dadurch wird eine optimale und bedürfnisgerechte Versorgung gewährleistet. Die Saugstärke wird meistens mit Farben gekennzeichnet. Versorgungen mit starker Saugstärke eignen sich besonders für die Nacht. Die Produkte verfügen über einen Nässeindikator, der zur leichteren Kontrolle des Wechsels dient. Sie sollten daher erst gewechselt werden, wenn der Indikator aufgebraucht ist. Die meisten Hilfsmittel besitzen einen Auslaufschutz, dies ist ein zusätzliches Bündchen an der Längsseite.

> ❗ Art, Größe und Form der Hilfsmittel orientieren sich nach den Körpermaßen und dem Grad der Inkontinenz. Dies ist auch bei der Auswahl der Fixierhosen zu beachten.

> **Tipp**
>
> Die Versorgung mit einem zweiteiligen System (Einlage und Fixierhose) ist dem einteiligen, geschlossenem System vorzuziehen. Das zweiteilige System wird von den Klienten als angenehmer empfunden und verursacht weniger Hautschäden als Inkontinenzslips, da die Haut besser atmen kann.

Beim Anlegen einer Vorlage ist zu beachten, dass diese vor dem Einlegen wie ein Schiffchen geformt und danach im Schritt hochgezogen wird. Nur wenn die Produkte körpernah anliegen, können sie die volle Funktion erreichen.

Einteilige Systeme, Inkontinenzslips, gibt es in verschieden Ausführungen. Die gängigsten Varianten sind Slips mit wiederverschließbaren Klebebändern. Diese eignen sich für Klienten mit kombinierter Harn- und Stuhlinkontinenz oder Diarrhoe. Da aber bei diesem Hilfsmittel größere Hautareale mit wasserundurchlässigem Material bedeckt sind, kommt es sehr häufig zu Hautirritationen. Eine weitere Variante sind Slips mit hohem Baumwollanteil, sogenannte

Pull-ups. Diese können von den Klienten auch selbstständig an- und ausgezogen werden, sind allerdings sehr kostspielig. Die letzte Variante sind Einlagen mit elastischem Hüftbund und Klettverschluss. Diese sind für das Toilettentraining sehr gut geeignet.

- **Kondomurinale**

Kondomurinale eignen sich sehr gut für die Versorgung inkontinenter Männer. Sie bedecken nur ein kleines Hautareal und haben daher eine geringe Hautbelastung. Urinale gibt es in verschiedenen Materialien (Latex, Silikon) und Größen. Die richtige Auswahl der Größe kann durch Abmessen des Penisschaftes getroffen werden. Nur so wird eine sichere Versorgung erreicht. Vor dem Anlegen muss die Schambehaarung am Penisschaft rasiert werden, damit das Kondomurinal besser haftet und leichter entfernt werden kann. Die Haut sollte fettfrei gehalten werden, daher darf man keine Hautcreme vor dem Anlegen auftragen. Dadurch wird eine bessere Haftung gewährleistet. Die Harnableitung erfolgt mittels unsterilem Harnbeutel oder Beinbeutel.

- **Hautpflege**

Die Haut inkontinenter Menschen ist großen Belastungen ausgesetzt und sollte daher sehr achtsam behandelt werden. Bei Verunreinigung mit Harn erfolgt die **Reinigung** mit Wasser und pH-neutraler Seife. Ist eine Reinigung mehrmals am Tag notwendig, reicht auch nur reines Wasser. Bei Verunreinigung mit Stuhl sollte Babyöl verwendet werden. Alternativ dazu können auch feuchte Reinigungstücher angewendet werden. Zu starkes Reiben verursacht Mikroverletzungen der Haut. Daher die Haut nach dem Waschen nur trocken tupfen. Niemals Zellstoff verwenden, da dieser die empfindliche Haut zu stark schädigt.

Für die **Hautpflege** sind Wasser-in-Öl-Lotionen oder Cremes zu bevorzugen: Ist die Haut stark mazeriert, sollte eine silikonhaltige Creme verwendet werden. Bei Stuhlinkontinenz sind Zinkcremes zu empfehlen (nach Rücksprache mit einer diplomierten Pflegeperson). Hautpflegeprodukte sind stets dünn aufzutragen!

Der effektivste Hautschutz ist ein regelmäßiger Wechsel der Inkontinenzversorgung (nach dem Nässeindikator), außer bei Stuhlinkontinenz – hier muss die Versorgung nach jedem Stuhlgang gewechselt werden. Zu langes Liegen in der Ausscheidung führt zu Hautschäden.

13.8 Stuhlinkontinenz

Die Stuhlinkontinenz wird in drei Grade eingeteilt (Einteilung nach Parks)
- Grad 1: unkontrollierter Abgang von Winden beim Husten, Lachen usw.
- Grad 2: unkontrollierter Abgang von flüssigem Stuhl
- Grad 3: unkontrollierter Abgang von festem Stuhl

Menschen mit Stuhlinkontinenz haben einen viel größeren Leidensdruck als Personen mit reiner Harninkontinenz, da man mit keinem Hilfsmittel den Geruch verbergen kann. Die Einlagen und Schutzhosen sind nur bei Harninkontinenz wirksam.

- **Ursachen**

Als Ursachen für die Stuhlinkontinenz werden eine Schwäche des Schließmuskels und Beckenbodens, Schäden nach Operationen im Analbereich oder Enddarm, Entzündungen des Darmes, Querschnittlähmung, Demenz, chronische Obstipation, Immobilität und psychische Faktoren genannt.

Bei alten Menschen ist die Stuhlinkontinenz sehr häufig durch eingedickte Kotballen im Analkanal bedingt. Hierbei kommt es zum sogenannten Überlaufstuhl. Die Klienten »schmieren« ständig eher flüssigen Stuhl, der über die harten Knollen rinnt.

■ **Maßnahmen bei Stuhlinkontinenz**

Um gezielte Maßnahmen setzen zu können, muss zunächst die Ursache der Inkontinenz geklärt werden. Die Abklärung erfolgt durch den Arzt oder die diplomierte Pflegeperson.

Bei flüssigen Stühlen sollten stopfende Medikamente (nach ärztlicher Anordnung) verabreicht werden.

Bei Klienten mit chronischer Obstipation ist auf eine ballaststoffreiche Ernährung und reichliche Flüssigkeitszufuhr zu achten. Eine regelmäßige Darmentleerung, jeden zweiten Tag, sollte angestrebt werden. Leichte Abführmittel, Weichmacher und Stuhlzäpfchen (nach ärztlicher Anordnung) können als Unterstützung notwendig sein. Auch bei einer Stuhlinkontinenz ist ein Toilettentraining wirksam.

■ **Hilfsmittel**

Klienten mit Stuhlinkontinenz können nur mit einem Inkontinenzslip, in seltenen Fällen mit einer Einlage und Fixierhose versorgt werden. Bei starken Durchfällen oder flüssigen Stühlen kann ein Fäkalkollektor verwendet werden (Beutel ähnlich wie ein Stomabeutel für den Analbereich, mit Stuhlableitung).

Die **Hautreinigung** und **Hautpflege** sind bei Stuhlinkontinenz besonders zu betonen, da die Haut durch den Stuhl wesentlich stärker als durch den Harn beansprucht wird und sehr rasch Hautschäden entstehen können. Die Inkontinenzversorgung muss nach jedem Stuhlgang gewechselt und die Haut gründlich gereinigt (mit Feuchttüchern oder Babyöl) und gepflegt werden.

Einführung zum Thema Palliative Care

Erika Lechner

E. Jedelsky (Hrsg.), *Heimhilfe,*
DOI 10.1007/978-3-662-46106-8_14, © Springer-Verlag Berlin Heidelberg 2016

Wenn mein Leben letztendlich gemessen wird
in Monaten, Wochen, Tagen, Stunden,
möchte ich frei sein von Schmerzen,
nicht unwürdig behandelt werden und nicht alleine sein.

Gib mir deine Hand,
gib mir dein Verständnis
gib mir deine Liebe
und dann lass mich friedvoll gehen
und hilf meiner Familie es zu verstehen.

(Autor unbekannt, Kinderhospiz Minsk)

Palliative Care ist ein ganzheitliches Betreuungskonzept für Menschen, die sich in einem fortge-schrittenen Stadium einer unheilbaren, weiterfortschreitenden Krankheit befinden. Das Ziel der Palliative Care ist es, die Lebensqualität des betroffenen Menschen zu verbessern bzw. langfristig zu erhalten, dem Menschen damit ein kreatives Leben zu ermöglichen.

14.1   Grundverständnis der Palliative Care

Palliative Care ist ein gemeinsames Betreuungskonzept, in dem verschiedene Professionen und Berufsgruppen zusammenwirken. Wie in einem Uhrwerk kann nur durch übergreifendes Arbeiten Erfolg erzielt werden.

Einem gut funktionierenden Palliativteam gehören Medizinerinnen, Pflegende, Sozial-arbeiterinnen, Seelsorgerinnen, Psychologinnen, Psychotherapeutinnen, Ehrenamtliche und andere Betreuungspersonen an. Eine wesentliche Ressource im Betreuungsprozess stellen die Angehörigen der Erkrankten dar.

Die Bezeichnung leitet sich vom lateinischen *pallium* (Mantel, Umhüllung) ab und aus dem englischen »care« (Sorge, Pflege). Wie ein schützender Mantel soll Palliative Care für Wohl-befinden und Beschwerdefreiheit bei schweren Erkrankungen sowie auch im Sterben sorgen.

> ❗ Sterben ist ein Teil des Lebens, den Prozess in Würde und Selbstbestimmung zu erleben bedeutet für die Klientin Lebensqualität.

Palliatives Handeln ist ein ganzheitliches Konzept (körperlich, seelisch, sozial, spirituell), aus-gerichtet auf Beistand in Krisensituationen. Demzufolge reicht es weit über das medizinisch-pflegerische Tätigkeitsgebiet hinaus.

14

Weitere wesentliche Kriterien im Palliativprozess
- Alle Maßnahmen (medizinische, pflegerische etc.) dienen der Erhaltung und Verbesse-rung des Wohlbefindens und der noch zu erlangenden Lebensqualität.
- Linderung der Symptome (z.B. Schmerztherapie) stehen im Vordergrund.
- Der zu betreuende Mensch steht mit seiner Erkrankung im Mittelpunkt, unter Miteinbe-ziehung ihrer Angehörigen bzw. der ermächtigten Bezugsperson.
- Informationen über das soziale Umfeld sowie Auszüge aus ihrer Lebensgeschichte stel-len für die Betreuerinnen wertvolle Beiträge dar.
- Das Sterben selbst wird weder beschleunigt noch hinausgezögert.

14.2 Geschichte und Entwicklung der Palliative Care

Schon um die Jahrhundertwende entstanden in England und im angloamerikanischen Raum »Hospize« (Herbergen), wo Schwerstkranke und Sterbende gepflegt wurden, allerdings meist von den Angehörigen.

Einen Meilenstein in der Geschichte der Hospizarbeit und der heutigen Palliative Care setzten die beiden Ärztinnen Dr. Elisabeth Kübler-Ross – die der Kommunikation mit Sterbenden ihr Lebenswerk widmete – und Dr. Cicely Saunders, die eigentliche Mutter der heutigen Palliative Care. Dr. Cicely Saunders studierte erst im fortgeschrittenen Lebensalter Medizin, um Behandlungsmethoden für diejenigen zu schaffen, »denen nicht mehr zu helfen war«. Der Schmerztherapie bei Schwerstkranken und Sterbenden gehörte ihre lebenslange Forschungsarbeit. Sie starb im Juli 2005. »Nicht dem Leben Tage, sondern den Tagen Leben geben«, war ihr Appell an die Betreuenden.

In Österreich und Deutschland wurde zwischen 1970 und 1980 mit einem Film aus einer Londoner Sterbeklinik ein erstes Problembewusstsein dafür geschaffen, dass die Betreuung Schwerstkranker und Sterbender kein Nebenprodukt in der kurativen (heilungsorientierten) Spitalswelt sein kann.

Die Betroffenen wollen:
- im Sterben nicht allein gelassen werden, sondern an einem vertrauten Ort, möglichst möglichst im Beisein nahestehender Menschen.
- im Sterben nicht unter starken körperlichen Beschwerden leiden müssen,
- Fragen stellen – nach dem Sinn von Leiden und Sterben,
- letzte unerledigte Dinge in Ordnung bringen.

In Österreich waren es vor allem die Ordenspitäler, die sich dem Thema Palliative Care als erste widmeten, heute wird in fast allen Gesundheitseinrichtungen dafür gesorgt, die letzte Phase des Lebens menschenwürdig zu gestalten.

Hospizbewegung und Palliative Care bieten Antwort auf Defizite der Familienstrukturen und des Gesundheitswesens. In Würde sterben ist eine Herausforderung an die Gesellschaft, nicht nur ein Anliegen der Medizin und nicht allein ein Anliegen der Kirchen.

14.3 Pflegerische Aspekte in der Palliative Care

In der symptomorientierten Pflege
- kann das Symptom behandelt werden,
- kann das Symptom gelindert werden,
- ist der Mensch hinzuführen das Symptom zu akzeptieren.

Die Sorge um das Wohlfühlen und die Begleitung der Schwerkranken haben für Pflegende und Helferinnen oberste Priorität.

Einfache Pflegehandlungen wie Waschen und Lagern können für den Menschen Linderung, Zuwendung und zugleich auch Gesprächsmöglichkeit bieten. Diese Tätigkeiten können, zu einem falschen Zeitpunkt angewendet, störend für das Ruhebedürfnis, die Intimsphäre sein und Schmerzen bereiten.

Die jeweiligen Bedürfnisse des Menschen stehen im Vordergrund, somit sind alle Pflegehandlungen individuell dem Befinden des Betroffenen anzupassen. In dem einen Fall wird es notwenig sein, Lagerungen halbstündlich durchzuführen, um Schmerzen entgegenzuwirken, oder weil der Hautzustand häufiges Umlagern verlangt. Wichtig: Lagerungen sind dem Ruhebedürfnis des Menschen entsprechend anzupassen.

Die Wünsche und Vorlieben der Erkrankten müssen im Team besprochen werden, ebenso Beobachtungen und Wahrnehmungen über die Wirkung therapeutischer Maßnahmen, z.B. Schmerzmedikation, Flüssigkeitszufuhr usw.

Äußerungen der Klientin über Nähe und Distanz in der Begleitung müssen von der Betreuerin ernst genommen und auch weitergegeben werden. Es bewährt sich, in jedem Fall für die Klientin ein Tagebuch anzulegen, in dem alle Beobachtungen der Betreuerin eingetragen werden.

Alle Beobachtungen, welche die Aktivitäten des täglichen Lebens, wie Bewegung, Mobilität, Ruhe, Schlaf, Essen, Trinken und Ausscheiden, betreffen, müssen darin festgehalten werden. In jedem Fall müssen auch über Schmerzen und deren Ausprägungen nachvollziehbare Aufzeichnungen geführt werden.

Die Pflege des Menschen versteht sich nicht allein im Verrichten praktischer Handlungen, sie ist viel mehr Ausdruck psychisch-geistiger Betreuung.

14.4 Der Schmerz und seine Auswirkungen

14.4.1 Was ist Schmerz

Schmerz ist ein unangenehmes Sinnes- und Gefühlserlebnis (◘ Abb. 14.1), das mit aktueller oder potenzieller (möglicher) Gewebsschädigung einhergeht.

14.4.2 Schmerzentstehung

Wie entsteht Schmerz? Durch
- mechanische oder chemische Reize
- mechanischen Druck, Zug,
- thermische Beeinflussung (Hitze, Kälte),
- entzündliche oder tumoröse Prozesse.

Körperliche Schmerzen werden als schmerzhaft bezeichnet, psychische Schmerzen werden als schmerzlich benannt.

Die Schmerzfühler (Rezeptoren) – vorkommend in Haut, inneren Organen, Muskeln, Gelenken und Gefäßen – reagieren auf chemische Stoffe, die bei Gewebeschädigungen durch zerstörte Zellen oder bei Entzündungsreaktionen im Gewebe freigesetzt werden.

Das Schmerzsignal gelangt über periphere (am Rand liegende) Nerven zunächst zum Rückenmark. Von dort erfolgt eine Weiterleitung zum Thalamus (Kernmasse im Zwischenhirn) und zur Großhirnrinde. Das Gehirn schüttet Endomorphine (körpereigene Stoffe mit schmerzstillender euphorischer Wirkung) aus – diese dämpfen die Schmerzwahrnehmung.

Schutzreflexe des Rückenmarkes sorgen dafür, dass man sich der Ursache entzieht, z.B. heile Herdplatte – diese Reaktion bedarf nicht der bewussten Schmerzwahrnehmung durch das Gehirn.

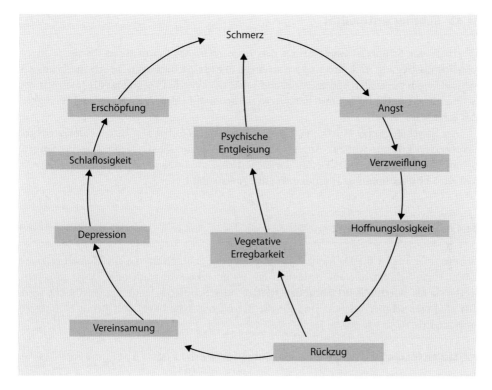

◘ Abb. 14.1 Schmerzspirale

14.4.3 **Schmerzarten**

Akuter Schmerz   Dies ist ein Zustand, bei dem ein Mensch starke Beschwerden durch akute Stimulierung der Schmerzrezeptoren (Sekunden bis maximal 6 Monate) erlebt.

Chronischer Schmerz   Dies ist ein Zustand, bei dem der Mensch mehr als sechs aufeinanderfolgende Monate Schmerzen verspürt.

14.4.4 **Diagnostik des Schmerzes**

Die Diagnostik des Schmerzes fragt nach folgenden Kriterien:
- Lokalisation (wo),
- Ausstrahlung (wohin),
- zeitliches Muster (dauernd, manchmal),
- Schmerzcharakter (brennend, stechend, dumpf, kolikartig).

14.4.5 **Schmerzintensität**

Oberhalb der Schmerzschwelle dringt der Schmerz in das Bewusstsein. Physische Komponenten, Erregung und Stress sowie schmerzstillende Medikamente heben die Schmerzschwelle – ein schlechter Allgemeinzustand senkt sie. Überdies beeinflusst die Intensität des Schmerzes die individuelle Einstellung zu Krankheit und Leiden sowie Dauer und Häufigkeit des Schmerzes.

Die psychologische Forschung beweist Einflüsse auf das bewusste Schmerzerleben: Schmerzverstärkend wirken Angst, Einsamkeit, Abhängigkeit, Depressionen, Sorgen. Schmerzlindernd wirken das Gefühl der Sicherheit, Zuwendung und Verständnis, Möglichkeit zur Selbstbestimmung, Hoffnung, Freude, Ablenkung.

14.4.6 **Schmerztoleranz**

Schmerztoleranz ist die Dauer bzw. das Ausmaß der Schmerzen, die ein Mensch ertragen kann. Hohe Schmerztoleranz bedeutet, dass Schmerzen sehr stark oder lange andauern, bevor sie als unerträglich empfunden werden oder Schmerzbehandlung gewünscht wird. Bei niedriger Schmerztoleranz sind für die Betroffenen schon kurz anhaltende Schmerzen unerträglich.

- **Skalen für die Erfassung der Schmerzintensität**

Eindimensionale, verbal-deskriptive Skalen (verbal rating scale, VRS)   Es werden hier schmerzbeschreibende Eigenschaftswörter in Stufen zunehmenderSchmerzintensität verwendet:
Leichter – Mäßiger – Starker – Sehr starker – Stärkster vorstellbarer Schmerz.

Ebenfalls möglich ist die Verwendung von Adjektiven, z.B. störend, ermüdend, zermürbend, unerträglich. Nicht günstig ist das Mischen der Begrifflichkeiten!

Die visuelle Analogskala (VAS)   Hier markiert der Patient seine Schmerzintensität auf einer 10 cm langen Linie. Ein Ende wird mit »kein Schmerz«, das andere mit »stärkster vorstellbarer Schmerz« bezeichnet.

Die Numerische Rangskala (NRS)   Der Patient ordnet seine Schmerzintensität einer Zahl zwischen 0 und 10 oder 0 und 100 zu. An den Enden der Skala kann sich der Patient an »kein Schmerz« und »stärkster vorstellbarer Schmerz« orientieren (◨ Abb. 14.2).

14.4.7 **Schmerzebenen**

Biologische Ebene   Folge einer Funktionsstörung oder einer Beeinträchtigung des Organismus.

Psychische Ebene   Wahrnehmung des Schmerzes und Ausdrücken der Intensität.

Verhaltensebene   Handeln und Ertragen des Schmerzes.

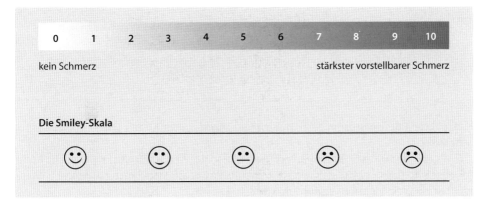

☐ **Abb. 14.2** Die Smiley-Skala

14.4.8 Ausdrucksformen des Schmerzes

Ausdrucksformen sind Weinen, Jammern, Schonhaltung einnehmen, Blässe, Schweißbildung, Übelkeit, Erbrechen, Kollaps, Schock, Bewusstseinseintrübung, Bewusstseinsverlust, Angst bzw. Todesangst.

14.4.9 Der Schmerz – eine Herausforderung für die Betreuenden

Vorbeugende Maßnahmen sind sehr wichtig in der Betreuung von Schmerzpatienten. Wichtig ist dabei, die Klientin über alle Pflegehandlungen zu informieren, sie mit einbeziehen und die noch vorhandenen Ressourcen (Stärken, noch vorhandene Kenntnisse) zu unterstützen und darauf aufzubauen. Auch muss man durch das Liegen hervorgerufene Beeinträchtigungen zu verhindern versuchen (häufiger Lagewechsel, Einreibungen etc.). Damit können Rückenschmerzen, Hautschädigungen, Durchblutungsstörungen vermieden werden.

> **Weitere wichtige vorbeugende Maßnahmen**
> — Mobilisation der Klientin unterstützen, begleiten, Sicherheit vermitteln und um Mithilfe bitten
> — Berührungen der Klientin so schmerzarm wie möglich durchführen
> — Positionierungstechniken erlernen (Kinästhetik, rückenschonendes Heben und Tragen etc.)
> — Kalte Hände vorwärmen, ebenso Geräte wie Stethoskope, Leibschüssel
> — Verbände vorsichtig entfernen und Information darüber geben
> — Hautzustand gut beobachten, eventuell auf sehr trockene, juckende Haut fette Salben auftragen (mit der Ärztin absprechen)
> — Stuhlprobleme der Klientin ansprechen (Schwerkranke haben oft große Angst vor Stuhlentleerungen bei Obstipation)

- Korrekte Inkontinenzversorgung (nasse Einlagen oder Reste von Verunreinigungen verursachen häufig Schmerzen und Unwohlsein)
- Inspektion des Mundes und eine individuelle, dem Zustand angepasste Mundpflege
- Das Bett des Kranken zu einer »bequemen Wohnung« machen

Fürsorgliche Pflege entspannt einen müden und angespannten Körper und verhindert somit Schmerzen.

Alle medikamentösen Verordnungen müssen von der Ärztin getroffen werden. Die Kontrolle der Wirkung der Medikationen sowie eventuelle Begleitmaßnahmen müssen vom diplomierten Pflegepersonal durchgeführt werden.

14.5   Kommunikation

Die bekannte Familientherapeutin Virginia Satir sagte einmal, Kommunikation sei genauso wichtig wie das Atmen. Kommunikation in der Betreuung heißt mit den Kranken in Beziehung treten. Im Umgang mit Schwerkranken und Sterbenden ist es notwendig, nicht nur auf Worte zu hören (verbal), sondern auch Signale und Gesten (nonverbal) wahrzunehmen. Die Klientin vermittelt Signale, sie macht auf sich aufmerksam. Sie will etwas mitteilen und hofft, dass wir darauf reagieren.

Die Körpersprache der Betreuerin wird von der Klientin genau wahrgenommen, sie merkt letztlich auch die Unsicherheit, mit der wir ihr begegnen, sie »liest« sozusagen oft tagelang ihre Betreuerinnen.

Unter die nonverbalen Kommunikationsformen fallen auch Blickkontakt, Schweigen und die Berührung. Bei Bewusstseinsgestörten ist davon auszugehen, dass Zuspruch und Berührungen wahrgenommen werden.

In den Bereich Kommunikation fallen die Aufklärung über den Zustand des Menschen und der Umgang mit der Wahrheit. Das Aufklärungsgespräch muss grundsätzlich von der Ärztin geführt werden. Die Angehörigen und das Betreuungsteam müssen immer die gleich lautende Information über den Wissensstand des Menschen haben, um auftretenden Fragen und Reaktionen mit erforderlichem Respekt und Einfühlungsvermögen zu begegnen.

Sind keine Angehörigen vorhanden, ist es wichtig, über die Lebensgeschichte der Klientin Bescheid zu wissen, ihren Zugang zu religiösen Fragen (wird ein Priester gewünscht), welcher Religion sie angehört, ob es andere unerledigte Dinge gibt, die sie bedrücken, z.B. Testamentserstellung und Lebensbilanz. Für die Betreuenden heißt es in dieser Phase, sich »einlassen können« bei gleichzeitiger Distanz.

Der Umgang mit Trauer – Trauerarbeit   Häufig ruft der Tod einer Klientin auch bei den Helferinnen große Trauer hervor, besonders wenn es sich um Kinder oder um Klientinnen handelt, mit denen über eine lange Zeit eine Beziehung wachsen konnte.

Diese Trauer ist wichtig und notwendig, um die Beziehung zur Verstorbenen zu bewältigen und die dabei gewonnenen Erfahrungen an andere weitergeben zu können.

In der Trauerphase ist es wichtig, Hilfe anzunehmen   Betreuende Personen können nicht dauernd zur Verfügung stehen. Niemand kann auf Dauer für einen anderen Menschen zur

Interkulturelle Pflege- und Betreuungsaspekte

Ingrid Bruckler

E. Jedelsky (Hrsg.), *Heimhilfe*,
DOI 10.1007/978-3-662-46106-8_15, © Springer-Verlag Berlin Heidelberg 2016

Lebenswelten, Sprachen, Normen und Traditionen einer Gesellschaft prägen menschliches Verhalten seit langen Zeiten. Begegnungen zwischen Heimhelferin, Klientin und deren Angehörigen bringen im Arbeitsalltag Personen zusammen, die aus jeweils unterschiedlichen Kulturen stammen können. Aktueller denn je zeigt sich die Notwendigkeit der Auseinandersetzung damit, welche Bedeutung Begegnungen zwischen den einzelnen Lebenswelten haben. Tatsache ist, dass im Zuge fortschreitender Globalisierung und Internationalisierung, interkulturelle Begegnungen in der Altenpflege immer vielfältiger werden und dadurch auch stärker in den Fokus der Aufmerksamkeit rücken. Das liegt auch daran, dass in der Hauskrankenpflege immer mehr Migrantinnen tätig werden, deren Zahl stark ansteigt – aktuell durch die zunehmende Osterweiterung der EU, durch weltweite Flüchtlingsströme (über 50 Millionen laut UNHCR-Jahresbericht 2014) sowie durch gleichzeitigen Mangel an Pflegepersonal der etablierten Kultur.

15.1   Kultur – eine Begriffsklärung

Der Begriff »Kultur« ist im Laufe der Jahre sowohl von Wissenschaftlern und Philosophen als auch von Soziologen definiert worden. Rein sprachlich bedeutet Kultur – abgeleitet von dem lateinischen Begriff *cultura* – so viel wie Ackerbau, Pflege.

Der deutsche Philosoph und Soziologe Jürgen Habermas führte den Begriff »Lebenswelt« ein, der jeweils die persönliche Welt bezeichnet, in die eine Person hineingeboren wird und darin wächst. Kultur ist nichts ausschließlich Statisches, sondern beinhaltet die Veränderung eines Menschen unter den vorherrschenden Bedingungen.

Bestandteile der Lebenswelt
- Die Kultur: das Wissen, auf das Menschen in Begegnungen zurückgreifen und über das sie sich in der Welt verständigen
- Die Gesellschaft: soziale Schichten über die Personen ihre Zugehörigkeit definieren
- Die Persönlichkeit: sprachliche Fähigkeiten und soziale Fertigkeiten, über die ein Mensch verfügt, um sich mit anderen zu verständigen und die eigene Identität zu behaupten

---

Die amerikanische Pflegewissenschaftlerin M. Leininger hat den Begriff Kultur in ihrem eigens entwickelten Sunrise-Modell wie folgt definiert:

» Kultur umfasst die gemeinsamen, erlernten und übermittelten Werte, Überzeugungen, Normen und Lebensweisen einer bestimmten Gruppe, welche deren Überlegungen, Entscheidungen und Handlungen auf eine strukturierte Weise leiten. (Leininger 1998, S. 73, zit. nach Grobner 2009, S. 12)

Im alltäglichen Sprachgebrauch sind aber auch Begriffe wie Streit- oder Gesprächskultur üblich und z.B. in Wien der Begriff »Heurigen- oder Kaffeehauskultur« üblich. In diesem Zusammenhang wird der Begriff »Kultur« eingeschränkt und im Sinne von Gewohnheit verwendet.

Auftrag:
- Wie würden Sie jemandem den Begriff Kultur erklären?
- Erzählen Sie von Ihrer eigenen Kultur in Ihren ersten 20 Lebensjahren.

15.2 Sprache als Schlüssel zur Verständigung

Die gesprochene Sprache eines Landes, einer Region und einer Familie, in die eine Person hineingeboren wird, ist ein prägendes Merkmal der zwischenmenschlichen Begegnung und Teil ihrer Kultur. Neben der etablierten Landessprache spielen Dialekt, Mundarten und regionale Besonderheiten eine Rolle. In der persönlichen Familie oder dem nahen Umkreis, in dem diese gesprochen wird, erfährt sie zusätzlich eine individuelle Einfärbung.

Neben der gesprochenen Sprache gibt es in jeder Volksgemeinschaft noch die Sprache
- des Brauchtums,
- des ausgeübten Glaubens,
- der Gefühle und Stimmungen,
- der Mimik und Gestik,
- der Körper-, Seelen- und Geisteshaltung sowie
- der Kultur des Respekts im Umgang miteinander.

Auftrag:
- Welche Sprache, welchen Dialekt spricht Ihre Klientin?
- Wie gut verstehen Sie ihre Anliegen?
- Üben Sie die Worte »Bitte« und »Danke« auf Türkisch und Russisch ein.

15.3 Religion und Glauben

Religiöse Aspekte im Pflegealltag spielen eine weitaus geringere Rolle als angenommen. Laut Ergebnissen einer Studie von Habermann (2003) hat sich herausgestellt, dass sich Verhaltensweisen, die man für religionsbedingt gehalten hat, häufig als Rituale und Normen der Familientradition bzw. der Region herausgestellt haben.

Religion und Glaubensformen müssen differenziert betrachtet werden. Denn die Praxis zeigt, dass nicht alle Ägypter Muslime sind, die koptische Minderheit pflegt einen christlichen Glauben. Nicht alle Muslime sind streng gläubig. Und die jüdische Minderheit orientiert sich auch nicht immer streng an Tora (hebräische Bibel).

In allen Weltreligionen, inklusive Konfuzianismus (chinesische Vorschriften zu moralischem Leben und Verhalten) und Hinduismus (drittgrößte Weltreligion, hauptsächlich in Indien praktiziert, geglaubt wird nicht an Gott, sondern an die Reinkarnation), gibt es zwar traditionell uralte Vorgaben in den einzelnen Büchern des Koran, der Bibel, der Tora, der Bhagavad Gita (zentrale Schrift des Hinduismus in Gedichtform), doch sie werden unterschiedlich gelebt. In allen Religionen gibt es Personen, die sich streng an ihren Glauben halten und solche, die liberale Verhaltensweisen bevorzugen.

Auftrag:
- Gehört Ihre Klientin einer Religionsgemeinschaft an?
- Woran glaubt sie?
- Besuchen Sie eine Ausstellung im jüdischen Museum.

15.4   Sozialisation und Prägung

Die äußeren Einflüsse der Region, der Sprache, des Klimas, des politischen Systems und der ökonomischen Verhältnisse des Landes, in der eine Person ihre primäre Sozialisation (Prägung in der Familie) erfahren hat, bilden die Landkarte ihrer Gewohnheiten.

Einflüsse, wie die Erziehung und die Entwicklung persönlicher Verhaltensweisen in den frühen Lebensjahren, existenzielle Erfahrungen, machen einen wichtigen Teil der persönlichen Kultur eines Menschen aus. Menschliches Verhalten ist darüber hinaus immer beeinflusst vom Zeitgeist und daher auch auf diesem Hintergrund zu verstehen.

Im Pflegealltag treffen die Prägungen der Pflegepersonen auf die Prägungen der Klientinnen und Patientinnen, sowie u.U. auch auf jene der Angehörigen der Klientinnen. Dieses Phänomen der Triangulierung birgt in der Praxis große Chancen des Voneinanderlernens, aber auch die Gefahr von Missverständnissen in der Begegnung und Zusammenarbeit.

Aktuelle Studien haben ergeben, dass Pflegepersonen und Klienten sich umso besser verstehen, je ähnlicher ihre Kultur ist. Je größer die Verschiedenheiten sind und je mehr Besonderheiten vorliegen, desto größer werden Kommunikations- und Beziehungsprobleme.

Professionelle Pflege benötigt also eine Analyse und Reflexion bezüglich bestimmter Bereiche bzw. Kriterien und eine Diskussion darüber.

> **Bereiche, welche die professionelle Pflege analysieren und reflektieren sollte**
> - Einstellungen und Werte
> - Kenntnisse der eigenen Kultur
> - Weltanschauung
> - Religion und Glauben
> - Sozialsysteme und gesellschaftliche Schichten
> - Familie, Verwandtschaft, Freundschaft
> - Bildungsstatus
> - Politik
> - Justiz
> - Technologie

Die eigene Sozialisation und Prägung beeinflusst stark, was wir bei anderen Menschen wahrnehmen.

Auftrag:
- Welche prägenden Gewohnheiten sind Ihnen bei Klientinnen aufgefallen?
- Vergleichen Sie die Essgewohnheiten Ihrer Klientin mit ihren eigenen. Gibt es Unterschiede, gibt es Gemeinsamkeiten?

15.5   Familien als soziales Netz

Bei Personen aus ländlichen Gebieten in Österreich und östlichen bzw. orientalischen Ländern ist die Familie prägungsbedingt als soziales Netz noch gegenwärtig, es ist aber seit einigen Jahren zu beobachten, dass auch diese haltgebenden Strukturen im Schwinden begriffen sind. Die Globalisierung, Technisierung und Ökonomisierung der Arbeitsmärkte führten fortlaufend

Grundzüge der Gerontologie

Edith Prassl

E. Jedelsky (Hrsg.), *Heimhilfe,*
DOI 10.1007/978-3-662-46106-8_16, © Springer-Verlag Berlin Heidelberg 2016

»Ich will alt werden, aber nicht alt sein«, wird häufig von Menschen im mittleren Lebensalter geäußert. Warum ist das so? Warum wird Altwerden und Altsein von Menschen unterschiedlich bewertet? Antworten auf diese Fragen können die Gerontologie und andere Wissenschaften, die sich mit dem menschlichen Alter und Altern beschäftigen, geben.

16.1   Was ist Gerontologie?

Gerontologie ist die Wissenschaft, die sich mit der Erforschung des menschlichen Alters und des Alterns beschäftigt. Sie erforscht alle Phänomene, die sowohl Begleiterscheinung als auch Folge des höheren Lebensalters sind.

Eng verbunden mit der Gerontologie sind:

Gerontopsychologie   Sie erforscht das Erleben und Verhalten des älteren Menschen und dessen spezifische Lebensbedingungen.

Gerontopsychiatrie   Das ist die medizinische Forschung, Lehre und Behandlung von älteren Menschen mit seelischen Krankheiten.

Gerosoziologie   Sie beschäftigt sich mit Einstellungen, Verhaltensweisen, Sozialbeziehungen und Bedürfnissen der sozioökonomisch, kulturell und bildungsmäßig unterschiedlichen Gruppen Älterer, Alter und Hochbetagter und mit den gesellschaftlichen Einrichtungen zur Erfüllung der Bedürfnisse der älteren Bevölkerung (Rosenmayr 1984).

16.1.1   Das Alter

»Alter« ist kein absoluter Begriff, sondern beinhaltet verschiedene Aspekte (vgl. Junkers 1995):

Chronologischer Aspekt (kalendarisches Alter)   Man ist so alt wie die Anzahl der Jahre, die man gelebt hat. Die Weltgesundheitsorganisation (WHO) definiert Menschen je nach dem erreichten chronologischen Alter als:
— alternde Menschen (50–60 Jahre),
— ältere Menschen (61–75 Jahre),
— alte Menschen (76–90 Jahre),
— sehr alte Menschen (91–100 Jahre),
— Langlebige (über 100 Jahre).

Biologischer Aspekt (Alter der Organe)   Man ist so alt wie die eigenen Organe im Vergleich zum Durchschnitt der gleichaltrigen Bevölkerung. Beispielsweise sagt man, dass ein Mensch im Vergleich zu seinem chronologischen Alter biologisch noch sehr rüstig oder bereits vorgealtert ist.

Psychologischer Aspekt (subjektives Altersempfinden)   Man ist so alt, wie man sich fühlt. Dieser Aspekt beeinflusst das Leben des Menschen wesentlich stärker als das chronologische Alter.

Soziologischer Aspekt (Alter in der Gesellschaft)   Das Alter wird definiert nach dem Status, der Rolle oder Position, die jemand in der Gesellschaft innehat. Dieser Aspekt ist von Veränderungen der Rollenbilder abhängig.

Epochaler Aspekt   Jeder Mensch erlebt sein Leben in einer bestimmten gesellschaftlich, kulturell und politisch determinierten Ära, die seine Form des Lebens wesentlich beeinflusst.

16.1.2   Das Altern

Das Altern geschieht nicht ab einem bestimmten Zeitpunkt, es ist vielmehr ein steter Prozess der Veränderung während des gesamten Lebens – mit den damit verbundenen körperlichen, seelischen und sozialen Faktoren. Da Altern ein sehr komplexer, multidimensionaler Vorgang ist, gibt es bisher noch keine Gesamttheorie des Alterns. Moderne Theorien gehen davon aus, dass Altern kein Prozess ist, dem man hilflos ausgeliefert ist, sondern dass man bis zu gewissen Grenzen selbst Einfluss auf Alterungsprozesse ausüben kann.

Eine aktive Auseinandersetzung mit Veränderungen hilft, sich rechtzeitig darauf einzustellen und sie damit leichter zu bewältigen. Präventive (vorbeugende) Maßnahmen und regelmäßiges Training der geistigen Funktionen sowie Fitness des Körpers und gesunde Ernährung können mithelfen, einem vorzeitigen Alterungsprozess entgegenzuwirken.

Die Erkenntnisse der Wissenschaft zur Vorbeugung von vorzeitigem Altern werden in den Medien unter der Bezeichnung »Anti Aging« zusammengefasst.

16.1.3   Auswirkungen des Alters und des Alterns

Das Alter bringt sowohl für die Einzelnen Veränderungen und Probleme mit sich als auch für die Gesellschaft neue Bildungs- und Berufsmöglichkeiten, die den veränderten Gegebenheiten und Bedürfnissen angepasst sind.

- **Individuelle Auswirkungen: Veränderungen und Probleme**

Das Alter wirkt sich bei jedem Menschen individuell aus und führt zu Veränderungen, aber auch zu Problemen im körperlichen, psychischen und sozialen Bereich.

Körperliche Veränderungen und Probleme   »Biomorphose« (Dorsch 1982), das sind die natürlichen biologischen Altersveränderungen, der gesamte Wandel des Organismus, sowohl der Gestalt als auch der Funktionen;Leistungsabnahme, Erkrankungen, Leiden, Multimorbidität (viele Krankheiten gleichzeitig) und Sterben.

Psychische Veränderungen und Probleme   Veränderungen des psychischen Leistungsvermögens, Anpassung (▸ »Erfolgreiches Altern«), verminderte Anpassung und Flexibilität, Persönlichkeitsveränderung, negative Selbsteinschätzung, Angst (▸ Abschn. 16.1.4), Unsicherheit, Hilflosigkeit, Aggression (▸ Abschn. 16.1.5), Isolation, Einsamkeit (▸ Abschn. 16.1.6) und Depression (▸ Abschn. 16.2.2).

Soziale Veränderungen und Probleme   Der Verlust von sozialen Rollen kann Ansehen und Anerkennung vermindern und die Existenzangst sowie die Angst, nicht mehr gebraucht zu werden, vermehren. Eine Pensionierung kann sowohl Freiheit als auch Funktionslosigkeit bewirken.

■   **Erfolgreiches Altern**

Havighurst (1963, zit. in Junker 1995) definiert das »erfolgreiche Altern« als »erfolgreiche Anpassung« an veränderte Gegebenheiten und Umstände, welche am ehesten zu erreichen ist, wenn der Mensch eine »starke« und »flexible« Persönlichkeit hat, wenn sein Gesundheitszustand gut und seine Umgebung unterstützend ist.

Er nennt folgende Dimensionen, in denen Anpassung stattfindet (vgl. Junkers 1996):

- Persönlichkeit,
- soziale Interaktion,
- Normen und Erwartungen der Umgebung,
- ökonomische Sicherheit,
- Gesundheit und Energie,
- Unterstützung durch die Umwelt.

Als Maß für »erfolgreiches Altern« kann die subjektive Lebensqualität in Form von Zufriedenheit und Glücklichsein genommen werden, welche nach Junkers (1995) vier Bereiche beinhaltet:

- das körperliche Befinden (Vitalität, Mobilität etc.),
- das psychische Befinden (Stimmungsdimensionen),
- das soziale Befinden (Gefühl des Eingebettetseins in den familiären und gesellschaftlichen Kontext) und
- die Funktionstüchtigkeit (körperliche und geistige Leistungsfähigkeit).

Eine Objektivierung der subjektiven Einschätzung und Bewertung bietet die »Skala zur Messung der Lebenszufriedenheit« von Wiendieck (1970).

16.1.4 Angst

> **Angst**
>
> »Angst ist ein mit Beengung, Erregung und Verzweiflung verknüpftes Lebensgefühl, dessen besonderes Kennzeichen die Aufhebung der willensmäßigen und verstandesmäßigen ‚Steuerung' der Persönlichkeit ist.« (Dorsch 1982, S. 34)

Körperliche Veränderungen können beim älteren Menschen sehr große Angst verursachen. Nach Busse (1961) wird bei mehr als einem Drittel der über 60-Jährigen eine angstvolle Beschäftigung mit der Versehrtheit des eigenen Körpers beobachtet.

Nach Junkers (1995) tritt eine Hinwendung zum eigenen Körper besonders dann auf, wenn Beziehungen mit anderen Menschen misslingen. Bei älteren Menschen, die mit Klagen über Funktionsstörungen die Ärztinnen aufsuchen, sollten bei der Diagnostik und Therapie seelische Faktoren wie Angst oder ein Sich-vernachlässigt-Fühlen von den eigenen Bezugspersonen mitberücksichtigt werden.

Jedes Gefühl – auch Angst – ist etwas rein Subjektives und hängt von den Wahrnehmungen, Vorstellungen, Gedanken, Erwartungen, Erfahrungen und Einstellungen des Menschen ab. Die meisten Gefühle sind von einer Lust-Unlust-Qualität begleitet. Bei Angst spielen zusätzlich die Qualitäten Erregung/Beruhigung und Spannung/Lösung eine Rolle.

Mit zunehmendem Alter können sich Zukunftsängste verstärken, wie z.B. die Angst, mit zukünftigen Anforderungen des Lebens nicht mehr fertigzuwerden, nichts mehr leisten zu können, auf fremde Hilfe angewiesen zu sein, oder die Angst vor der totalen Hilflosigkeit.

Wenn im Alter vermehrte diffuse Ängstlichkeit, gepaart mit Rat- und Hilflosigkeit, auftritt, könnte dies der Beginn eines demenziellen Prozesses sein. Eine Prüfung der Orientierung (örtliche, zeitliche, situative und persönliche) kann helfen, die Ängstlichkeit einzuordnen.

16.1.5 Aggression

Durch das Alter allein wird ein ausgeglichener und konfliktfähiger Mensch selten aggressiv. Wenn also jemand im Alter sehr aggressiv reagiert, hat sie/er meist schon im jüngeren Lebensalter die psychische Bereitschaft im Sinne des Ausdrucks ihrer/seiner Persönlichkeit mitgebracht oder kann das Verhalten aufgrund von hirnorganischen Veränderungen (z.B. durch Demenz, Alkoholkrankheit etc.) nicht mehr kontrollieren.

Bei Krankheit oder Behinderung auf die Hilfe von anderen Personen angewiesen zu sein kann die Schamgefühle und den persönlichen Stolz verletzen. Aggressive Äußerungen gegen die helfende Person können Ausdruck dieser inneren Verletzung sein. Wenn andere einen nicht verstehen oder wenn jemand sich nicht verstanden fühlt, hat das Wut, Enttäuschung, Hilflosigkeit oder Ohnmacht (Machtlosigkeit) zur Folge, und dies wiederum kann zu verbalem oder nonverbalem Ausdruck von Aggressivität führen.

Sträubt sich ein alter Mensch konsequent gegen bestimmte (noch so gut gemeinte) Hilfeleistungen, so ist es wichtig, ihren/seinen Wunsch zu respektieren. Dieses Respektieren kann leichter gelingen, wenn die helfende Person davon ausgeht, dass das aggressive Verhalten dazu dient, das innere Gleichgewicht des alten Menschen aufrechtzuerhalten.

Aggressivität ist nach Peseschkian (2004, S. 171) »die Fähigkeit, auf etwas spontan, emotional und hemmungslos zu reagieren«.

» Aggression kann direkt oder indirekt, tätlich oder verbal, mit oder ohne heftige Affekte (z.B. rücksichtslos) gezeigt werden. (Junkers 1995, S. 348)

Im Pflegealltag erleben Pflegebedürftige und Pflegende folgende aggressive Verhaltensweisen: Schimpfen, Schreien, Beleidigen, Trotzen, Um-sich-Schlagen, Erpressen, Zerstören von Gegenständen, andere Menschen angreifen, Schlagen, Beißen, Zwicken, Kratzen, Kneifen, Verweigern von Pflegemaßnahmen, Ausspielen der Pfleger gegeneinander. Darüber hinaus erleben besonders weibliche Pflegepersonen Aggression in Form von sexuellen Belästigungen durch Wörter, Gesten und körperliche Berührungen. Kienzle und Paul-Ettlinger (2001) haben übersichtlich dargestellt, welche Umgangsstrategien bzw. psychologische und juristische Hilfestellungen sowohl für Pflegende als auch für Pflegebedürftige bei den jeweiligen Aggressionsformen besonders geeignet sind.

16.1.6 Einsamkeit

»Singledasein« ist nicht automatisch mit Isolation und Einsamkeit gleichzusetzen. Während mit Isolation die objektiven Gegebenheiten einer sozialen Situation gemeint sind (genauer: der Mangel an Sozialkontakten), wird der Begriff »Einsamkeit« vom subjektiven Erleben her definiert: Ein Mensch fühlt sich einsam, wenn seine bestimmten Erwartungen oder Wünsche nach Sozialkontakten unerfüllt sind.

Dass sich »überraschenderweise eher diejenigen einsamer fühlen, die mit Kindern zusammenwohnen, als die, welche allein leben« und »Vereinsamte eher über ein schlechtes Verhältnis zu den Kindern klagen und den Wunsch äußern, allein zu leben« (Junkers 1995, S. 101), kann mit Generationskonflikten zusammenhängen, die zum Teil dadurch zustande kommen, dass bestimmte Lebensinhalte durch gesellschaftliche Veränderungen andere Formen und Werte annehmen.

Eine Lösung von Generationskonflikten könnte durch das gegenseitige Verständnis dafür erfolgen, dass jeder Mensch sein Leben in einer bestimmten gesellschaftlich, kulturell und politisch determinierten Epoche erlebt (▶ Abschn. 16.1.1), welches seine Form des Lebens wesentlich beeinflusst. In Familien, in denen dieses gegenseitige Verständnis der anderen Generation entgegengebracht wird und in denen das Verhältnis zwischen den Generationen zufriedenstellend ist, wird weniger über Einsamkeit geklagt.

Je mehr Sozialkontakte ein Mensch im Alter hat, desto eher wird er in bestimmten Bedarfssituationen und akuten Notfällen Hilfe und Unterstützung mobilisieren können, sei es von Verwandten, Nachbarinnen oder Freundinnen. Fehlt dieses soziale Netz, so ist der alte Mensch auf kollektive soziale Einrichtungen angewiesen. Ängste oder fehlende Informationen können allerdings Zugangsbarrieren für die Inanspruchnahme solcher Hilfsangebote sein.

» Je weniger Sozialkontakte ältere Menschen haben, desto weniger Hilfe und Unterstützung können sie erwarten. Dies führt über das Einsamkeitserleben zu verstärktem Risiko, psychisch krank zu werden. (Junkers 1995, S. 101)

▪ Gesellschaftliche Auswirkungen: Bildungs- und Berufsmöglichkeiten
Durch den Anstieg der Lebenserwartung in den industrialisierten Ländern gewinnt die Betreuung und Versorgung von Menschen mit körperlichen, sozialen und/oder psychischen Problemen einen immer höheren Stellenwert. Um den veränderten Gegebenheiten gerecht zu werden, entwickelten sich neue Bildungs- und Berufsmöglichkeiten:

Beratung Unterstützung für pflegende Angehörige, Aus- und Weiterbildung: für Personen zur Betreuung, Versorgung und Rehabilitation von Menschen im höheren und hohen Lebensalter

Berufsmöglichkeiten Im muralen Bereich: als medizinische, psychologische, therapeutische, pflegerische, technische und verwaltende Fachkräfte. Im extramuralen Bereich: als Sozialarbeiterinnen, mobile und psychosoziale Dienste als Besuchsdienst, Heimhelferinnen, Pflegehelferinnen, diplomierte Gesundheits- und Krankenpflegepersonen, Physiotherapeutinnen, Ergotherapeutinnen, Logopädinnen, Psychotherapeutinnen, Gesundheits- und Klinische Psychologinnen, Ärztinnen und Fachärztinnen.

16.2   Behinderungen und deren Folgen für das soziale Leben

» Obwohl zahlreiche Beiträge zur Gerontologie belegen, dass Altern nicht einseitig als Abbau von Funktionen, Fähigkeiten und Fertigkeiten angesehen werden darf, kann die Tatsache der Multimorbidität und das Ansteigen demenzieller und depressiver Störungen bei Personen über 65 Jahre nicht geleugnet werden. (Gatterer 2004, S. 228)

Wenn man unter Behinderung, im Gegensatz von Krankheit, irreversible personale und soziale Beeinträchtigungen versteht, ist nur die Demenz eine Behinderung, während eine Depression genau genommen als Krankheit bezeichnet werden muss, sofern sie als solche rechtzeitig erkannt, behandelt und geheilt wird.

Im folgenden Kapitel wird aufgezeigt, was man unter Demenz und Depression genau versteht, welche verschiedenen Formen, Symptome und Ursachen sie haben und welche Richtlinien es für den Umgang mit den betroffenen Menschen gibt.

16.2.1 Demenz

Ein Fallbeispiel:

Frau W. ist zum dritten Mal abgängig. Ihre berufstätige Tochter ist völlig verzweifelt. Das letzte Mal, es war Winter, hat die Polizei ihre Mutter im Nachthemd und barfuß auf der Straße aufgegriffen. Vor zwei Jahren wurde bei Frau W. eine »Demenz« diagnostiziert. Seither hat sich nicht nur ihr Gedächtnis ständig weiter verschlechtert, sondern auch ihr Wesen ist völlig verändert. Die früher immer freundliche und gut gelaunte Frau verhält sich nun häufig sehr aggressiv. Ihre Tochter, die sie sofort nach der Arbeit liebevoll betreut, weiß nicht, wie sie mit den Wutausbrüchen ihrer Mutter zurechtkommen soll. Kaum steht Mutters frühere Lieblingsspeise auf dem Tisch, landet der Teller sofort auf dem Boden. Wütend erklärt die Mutter, dass sie sich mit diesem »Fraß« nicht vergiften lassen will.

An manchen Tagen will sie auch nicht ins Bad gehen, da sie sich im Spiegel nicht erkennt und sich vor der »bösen Frau« fürchtet.

Wenn ihr eigener Sohn, der im Ausland arbeitet, sie einmal im Monat besuchen kommt, erkennt sie ihn auch nicht mehr und hält ihn für einen Einbrecher. Sie ruft laut nach der Polizei, die »den bösen Mann« abführen soll …

Solche und ähnliche Verhaltensveränderungen sind häufige Begleiterscheinungen von Menschen, die eine Demenzerkrankung haben.

Demenz bedeutet nicht nur, dass das Gedächtnis nicht mehr so gut funktioniert wie bisher, sondern bei ungefähr der Hälfte der Erkrankten ist die Demenz von massiven Verhaltensveränderungen begleitet. Diese reichen von Depressionen bis zu Aggressionen, die sich selbst gegen die engsten Familienangehörigen richten. Manche Demenzkranke haben Wahnvorstellungen oder sind von innerer Unruhe (dem sogenannten Wandertrieb) getrieben.

Die meisten Demenzpatientinnen werden von Angehörigen betreut, aber die Verhaltensänderungen der Kranken machen das Leben auch für die betreuenden Angehörigen sehr schwer. Dazu kommt noch die Angst, im Alter selbst an Demenz zu erkranken und auf Hilfe angewiesen zu sein.

Was versteht man unter Demenz?

» Demenz wird als Oberbegriff einer Krankheit bezeichnet, die durch meist im höheren Alter erworbene geistige Beeinträchtigungen mit bereits eingetretenen Auswirkungen auf den sozialen Bereich oder die körperliche Gesundheit charakterisiert ist, unabhängig von Ursache, Ausmaß oder Ätiologie. (Blöink u. Husser 1991, S. 420)

Im deutschen Sprachgebrauch bezeichnet der Begriff »Demenz« grobe, progrediente (fortschreitende, progressive) und vor allem irreversible Ausfälle intellektueller und mnestischer (das Gedächtnis betreffender) Funktionen mit Einbußen von Auffassungs- und Kritikvermögen, Störungen der Begriffsbildung, des logischen Denkens, der Fähigkeit zur Kombination und Erfassung von Sinnzusammenhängen, mit Desorientiertheit (örtliche, zeitliche, situative und persönliche), mit Verlust der Merkfähigkeit und des Neugedächtnisses, während früh geprägte Erfahrungen zumeist erhalten bleiben (vgl. Fürstler u. Hausmann 2000).

Demenzielle Störungen

Als demenzielle Störungen bezeichnet man irreversible Abbauerscheinungen der Intelligenzfunktionen. Sie werden üblicherweise in leichte, mittlere und schwere Störungen eingeteilt.

Leichte demenzielle Störungen   Die Arbeit und soziale Aktivitäten sind deutlich beeinträchtigt, jedoch ist die Fähigkeit, unabhängig und mit entsprechender Hygiene zu leben, erhalten.

Mittlere demenzielle Störungen   Die selbstständige Lebensführung ist nur mit Schwierigkeiten möglich; ein gewisses Ausmaß an Aufsicht und Ausschalten von Gefahren (Feuer, Gas, Strom) ist erforderlich.

Schwere demenzielle Störungen   Die Aktivitäten des täglichen Lebens sind so beeinträchtigt, dass eine kontinuierliche Aufsicht erforderlich ist.

Mit »Pseudodemenz« wird ein Krankheitsbild umschrieben, welches im Verhalten der Kranken wie eine Demenz wirkt, das sich aber als reversibel erweist, da meist eine schwere Depression die Ursache ist (▶ Abschn. 16.2.2).

Verschiedene Formen von Demenzerkrankungen

Degenerative Demenz   Je nach Ursache gibt es verschiedene Formen von Demenzerkrankungen. Die häufigste (40–75%) aller Demenzen ist die degenerative Demenz (z.B. senile Demenz vom Alzheimer-Typ = SDAT, benannt nach dem Arzt Alois Alzheimer, der die Krankheit 1906 erstmals beschrieb). Folgende Symptome weisen auf die senile Demenz vom Alzheimer-Typ (SDAT) hin:

— Vergesslichkeit, die die Betroffene selbst kaum merkt,
— Erhalten einer tadellosen äußeren Fassade bei zunehmender innerer Verwahrlosung,
— Verlust einzelner, zunächst klar umschriebener Fähigkeiten (z.B. Rechnen),
— unerklärliche Vorkommnisse, Verschwinden von Gegenständen,
— Verirren,
— Aufheben der Tag-Nacht-Struktur.

Vaskuläre Demenz   Die vaskuläre Demenz (= VaD oder Multi-Infarkt-Demenz = MID) ist gekennzeichnet durch:

— plötzlichen Beschwerdebeginn,
— stufenweise Verschlechterung,
— Verlust des Kurzzeitgedächtnisses,
— flukturierenden (schnell wechselnden) Verlauf mit akuten, besonders nächtlichen

Verwirrtheitszuständen.

Die Persönlichkeit der Kranken bleibt länger erhalten. Reaktive depressive Verstimmungen oder deutliche »Affektinkontinenz« (z.B. unvermittelter Übergang vom Lachen zum Weinen) sind charakteristisch.

Morbus Pick   Morbus Pick (Pick-Atrophie, benannt nach A. Pick, 1892) ist die präsenile Form der Demenz, die sich in asozialem Verhalten, Hemmungslosigkeit und allgemein in Senkung des Persönlichkeitsniveaus äußert, wobei aber die Intelligenz länger erhalten bleibt.

Zusätzlich gibt es einseitige Versagensängste und beginnende demenzielle Prozesse. Dies sind Krankheitsbilder von unter 65-Jährigen, die durch starkes subjektives und objektives Leistungsversagen sowie durch typische, meist psychische Symptome, wie vermehrte diffuse Ängstlichkeit, gepaart mit Rat- und Hilflosigkeit, gekennzeichnet sind.

Eine Prüfung der Orientierung (örtliche, zeitliche, situative und persönliche) kann helfen, die Ängstlichkeit einzuordnen.

Was sind die Ursachen der Demenz?

Es gibt viele verschiedene Ursachen von Demenz:

Demenzursachen
- Degenerative Hirnerkrankungen (Morbus Pick)
- Gefäßerkrankungen
- Metabolische (stoffwechselbedingte), endokrine (hormonelle) und ernährungsbedingte Ursachen (Leberversagen, Niereninsuffizienz, Elektrolytstörungen)
- Schädel-Hirn-Traumata (z.B. bei Sportboxern)
- Infektionskrankheiten (Meningitis, Enzephalitis)
- Drogen und Gifte (Alkohol- und Medikamentenmissbrauch, Schwermetalle, organische Lösungsmittel)

Die Ursache der Alzheimer-Krankheit ist noch nicht bekannt, es werden aber eine Reihe von Hypothesen diskutiert, die genetische, toxische, infektiöse und immunologische Faktoren berücksichtigen. In der Hirnrinde der Erkrankten kommt es zu so genannten Plaques (Ablagerungen).

» Ein Teil der Alzheimer-Erkrankungen dürfte dominant vererbt sein, wobei das Chromosom 21 ins Blickfeld rückte. (Fürstler u. Hausmann 2000, S. 171)

Ursachen der vaskulären Demenz sind nach Fürstler und Hausmann (ebd.) »arteriosklerotische Veränderungen an den Hirngefäßen, die durch Hypertonie (hoher Blutdruck) und hohe Blutfettwerte begünstigt werden«. Um der vaskulären Demenz vorzubeugen (Präventionsmaßnahmen), ist es wichtig, die Risikofaktoren möglichst einzudämmen.

Richtlinien für den Umgang mit Demenzkranken

- **Eigenverantwortung lassen – oder Hilfe zur Selbsthilfe**

Angehörige und Personen, die sich um Demenzkranke kümmern, befinden sich häufig in einem Dilemma. Übernehmen sie restlos alle anfallenden Aufgaben und Arbeiten, sichern sie einerseits den Erfolg der Hilfsmaßnahmen, andererseits bestätigen sie gleichzeitig die Demenzkranke in ihren Gefühlen, handlungsunfähig zu sein. Der Ausweg aus dem Dilemma für Angehörige und betreuende Personen gelingt, wenn sie ihre Rolle dahin sehen, die Demenzkranke überall dort zu unterstützen, wo sie bei der Selbstversorgung Defizite zeigt.

> **»** Die betreuende Person kann das leisten, indem sie die spezifischen Stärken (Ressourcen) und Schwächen der Kranken ermittelt, sie unterstützt, wann und wo sie dies benötigt, bzw. wo sie fehlangepasstes Verhalten zeigt, und sie bestätigt, wo sie angepasstes Verhalten zeigt. (Niven u. Robinson 2001, S. 261)

Wenn beispielsweise eine Demenzkranke Schwierigkeiten hat, sich zu waschen, kann dies möglicherweise darauf beruhen, dass es ihr schwerfällt, mit dem Waschvorgang zu beginnen, dass sie aber durchaus in der Lage ist, den Vorgang, wenn er einmal begonnen ist, zu Ende zu bringen. In diesem Fall soll die helfende Person der Patientin die Hand führen, um mit dem Waschen zu beginnen, und sie dann den weiteren Vorgang selbstständig durchführen lassen.

- **Orientierung an der Realität**

Aus Untersuchungen geht hervor, dass Pflegekräfte dazu neigen, mit verwirrten Patientinnen weniger zu kommunizieren als mit verständlich denkenden und sprechenden Patientinnen. Um verwirrten Personen den Bezug zur Realität zu erleichtern, können gut sichtbare Uhren und Kalender helfen, Zeit und Datum zu verfolgen. Farbkodierungen an Räumen und Türen, große Schilder und Anschlagtafeln unterstützen das Gedächtnis bei den täglichen Aufgaben. An erster Stelle muss jedoch das Training für die betroffenen Personen stehen, die strukturierte Umgebung nutzbringend zu verwenden.

- **Soziale Netzwerke**

Ein soziales Netzwerk wird als unterstützendes System eines Menschen betrachtet;

> **»** Es besteht aus dem Geben und Nehmen von Gegenständen, Diensten, sozialer und emotionaler Zuwendung, die von Geberin und Nehmerin als notwendig erachtet wird, um einen bestimmten Lebensstil aufrechterhalten zu können. (Niven u. Robinson 2001, S. 264)

Soziale Netzwerke können Demenzkranken das Leben bis zu einem bestimmten Grad (mittlere Demenz) in ihrer vertrauten Umgebung ermöglichen.

- **Tagesstruktur**

Mit zunehmender Gebrechlichkeit, Hilfsbedürftigkeit und mangelnder Fähigkeit zur Selbstversorgung oder Verwirrtheit kommt es zunächst zu einer verstärkten Bezogenheit auf die Familie. Hilfe wird am ehesten von den nächsten Angehörigen erwartet. Ein Großteil der chronisch kranken und pflegebedürftigen alten Menschen (90%) werden von Familienangehörigen betreut. Überwiegend übernehmen Frauen von durchschnittlich 60 Jahren (Töchter, Ehefrauen, Schwiegertöchter) diese Aufgabe.

16

Trotz vorhandener regelmäßiger Betreuung besteht bei multimorbid schwer Erkrankten die Möglichkeit, durch Tages(pflege)stätten eine Hospitalisierung zu vermeiden oder hinauszuzögern. Innerhalb eines Tagesprogramms werden parallel zur pflegenden Versorgung lebenspraktische und kommunikative Fertigkeiten trainiert – meist im Sinne einer Erhaltungstherapie.

Gerontopsychiatrische Tagesstätten haben vorwiegend tagesstrukturierende Funktionen. Die geriatrische und/oder gerontopsychiatrische Kurzzeitpflege dient dagegen vorwiegend der Entlastung pflegender Angehöriger bei Krankheit oder Urlaub wie auch zur Überbrückung bei der Wartesituation auf einen Heimplatz (vgl. Junkers 1995).

■ **Validation**

Der Begriff »Validation« wird von Naomi Feil (1992) für den Umgang mit sehr alten desorientierten Menschen verwendet. Sie versteht darunter das Verhalten des sehr alten desorientierten Menschen für gültig zu erklären, den Menschen wertzuschätzen, ihn ernst zu nehmen und zu akzeptieren.

Hochbetagte Menschen ziehen sich unbewusst in die Vergangenheit zurück, weil sie aufgrund von Einbußen der Sinneswahrnehmung die Gegenwart nicht ertragen können oder weil sie Unvollendetes aus der Vergangenheit klären und verarbeiten müssen.

»Validation« ist eine Kommunikationsform zum Verständnis sehr alter desorientierter Menschen, um Zugang zu deren Realität zu finden. Es ist eine Philosophie in der Alten- und Krankenpflege und keine Psychotherapie. Validation ist zum einen eine Haltung der Wertschätzung gegenüber der sehr Alten, Desorientierten und zum anderen auch eine Methode für den täglichen Umgang mit ihr, um ihr Langzeitgedächtnis anzusprechen und um ihre Prägungen und Erfahrungen für die Realität der Gegenwart einzusetzen.

Zwischen Validation und Psychotherapie bestehen viele gemeinsame Ansätze, aber der entscheidende Unterschied besteht darin, dass Menschen durch Psychotherapie Einsichten gewinnen und dadurch ihre Einstellungen für die Zukunft verändern können. Sehr alte, mangelhaft orientierte oder desorientierte Menschen sind zu solchen Einsichten meist nicht mehr willens oder haben nicht mehr die kognitiven Möglichkeiten dazu. Sie reagieren bei Gefühlsforschung oder Gefühlsanalyse in vielen Fällen mit Ablehnung, In-sich-Zurückziehen, Aggression oder Selbstaggression.

Mit Hilfe der Validation lässt man den sehr alten desorientierten Menschen so sein, wie er ist, man versucht »in seinen Schuhen zu gehen«, um ihn zu verstehen ohne ihn verändern zu wollen.

16.2.2 Depression

» Depressive Symptome und damit verbundene Selbstunsicherheiten und Kompetenzprobleme, wie auch Schlafstörungen sind im Alter die häufigsten psychischen Probleme und kommen im Zusammenhang mit allen (körperlichen) Erkrankungen vor. (Tesar 2004, S. 227)

20% aller über 65-Jährigen leiden an einer Altersdepression, wobei Frauen doppelt so häufig betroffen sind als Männer.

Dass so viele Menschen eine Depression haben, ohne sie zu erkennen, liegt daran, dass dieser Zustand oft mit dem normalen Unglücklichsein verwechselt wird. Im Leben eines jeden Menschen gibt es Situationen, die ihn unglücklich machen. Aber unglücklich sein heißt traurig oder unzufrieden sein, wenn irgendetwas nicht im Lot ist, wobei man durchaus den Überblick behält.

» Deprimiertsein hingegen ist eine Stimmung, die die emotionale Verfassung eines Menschen grundlegend beeinflusst und die bestimmt, wie er sich und seine Umgebung erfährt und wahrnimmt. (Flach 2004, S. 14)

Was ist eine Depression?

Depression ist ein Sammelbegriff für Störungen der Gesundheit des Menschen auf verschiedenen Ebenen:

Störungsebenen bei vorliegender Depression
- Auf der somatischen (körperlichen) Ebene ist der Antrieb vermindert.
- Auf der psychischen (seelischen) verliert man die Lebensfreude.
- Auf der kognitiven (geistigen) Ebene denkt man nur noch negativ.
- Auf der sozialen Ebene hält man niemanden aus und will nur noch alleine sein.

Nach Flach (2004) ist Depression eine psychobiologische Reaktion auf Stress.

Symptome der Depression – oder woran erkennt man sie?

Zu den charakteristischen Kennzeichen oder Symptomen einer Depression gehören die im Folgenden angeführten.

Symptome einer Depression
- Verdüsterung der Laune (innerer Stimmungswandel, der von Interesselosigkeit, Verzweiflung, Resignation, Hoffnungslosigkeit bis zu Gefühllosigkeit reicht)
- Schlafstörungen: Einschlafstörung, Durchschlafstörung, manche Menschen jedoch wollen immer nur schlafen (»Schlafkrankheit«)
- Verlust der Selbstachtung, Verlust der Freude (man denkt und empfindet nur noch Negatives), Schuldgefühle
- Verlust des Überblicks
- Verminderung des Antriebs; jedoch sind manche Menschen unruhig und getrieben
- Verlangsamung des Denkens und Sprechens (umständlich, ideenarm, zähflüssig, mühsam, unkonzentriert, vergesslich)
- Körperempfindungen: Zungenbrennen, Mundtrockenheit, Würgegefühl, Druck auf der Brust
- Veränderung des Sozialverhaltens: Man zieht sich zurück, hält niemanden aus, will nur noch alleine sein

---

Andere mit der Depression verbundene Veränderungen sind:

Veränderungen bei Depression
- Müdigkeit und Energieverlust
- Der Wunsch, das Zusammensein mit anderen Menschen zu vermeiden (aus Angst, von anderen zurückgewiesen zu werden, oder auch aufgrund des feinen Empfindens für unvorsichtige oder unfreundliche Bemerkungen, die als massive Kränkungen erlebt werden)
- Verringertes sexuelles Verlangen (oder bei Einzelnen zwanghafte Sexsucht)
- Verringerte Befriedigungsfähigkeit
- Furchtsamkeit und Reizbarkeit
- Geringerer Appetit (oder bei manchen Menschen zwanghaftes Überessen)

Als Folge der Depression kommt es zu weiteren Veränderungen, etwa
- Schwierigkeiten bei Entscheidungen, die sonst mühelos getroffen wurden,
- Mangel an Konzentration,
- ausgeprägte Neigung, alles aufzuschieben.

Verschiedene Formen von Depressionen und deren Ursachen

Reaktive Depression Bei der reaktiven Depressionen ist die gedrückte Stimmung eine Reaktion auf bestimmte belastende Lebensereignisse ist, wie z.B. Tod von Bezugspersonen, Scheidung, Verlust von Arbeit, Verlust von Wohnung etc.

Neurotische Depression Die neurotische Depression wird ein belastendes Ereignis oder eine Verlustsituation dann als besonders schwerwiegend erlebt, wenn es in der bisherigen Lebensgeschichte, vor allem in der Kindheit, bereits ähnliche belastende Situationen gab. Mit Hilfe verhaltenstherapeutischer Behandlung können alte, überholte Verhaltensmuster verlernt und neue, hilfreiche Reaktionen auf Ereignisse des Lebens erlernt werden.

Organische Depression Die organische Depression wird durch organische Fehlfunktionen und Erkrankungen (z.B. Schlaganfall) ausgelöst.

Endogene Depression Bei der endogenen Depression (endogen = von innen heraus kommend) werden erbliche Komponenten vermutet. Depressionen werden auch als endogen bezeichnet, wenn keine reaktiven, neurotischen oder organischen Ursachen erkennbar sind.

Larvierte Depression Bei der larvierten Depression klagen die Betroffenen fast ausschließlich über körperliche Beschwerden, ohne dass dafür eine körperliche Ursache gefunden werden kann.

Hauptrisikofaktoren für Depressionen im Alter
Zu den Hauptrisikofaktoren für Depressionen im Alter zählen:
- akute oder chronische körperliche Erkrankungen, Multimorbidität,
- familiäre oder soziale Probleme,
- schwerwiegende Lebensereignisse (z.B. Tod einer wichtigen Bezugsperson).

» Den meisten Menschen fällt es schwer, sich einzugestehen, dass sie depressiv sind. Untersuchungen zufolge liegt zwischen dem für eine Depression verantwortlichen Ereignis und dem Zeitpunkt, zu dem der Betroffene erkennt, dass er eine Depression durchmacht, ein zeitlicher Abstand von etwa drei Jahren. (Flach 2004, S. 46)

Depression und Demenz

Sowohl Depression als auch Demenz sind häufige Störungen im Alter. Sie können gleichzeitig vorkommen (Depression bei Demenz) oder die Symptomatik kann sich überlappen (»Pseudodemenz«, ▶ Abschn. 16.2.1).

Es gibt einige typische Unterscheidungsmerkmale:

Bei der Demenz übernimmt die Betreffende bereitwillig Aufgaben, macht trotz Fehlern unverdrossen weiter, scheitert immer wieder an derselben Schwierigkeit. Sie gibt häufig fast-richtige Antworten und versucht Fehler zu verbergen oder zu kompensieren. Bei Tests sind Störungen erkennbar, und es bestehen Apraxie (= Störung von Handlungen und Bewegungsabläufen), Agnosie (= Störung des Erkennens) und Sprachstörungen.

Bei der Depression klagen die Betroffenen über ihren gegenwärtigen Zustand. Sie geben bei Aufgaben, die ihnen gestellt werden, mit der Bemerkung »Ich weiß nicht« oder »Ich kann nicht« vorzeitig auf. Es gibt aber keine Einbußen in kognitiven Tests, keine Apraxie, keine Agnosie und keine Sprachstörung.

Richtlinien für den Umgang mit depressiven Menschen

»Die beste Heilung wäre«, schrieb der Stadtmedicus von Worms im Jahre 1620 in seinem »Tractat über die Melancholie«, »auf Vorbeugung hinzuarbeiten«. Die Vorbeugung der Depression ist aber weit schwieriger als die Verhütung anderer menschlicher Leiden. Sie bedeutet nicht die Ausschaltung von Trauer, denn jeder Mensch macht irgendwann in seinem Leben eine Zeit der Traurigkeit und/oder Mutlosigkeit durch.

Vorbeugende Maßnahmen (Präventionsmaßnahmen)
— Sich über das professionelle Angebot an Rat und Hilfe zu informieren und dieses bei Bedarf in Anspruch nehmen, ohne sich zu genieren und die Entscheidung immer wieder aufzuschieben.
— Frühzeitig die Fallen erkennen, die sich ein chronisch depressiver Mensch immer wieder selbst stellt (z.B. Verleugnen der Depression, Mangel an Selbstachtung).
— Die Depression als Chance betrachten, um sein Leben in die gewünschte Richtung zu verändern.
— Bestehende Konflikte lösen.
— Eigene Werthaltungen, Gedankenketten und Verhaltensmuster, von denen man weiß, dass sie die psychische Gesundheit gefährden, verändern.
— Gesunden Umgang mit Stress lernen (Stressmanagement).

Wenn jemand bereits an einer Depression erkrankt ist, sind folgende Richtlinien einzuhalten:

Richtlinien bei vorliegender Depression
- Die Depression als Krankheit akzeptieren und nicht verleugnen.
- Professionelle Hilfe in Anspruch nehmen (Klinische Psychologinnen, Psychiaterinnen, Psychotherapeutinnen).
- Die Depressive behutsam aktivieren.
- Angehörige mit einbeziehen, da sie bei der Betreuung der Kranken sehr hilfreich sein können.
- Konstantes Beziehungsangebot anbieten, aber nicht aufdrängen.

Was Betreuungspersonen und Pflegende im Umgang mit depressiven Menschen unbedingt vermeiden sollten
- Zu sagen »Reiß dich zusammen!« oder »Werde endlich aktiv!«
- Zu überfordern, weil dies die Depression verstärkt
- Zu versuchen, Schuldgefühle auszureden
- Die Betroffene zu überreden, in fröhliche Gesellschaft zu gehen, weil sie den Unterschied zwischen der Befindlichkeit der anderen Menschen zu ihrer eigenen noch stärker empfindet und darunter leidet
- Die Patientin mit den Worten »Es wird schon wieder besser« versuchen zu trösten oder ihr Versprechungen zu machen (denn wenn die Verbesserung nicht eintritt, wird sie nur noch verzweifelter)
- Sie forciert abzulenken, wenn die Depressive es nicht will
- Kleine Erfolge der Depressiven nicht zu beachten
- Die Betroffene übermäßig zu umsorgen, da sie sonst immer hilfloser wird (zusätzliche Gefahr der »Depression aus Hilflosigkeit«)

Wichtig für die Betreuungsperson und/oder Pflegeperson selbst ist, auf die eigene »Psychohygiene« (= die Erhaltung der psychischen Gesundheit) zu achten, um einer Depression vorzubeugen.

Gewalt gegen Pflegebedürftige

Andrea Berzlanovich

E. Jedelsky (Hrsg.), *Heimhilfe,*
DOI 10.1007/978-3-662-46106-8_17, © Springer-Verlag Berlin Heidelberg 2016

Nach gewalttätigen Übergriffen im häuslichen Umfeld leiden Ältere und Betreuungsbedürftige meist an schwerwiegenderen und länger andauernderen Nachwirkungen als jüngere, gesunde Menschen. Zum einen sind sie alters- und krankheitsbedingt in geringerem Umfang als Jüngere in der Lage, sich entsprechend zu wehren. Zum anderen steigt bei Gebrechlichkeit und Krankheit die Wahrscheinlichkeit, gravierendere Verletzungen zu erleiden. Die Aussichten der Betroffenen, sich aus einer gewaltbelasteten Beziehung zu lösen, nehmen im Alter drastisch ab (Greber u. Kranich 2013).

17.1   Risikofaktoren

Häufig tritt Gewalt gerade dort auf, wo eine vertrauensvolle Beziehung erwartet wird und eine durch die Hilfsbedürftigkeit entstandene Abhängigkeit gegeben ist. Die Notwendigkeit, gepflegt zu werden bzw. die Pflege eines Familienmitglieds übernehmen zu müssen, verändert die sozialen Rollen innerhalb des Familienverbands. Eine Pflegesituation im gemeinsamen Haushalt bedeutet in der Regel die Einschränkung des Lebensraums und der Privatsphäre, und zwar sowohl für die betroffene Person als auch für die pflegenden Angehörigen. Fehlende Rückzugsmöglichkeiten bringen Spannungen und Konflikte mit sich und können das Risiko für gewalttätiges Verhalten erhöhen. Die Pflegearbeit muss trotz mangelnder Fachkenntnisse oft neben Berufstätigkeit, Kinderversorgung und eigenem Haushalt bewältigt werden. Dies kann bei den Pflegenden zu körperlicher sowie psychischer Überforderung und in weiterer Folge zu nicht angemessenen Reaktionen gegenüber den Pflegebedürftigen führen. Familiäre Konflikte aus der Vergangenheit können sich zusätzlich belastend auswirken. Soziale Isolation steigert gleichfalls das Risiko für häusliche Gewalt. Ein unterstützendes soziales Netz ist für hilfsbedürftige Menschen und für pflegende Angehörige sehr wichtig. Gewaltausübende unterbinden häufig Kontakte nach außen, um ihr Fehlverhalten zu verbergen. Die Gewaltbetroffenen haben dadurch keine Gelegenheit, auf ihr Leiden aufmerksam zu machen und um Hilfe zu bitten (Lehner et al. 2010).

Gewalttätiges Verhalten kann durch Alkohol-, Medikamenten- oder Drogenmissbrauch ausgelöst oder verstärkt werden. Der Suchtmittelkonsum bewirkt von sich aus nicht Gewalttätigkeit, dient aber häufig der Rechtfertigung und Entschuldigung (Schleicher 2010). Als begünstigende Faktoren gelten Schwerstpflegebedürftigkeit und Demenzerkrankungen, beengte Wohnverhältnisse, angespannte finanzielle Lagen und belastende Lebenssituationen (z.B. Arbeitslosigkeit). Einfluss haben zudem die Motivation der Pflegeübernahme (z.B. nur aus finanziellen Gründen) und die Art der Beziehung zwischen den Familienmitgliedern vor Eintritt der Pflegebedürftigkeit (Grundel et al. 2014). Ebenso können Vorurteile und abwertende Einstellungen gegenüber älteren Menschen zur Gewaltentwicklung beitragen, da damit Voraussetzungen geschaffen werden, respektloses Benehmen, Demütigungen und Misshandlungen zu tolerieren. Das Wegsehen, das Bagatellisieren sowie das Dulden von Gewalt bewirken wiederum, dass die gewalttätigen Übergriffe vermehrt auftreten. Die Risikofaktoren frühzeitig zu erkennen bietet die Chance, das Auftreten von Gewalt zu verhindern oder zumindest zu minimieren.

17.2   Gewaltformen

Gewalt gegen pflegebedürftige Frauen und Männer erfolgt meistens subtil und im Verborgenen. Von den Betroffenen sowie von ihrem sozialen Umfeld und sogar von den Gewaltausübenden selbst wird diese Gewalt nicht immer als solche wahrgenommen. Häufig äußern sich die zu

Pflegenden wegen ihrer Krankheiten (z.B. Demenz) oder aus sozialen und kulturellen Gründen nicht zu ihren Gewalterlebnissen. Gelegentlich verschweigen sie aus Angst, Hilflosigkeit, Abhängigkeit, Schuldgefühlen sowie Scham erlittene Misshandlungen. Da die Übergriffe deshalb meist nicht aktenkundig werden, ist von einer hohen Dunkelziffer auszugehen. Eine im Jahr 2011 veröffentlichte WHO-Studie kommt zu dem Schluss, dass in Europa bis zu vier Millionen ältere Menschen von Gewalt betroffen sind (Sethi et al. 2011).

Körperliche Misshandlungen Körperliche Misshandlungen reichen von der »ausgerutschten Hand« über bewusstes Quälen bis hin zum wiederholten Zufügen von Schmerzen. Sie können bei den Opfern vielfältige akute Verletzungen – beispielsweise Hautrötungen, Hämatome, Frakturen, Schnitt-, Rissquetsch- und Brandwunden –, aber auch dauerhafte Behinderungen (verminderte Seh-, Hör- und Bewegungsfähigkeit) hervorrufen und in Einzelfällen tödlich enden.

Die Genesung nach erlittenen Verletzungen ist im Alter verzögert, was andauernd oder zumindest vorübergehend einen erhöhten Pflegebedarf nach sich ziehen kann. Knochenbrüche bedingen oftmals bleibende Bewegungseinschränkungen. Aufgrund der Immobilität können weitere Komplikationen wie Lungenentzündungen, Aufliegegeschwüre, Beinvenenthrombosen etc. auftreten.

Eine spezifische Form von Gewalt ist die Reduzierung der Bewegungsfreiheit von Versorgungsbedürftigen gegen deren Willen. Obwohl die Anwendung von freiheitsbeschränkenden Maßnahmen ein schwerwiegender Eingriff in die Grundrechte mit einschneidenden Auswirkungen auf das Leben der Betroffenen ist, gehören mechanische (Bettgitter, Gurtsysteme, Vorsatztische) und medikamentöse Fixierungen (Psychopharmaka, Sedativa) sowie das Einsperren von Pflegebedürftigen in deren Räumlichkeiten zum Pflegealltag (Berzlanovich et al. 2012a). Nicht fach- und sachgerecht eingesetzte mechanische freiheitsbeschränkende Mittel können Verletzungen unterschiedlicher Schweregrade, gelegentlich sogar den Tod der Fixierten zur Folge haben (Berzlanovich et al. 2012b).

Sexualisierte Gewalt Sexualisierte Gewalt ist jede Art von nicht erforderlichen Berührungen und von direktem oder indirektem sexuellen Kontakt ohne Einwilligung. Sie zeigt sich u.a. auch in der unachtsamen oder absichtlichen Verletzung der Privatsphäre und löst bei den betroffenen Menschen Gefühle von Scham und Ohnmacht aus.

Psychische oder emotionale Gewalt Psychische oder emotionale Gewalt, die durch respektlose bzw. verletzende Aussagen, Handlungen oder Haltungen von Pflegepersonen gegenüber Pflegenden charakterisiert ist, vermittelt Ablehnung, Demütigung oder das Gefühl, wertlos zu sein. Des Weiteren zählen dazu Erniedrigungen, z.B. durch Anschreien oder Sich-lustig-Machen über Fehlleistungen der pflegebedürftigen Personen, Beschimpfungen und Beleidigungen, Erzeugen von Ängsten und Schuldgefühlen durch Drohungen (Schleicher 2010). Diese Gewalterfahrungen können bei den Opfern seelische Schäden und Krankheitsbilder wie psychosomatische Beschwerden bis hin zu selbstschädigendem Verhalten und Suizid auslösen.

Mitunter werden zu den Ausformungen psychischer Gewalt auch soziale und ökonomische Gewalt einbezogen. Primäres Ziel dieser Gewaltformen ist, Kontrolle und Macht auszuüben.

Soziale Gewalt Soziale Gewalt umfasst Einschränkungen im sozialen Leben einer Person wie Bevormundung (z.B. Strukturierung des Tagesablaufs, Auswahl der Kleidung), Verbot oder strenge Kontrolle von Familien- und Außenkontakten, Einsperren. Pflegebedürftigen wird das

Recht genommen, ihre Lebensführung trotz Beeinträchtigungen selbst zu bestimmen, dadurch verlieren sie ihre Selbstständigkeit und Integrität (Lehner et al. 2010).

Ökonomische Gewalt   Unter diesem Begriff wird u.a. das Wegnehmen von Vermögenswerten (z.B.: Angehörige verwenden die Pension oder das Pflegegeld für sich allein) und die Erpressung von Geld verstanden (Grundel et al. 2014).

Vernachlässigung   Vernachlässigung ist die wiederholte bewusste oder unbewusste Verweigerung oder Unterlassung von dringend benötigten Hilfeleistungen und menschlicher Zuwendung wie Wartenlassen bei der Versorgung von Grundbedürfnissen, härteres Zufassen bei Pflegetätigkeiten, Nichtbeachtung, Einschränkung oder Verweigerung der Kommunikation, Distanzlosigkeit durch unangemessene Ansprache oder Wortwahl. Die Folgen für die pflegebedürftigen Personen können gravierend sein, z.B. Dehydrierung, Mangel- und Fehlernährung, Muskel- und Sehnenverkürzungen, Wundliegen, Inkontinenz, geistiger Abbau (Lehner et al. 2010).

Körperliche, psychische sowie sexualisierte Gewalt können sehr unterschiedlich ausgeübt werden. In den seltensten Fällen handelt es sich um einmalige Ereignisse, manchmal um sich wiederholende »leichte« Formen der Gewalt, die sich nicht grundlegend steigern, oft aber um zunehmende Gewaltsequenzen, die mit nachweisbaren Verletzungen einhergehen. Die einzelnen Gewaltformen lassen sich in der Praxis nicht immer strikt voneinander trennen, sie gehen gewöhnlich ineinander über. Die Gewalt kann einseitig oder wechselseitig ausgeübt werden. Sie kann von den pflegenden Angehörigen, aber ebenso von ambulanten Pflegekräften ausgehen und sich gegen die Pflegebedürftigen richten und umgekehrt (Grundel et al. 2014).

17.3   Schlüsselfunktion der Heimhelferinnen

Heimhelferinnen sind oft die einzigen Personen (abgesehen von Familienmitgliedern), die im Rahmen von Beratungsbesuchen oder in der ambulanten Versorgung näheren Kontakt mit den von Gewalt betroffenen Frauen und Männern haben. Sie nehmen daher eine Schlüsselrolle ein, wenn es darum geht, Warnsignale zu erkennen. Vereinzelt können Situationen beobachtet werden, aus denen ein inadäquates Verhalten gegenüber Pflegebedürftigen oder die massive Überforderung der Angehörigen mit der Pflegesituation deutlich wird. Meist lassen jedoch ein unzureichender Pflegezustand, auffälliges Verhalten (z.B. ungewohnter Rückzug, Verschlossenheit, Schreckhaftigkeit, Ängstlichkeit) sowie akute Verletzungen und Beschwerden der Klientinnen und Klienten auf erfolgte gewalttätige Übergriffe schließen (Grundel et al. 2014).

Im Pflegedienst sollte das Grundverständnis herrschen, dass jedem Verdacht auf Gewalthandlungen nachzugehen ist. Das Risiko, gewaltbetroffenen Pflegebedürftigen nicht zu helfen, darf nicht eingegangen werden (Lehner et al. 2010).

17.3.1 Hinweise auf Gewalt

Da Heimhelferinnen in der Regel nicht bei den verbalen oder körperlichen Übergriffen anwesend sind, sind sie auf die Schilderungen der Pflegebedürftigen und deren subjektives Gewaltverständnis angewiesen. Darum ist es wichtig, speziell auf Veränderungen im Verhalten und im Umfeld der Betroffenen zu achten (z.B.: Klientin/Klient wird von Angehörigen während der Verrichtung der Pflegetätigkeiten nicht mit der Heimhilfe alleine gelassen). Werden bei der Körperpflege Verletzungen an den Klientinnen bzw. Klienten festgestellt, ist unbedingt nachzufragen, wie diese entstanden sind. Wenn das Verletzungsmuster nicht mit den Schilderungen des Entstehungsvorgangs in Einklang gebracht werden kann oder wenn mehrfache Verletzungen in verschiedenen Heilungsstadien (z.B. Blutunterlaufungen verschiedenen Alters) vorliegen, ist eine vollständige Abklärung der einzelnen Vorfälle notwendig.

Anzeichen auf Gewalteinwirkungen sind ernst zu nehmen, wenn die Betroffenen

- verängstigt und scheu wirken oder aggressiv sind,
- unerklärbare körperliche Beschwerden haben, die wiederholt und gleichartig auftreten,
- sich in stark reduziertem Ernährungszustand bzw. schlechtem Gesundheits-/Pflegezustand befinden,
- wechselnde Arztkontakte (»Arzt-Hopping«) haben und/oder Arzttermine nicht einhalten.

Deutliche Warnsignale hinsichtlich körperlicher Gewalt

- Verletzungen, die nicht mit der Erklärung ihres Entstehens (z.B. Sturz) übereinstimmen
- Verschiedene Verletzungen in unterschiedlichen Heilungsstadien
- Chronische Beschwerden, die keine offensichtlichen physischen Ursachen haben
- Geformte Blutunterlaufungen
- »Blaue Flecken« an nicht sturz- oder anstoßtypischen Stellen
- Rötungen oder Schürfungen an Hand- und/oder Fußgelenken
- Frakturen
- Verzögerungen zwischen Verletzungszeitpunkt und Inanspruchnahme ärztlicher Hilfe

---

17.3.2 Gespräch mit Gewaltbetroffenen

Die Hemmschwelle, ein Gespräch über erlittene Gewalt zu beginnen, ist groß. Scham- und Schuldgefühle verhindern meistens, dass Betroffene von sich aus über ihre Erfahrungen sprechen (Hellbernd et al. 2004; GiGnet 2008). Bei älteren, pflegebedürftigen Menschen spielt auch das Abhängigkeitsverhältnis gegenüber den Pflegenden eine Rolle. Darüber hinaus sind diese Menschen häufig in ihrer Mitteilungs- und Orientierungsfähigkeit eingeschränkt. Sie reagieren möglicherweise anders, als es generell erwartet wird. Einer wohlgemeinten Frage könnten sie mit Wut, Angst oder Vorwürfen begegnen (Wasan et al. 2005). Dies liegt u.a. daran, dass die Betroffenen weitere Übergriffe oder den Verlust der gewohnten Umgebung befürchten. Die Alternative, in einem Pflegeheim untergebracht zu werden, kann abschreckender sein als die Vorstellung, weiterhin in der Gewaltsituation verbleiben zu müssen. Ist die Lebens- und Familiengeschichte der pflegebedürftigen Personen gewaltgeprägt, nehmen diese die aktuellen Geschehnisse eventuell gar nicht als problematisch wahr (Görgen et al. 2009).

Für Betroffene mit Migrationshintergrund kann es mitunter schwierig sein, über ihre Gewalterfahrungen in einer für sie fremden Sprache zu berichten. Hierbei ist es hilfreich, eine neutrale und außenstehende Person hinzuzuziehen, die wortgetreu übersetzt.

Das Gespräch über mögliche erlittene körperliche oder seelische Misshandlungen muss vertraulich sein, d.h., es soll unter vier Augen ohne Beisein anderer Familienmitglieder geführt werden. Verständnis, Wertschätzung und Geduld den Betroffenen gegenüber sind notwendige Voraussetzungen, damit diese die Unterredung als hilfreich werten und Vertrauen gewinnen, sich öffnen, damit ihnen geholfen werden kann. Die Haltung, Gewalt als Unrecht zu verurteilen und den Opfern keinerlei Mitschuld zu geben, unterstützt diesen Prozess der Vertrauensbildung.

Unsensible Äußerungen des Gewaltverdachts gegenüber der zu pflegenden Person können dazu führen, dass das Vertrauen zur Heimhilfe nachhaltig beeinträchtigt wird (Lehner et al. 2010). Unter Umständen könnte seitens der Klientin/des Klienten bzw. der Familie das Betreuungsverhältnis gelöst werden.

17.3.3 Vorgehen im Verdachtsfall

Besteht akute Lebensgefahr für die von Gewalt Betroffenen, ist umgehend die Polizei zu kontaktieren (z.B. bei massiven Gewalthandlungen). Werden von der Heimhilfe Risikofaktoren oder Anzeichen auf Gewalt wahrgenommen, müssen die Auffälligkeiten sorgfältig dokumentiert werden. Existieren innerhalb Organisation des ambulanten Pflegedienstes Empfehlungen für den Umgang mit Gewaltverdacht, sind diese strikt zu befolgen. Liegen keine Richtlinien vor, sollten die Wahrnehmungen über die unklaren körperlichen Beschwerden oder Verletzungen der pflegebedürftigen Person mit der Leitung und den Kolleginnen diskutiert werden. Zur Meinungsfindung können Expertinnen aus dem Gewaltschutzbereich (Sozialarbeiterinnen, Psychologinnen etc.) um ihre Einschätzung gebeten werden. Gegebenenfalls kann mit dem behandelnden Hausarzt bzw. der behandelnden Hausärztin Rücksprache gehalten werden. Über die Einleitung weiterer Maßnahmen ist unbedingt im Team zu entscheiden. Im Rahmen einer Supervision können eigene Gefühle, Befürchtungen, Ängste und Sorgen im Zusammenhang mit der Betreuungssituation reflektiert werden.

17.3.4 Dokumentation

Hervorzuheben ist, dass nicht nur die medizinisch zu versorgenden Verletzungen, sondern auch die aus therapeutischer Sicht nicht relevanten Bagatelltraumata (z.B. Kratzer am Hals, kleine Hämatome an der Innenseite der Oberarme und -schenkel) wichtige Beweise für erlittene Misshandlungen sind. Deshalb sind alle Defekte und Beschwerden für Außenstehende nachvollziehbar schriftlich festzuhalten. Hierbei muss eine objektive Beschreibung der Verletzungen durchgeführt werden. Eine Interpretation über die mögliche Entstehung der Befunde sollte nicht erfolgen. Ebenso darf in die Dokumentation keine Beurteilung darüber einfließen, ob das Verletzungsbild mit dem geschilderten Vorfall übereinstimmt oder nicht.

> **Praxistipp**
>
> Für die Beweisführung einer Gewalttat sind die Anfertigung von Fotos der einzelnen Verletzungen, aber auch der Fremdspuren am Körper des Opfers sowie an dessen Bekleidung von großem Vorteil.

Um gerichtsverwertbar und nach den aktuellsten Standards zu dokumentieren, ist in Österreich ein einheitlicher Dokumentationsbogen eingeführt worden. Durch die systematische Vorgangsweise wird nichts Wesentliches übersehen oder vergessen (Berzlanovich 2014).

Sexualität im Alter – ein Tabu?

Michael Frank

E. Jedelsky (Hrsg.), *Heimhilfe,*
DOI 10.1007/978-3-662-46106-8_18, © Springer-Verlag Berlin Heidelberg 2016

Einleitend ist festzustellen, dass unsere Gesellschaft dem Thema Sexualität im Alter wenig bis gar keine Bedeutung beimisst, sexuelle Aktivität entgegen jeglicher Vernunft und Forschung als ein Privileg der Jugend angesehen wird und alte Menschen oftmals ihre Bedürfnisse verbergen müssen und zu Heimlichkeiten gezwungen sind. Aus den genannten Gründen muss bemerkt werden, dass ohne Respektierung, Achtung und Wertschätzung alter Menschen und das Ernstnehmen ihrer Ängste und Sorgen eine Gesellschaft sich selbst ein Armutszeugnis ausstellt und letztlich an den Fundamenten ihrer Kultur sägt. Erst die gegenseitige Wertschätzung unter den Generationen kann es ermöglichen, so »heiße Eisen« wie Alterssexualität oder Tod zu thematisieren und enttabuisieren.

18.1   Mögliche Ursachen für die Tabuisierung der Alterssexualität

18.1.1   Tabuisierung aufgrund frühkindlicher Erfahrungen

» Um auf Fragen zur Sexualität im Alter zufrieden stellende Antworten zu finden, gilt es, einen Blick auf die eigenen Sozialisationsbedingungen in Familie, Schule und Beruf zu werfen. Denn Sexualität im Alter ist auch eine Frage nach der eigenen gelebten und nicht gelebten Sexualität. (Frieling-Sonnenberg 1994, S. 386)

Schon in frühester Kindheit und später im Laufe der Erziehung entscheidet sich, wie man Sexualität später lebt und erlebt. Dabei ist das Vorbild der Eltern in der Bejahung des eigenen Geschlechts, im verantwortungsvollen Umgang mit Geschlechtlichkeit und körperlicher Entwicklung, im Vermeiden von tradierten Rollenbildern und Klischees, im Verwenden der geeigneten Sprache, im rücksichtsvollen Verstehen des Partners und zuletzt im offenen Austragen und Bewältigen von Konflikten und Problemen für die Heranwachsenden von größter Bedeutung.

Wichtig erscheint es mir auch, dem Nachwuchs zu vermitteln, dass Sexualität zu den Grundbedürfnissen des Menschen an sich gehört und nicht Personen eines bestimmten Alters vorbehalten bleibt. Erwin Ringel schreibt dazu:

» Zwei Lebensperioden sind es, in denen Menschen von ihrer Umwelt besonders krass benachteiligt werden: die Kindheit und das Alter – »Randgebiete« eben. (Ringel 1994, S. 70)

Das Ablehnen der Alterssexualität oder das Gefühl des Unästhetischen, welches manche Menschen bei dem Gedanken daran beschleicht, ist meistens Ausdruck nicht bewältigter Kindheitstraumata. Erleben Kinder alles, was mit Körper, Trieben und Lust zu tun hat, nur als elterliche Einschränkung, Kontrolle oder sogar Bestrafung, ist es nicht verwunderlich, dass sie als alte Menschen ihr Gewissen belasten, wenn sie onanieren, obwohl die Selbstbefriedigung durch das Fehlen eines Partners oft die einzige Möglichkeit darstellt, sich sexuell zu entspannen.

» Befriedigung – darin liegt ja das Wort Frieden. Der Wunsch ist bei mir nie erloschen, ich bin schon so lange allein. (Frau O.) (Borchert et al. 1991, S. 172f)

18

18.1.2 Gesellschaftliche Normen und Werte

» Jede Beurteilung des Status der Älteren und Alten, ihres gesellschaftlichen Ansehens und ihrer Macht muss auf der Grundlage der jeweils beherrschenden Strukturen der Gesellschaft und der dominierenden Werte einer Kultur erfolgen. (Rosenmayr 1990, S. 41)

Nun ist es aber Tatsache, dass uns die heutige Gesellschaft, kräftig unterstützt von der Werbeindustrie, das Bild einer ewig jungen, ästhetischen, dynamischen und schönen Sexualität vermittelt, die Alterssexualität dabei aber völlig ausklammert. Diese wird alten Menschen einfach nicht zugestanden, obwohl es sich doch schon überall herumgesprochen haben dürfte, dass diese Personen auch noch sexuelle Bedürfnisse haben und diese auch leben, was aus verschiedensten Untersuchungen und Befragungen hervorgeht. Zudem gilt m.E. immer noch das Zitat Wolfgang Cyrans:

» Nicht die Schönheit bestimmt, wen wir lieben, sondern die Liebe bestimmt, wen wir schön finden. (Cyran u. Halhuber 1992, S. 94)

Die abwertenden Einstellungen werden v.a. auf dem Rücken der alten Frauen ausgetragen, von denen man meint, ihre Sexualität endet sozusagen mit dem Klimakterium, während es bei Männern toll und schicklich ist, bis ins hohe Alter sexuell aktiv zu sein und mit ihrer anscheinend nie versiegenden Potenz zu prahlen. Das hat zur Folge, dass die Frauen oft das Klimakterium vorschützen, um dem Geschlechtsverkehr zu entgehen, da dieser meist mit Pflichterfüllung und nicht mit Lustempfinden einherging. Jeder alte Mensch hat seine eigene Biographie, sein gelebtes und sehr oft auch bewegtes Leben, und er hat aufgrund seiner Erziehung oder aus sich selbst heraus einfach nicht mehr die Kraft, gegen falsche Normen und Werte anzukämpfen und ordnet sich daher den heute gültigen Standards in der Gesellschaft unter und bestätigt so de facto wiederum die von ihm kritisierte Gesellschaft.

Alterssexualität wird automatisch dadurch tabuisiert, dass Sexualität als Wettkampf und reine Befriedigungstechnik propagiert wird, ohne den unerlässlichen Personalbezug. Dabei haben gerade alte Menschen jene Reife und Verantwortung gegenüber dem Partner, die der jungen Generation so oft abgehen, was ja die Häufigkeit des Scheiterns von Beziehungen deutlich macht (z.B. Scheidungsraten).

Noch dazu sind der menschliche Kontakt einer Beziehung, die Stärkung des Selbstbewusstseins und dadurch das Fernhalten von Einsamkeit und Isolation jene Faktoren, die alte Menschen jung halten und ein Leben in Würde ermöglichen. Ihre Lebenserfahrung und Weisheit bietet die Chance einer sexuellen Begegnung, von der Jugendliche nur träumen können.

» Ich empfinde jetzt viel tiefer und intensiver als in jungen Jahren (Christine F., 80 Jahre). (Daimler 1991, S. 15)

18.2 Praxisbezogene Strategien im Umgang mit der Sexualität alter Menschen

Immer wieder werden Pflegepersonen in der Patientenbetreuung mit der Sexualität ihrer Klientinnen und umgekehrt konfrontiert. In manchen Fällen ergeben sich durch verbale, aber auch körperliche Zudringlichkeiten zum Teil massive Probleme für die Betreuer.

Folgende Problembereiche, die allesamt authentische Ereignisse aus der Praxis darstellen, möchte ich kurz beispielhaft darstellen (intra- und extramuraler Bereich):

Typische Ereignisse im Alltag der Betreuer (Beispiele)
- Verbale sexuelle Übergriffe zum Teil heftigster und vulgärster Art
- Aufforderung zum Beischlaf
- Sogenanntes »Begrapschen«
- Das Betrachten von Pornofilmen just zu dem Zeitpunkt, als die Pflegekraft die Wohnung betritt (extramuraler Bereich)

Diese Auflistung stellt nur einen kleinen Ausschnitt dar und erhebt keineswegs den Anspruch auf Vollständigkeit. Treten jedoch derartige Vorgänge auf, ist oftmals Rat- und Hilflosigkeit die erste Reaktion. So möchte ich überblicksmäßig ein paar Hinweise geben, die, meiner Meinung nach, wichtig für den Umgang und die Bewältigung sein können.

Ich warne aber davor, diese Tipps als eine Art Rezeptur jeder Klientengeschichte sozusagen überzustülpen, da sowohl unsere Klienten als auch wir Pflegepersonen von unterschiedlichster Art und Prägung sind. Das heißt: Die Lösung im Klientenbeispiel A kann oftmals die verkehrteste Problembewältigung im Klientenbeispiel B sein. Mögliche Lösungsansätze sind im Folgenden aufgelistet:

Mögliche Lösungen
- Direktes und klares Ansprechen der Situation bzw. der Belästigung durch die Pflegeperson
- Sich getrauen, »Nein« zu sagen; Abgrenzung; klare Grenzziehung
- Vernetzung innerhalb des Betreuungsteams
- Einholen von Rat bei einer Vertrauensperson
- Information der Leitung
- Besuch des Klienten durch eine Leitungsperson
- Wechsel der Bezugsperson
- Einstellen der Betreuung (nach Ausschöpfung aller möglicher Lösungsansätze)

---

❶ Extra betonen möchte ich nochmals, dass jeder berechtigten Abgrenzung ein empathischer und wertschätzender Umgang mit den betroffenen Klientinnen und Klienten grundgelegt werden muss. Es sollte aber nicht sein, dass Pflegepersonen als eine Art Lustobjekt missbraucht werden.

Eine weitere Hilfe sowohl für Betroffene als auch für Betreuer stellt das folgende Konzept dar, welches ich abschließend vorstellen möchte:

Der Verhaltenstherapeut Jack Annon entwickelte im Jahre 1976 das sogenannte PLISSIT-Modell, um speziell auf sexuelle Fragestellungen in der Betreuungsfunktion eingehen zu können. Ziel ist es, einerseits das Thema in professioneller Weise aufzugreifen und anzusprechen und andererseits Grenzen zu setzen, um Überreaktionen zu vermeiden. Leider dürfte dieses Modell trotz seiner Einfachheit noch zu wenig verbreitet sein. Es beschreibt schrittweise Interventionen auf dem Gebiet der Sexualität in Form eines vierstufigen Vorgehens (vgl. Aulbert u. Zech 1997):

— Permission (Erlaubnis/Duldung),
— Limited Information (Angemessene/Begrenzte Information),
— Specific Suggestions (Gezielte Vorschläge/Spezifische Empfehlungen),
— Intensive Therapy (Intensive Therapie).

▪ Erlaubnis/Duldung

Duldung beschreibt das Aufgreifen und Annehmen des Problems und eine Einstellung, die es dem Klienten ermöglicht, mit seiner Geschlechtlichkeit entkrampft umzugehen und seine Bedürfnisse zu befriedigen. Dieser Bewusstseinsbildungsprozess beruht auf unserer Einstellung und Werthaltung und muss nicht verbal formuliert werden, sondern drückt sich im Umgang mit dem Klienten aus (Wahrung der Intimsphäre, Anklopfen vor dem Betreten des Zimmers, die Aufforderung zum Eintreten abwarten …).

Es ist aber durchaus auch möglich, dass die betreuende Person dem Klienten direkt zu verstehen gibt, dass sie bereit ist, über sexuelle Belange zu sprechen (offene Frage, Unterstützungsangebot). Studien belegen, dass Klienten auf solche Aufforderungen warten und das Thema nicht von sich aus ansprechen.

▪ Angemessene/Begrenzte Information

Angemessene Information ermöglicht es dem Klienten, seine Körperfunktionen besser zu verstehen. Dies führt zu einer realistischen Erwartungshaltung und zum Abbau von Ängsten. Eigentlich sollte eine solche Information über anatomische, physiologische oder psychologische Aspekte eines Problems zur »Grundausstattung« einer Betreuungsperson gehören (Info über die Wiederaufnahme von sexuellem Kontakt nach einer gewissen Therapie, Nebenwirkungen, z.B. die Libido betreffend, …). Damit können auch Fehlvorstellungen und Wissensdefizite erkannt und abgebaut werden.

▪ Gezielte Vorschläge/Spezifische Empfehlungen

In diesem Fall gibt die betreuende Person direkte und klare Informationen, um ein sexuelles Problem einer Lösung zuzuführen, z.B. bei einer Dyspareunie (= Schmerzen der Frau beim Koitus) die Verwendung von lubrikativen Gels oder bei Kolostomien die Irrigation vor dem Geschlechtsakt. Diese Empfehlungen können auch Tipps und Ratschläge für das Verhalten gegenüber dem Partner beinhalten (z.B. auf weniger anstrengende bzw. schmerzverursachende Stellungen hinweisen).

▪ Intensive Therapie

Bei schweren sexuellen Störungen (Traumata, soziale Ängste, Konflikte etc.) ist eine gezielte therapeutische Intervention indiziert. Aufgabe der Betreuungsperson ist es, die Lage richtig einzuschätzen, die eigenen Grenzen zu erkennen und professionelle Hilfe in Form von Kontaktadressen von Experten (Sexualtherapie, Psychotherapie) anzubieten.

Schließen möchte ich mit einem Zitat aus dem Krankenpflegebuch Liliane Juchlis, in dem Sexualität wie folgt definiert wird:

> » Sexualität ist ein Lebensausdruck. Sie ist, wie alle anderen Lebensformen auch, individuell geprägt und will individuell, der jeweiligen Altersstufe und dem wechselnden Bedürfnis entsprechend, gelebt und verwirklicht werden. Jeder Mensch, ob Mann oder Frau, ob jung oder alt, Betreuer(in) oder Pflegeabhängige(r), muss über seine/ihre Sexualität selbst bestimmen können und die Möglichkeit haben, so zu leben, wie es für ihn/sie richtig und angemessen ist. (Juchli 1994, S. 475)

Grundzüge der angewandten Hygiene

Elisabeth Jedelsky

E. Jedelsky (Hrsg.), *Heimhilfe,*
DOI 10.1007/978-3-662-46106-8_19, © Springer-Verlag Berlin Heidelberg 2016

Der Begriff der »Hygiene« ist abgeleitet von dem Begriff hygieia (gr.: Gesundheit) bzw. der mythischen Figur der Hygieia, der Tochter des Asklepios, seinerseits griechischer Gott der Arzneikunst. Als Inbegriff der Gesundheit verdanken wir der Hygieia den Begriff Hygiene. Hygiene ist die Lehre von der Verhütung von Krankheiten und der Erhaltung und Festigung der Gesundheit und betrifft alle Bereiche unseres Lebens. In der Alltagssprache wird »Hygiene« synonym zu »Sauberkeit« verwendet.

19.1   Auszug aus der historischen Entwicklung

Jahrtausendelang sahen die Menschen (einschließlich der Heilkundigen) Seuchen als Gewaltakt übernatürlicher Mächte. Immer wieder sorgen jedoch Wissenschaftler für bemerkenswerte Leistungen und Weiterentwicklungen.

Der österreichisch-ungarische Geburtshelfer **Ignaz Semmelweis** (1818–1865) hatte erkannt (1847), dass das Kindbettfieber von Leichen auf die gesunde Kreißende übertragen werden kann. Als Vehikel für die Übertragung des »Krankheitsgiftes« erkannte er die Hand des Arztes, der zuerst die Autopsie bei der verstorbenen Wöchnerin ausführt und anschließend die Gebärende vaginal untersucht. Semmelweis konnte diese Übertragungskette unterbrechen: Er machte es den Ärzten zur Pflicht, sich vor der vaginalen Untersuchung die Hände mit Chlorwasser zu waschen. Diese Maßnahme senkte die Sterblichkeit an Kindbettfieber wesentlich. Er wird von der Nachwelt als »Retter der Mütter« bezeichnet.

Im Jahre 1876 konnte **Robert Koch** (1843–1910) exakt beweisen, dass der Milzbrand der Haustiere nur dann entsteht, wenn diese mit einer besonderen Spezies von Bakterien infiziert werden. Die Erkennung des Milzbrandes als Infektionskrankheit hat das »Goldene Zeitalter der Bakteriologie« eröffnet. Koch selbst identifizierte in dieser Zeit die Erreger der Tuberkulose und der Cholera.

Eine der bedeutendsten Entdeckungen in der Medizingeschichte erfolgte 1928 durch den Bakteriologen **Sir Alexander Flemming** (1881–1955). Bei einer seiner mit Schimmelpilz verunreinigten Bakterienkulturen fiel ihm auf, dass rings um den Schimmelpilz eine Zone lag, in der keine Bakterien wuchsen. Er stellte weitere Versuche an. Dieses erste entdeckte Antibiotikum heißt Penicillin und ermöglicht die Behandlung von Bakterieninfektionen.

19.2   Ökonomisch-soziologische Zusammenhänge

Der Rückgang von Infektionskrankheiten in den Industriestaaten wird auf Hygiene, bessere Ernährung und bessere Lebensbedingungen zurückgeführt. Jedoch werden die Wissenschaftler vor immer neue Herausforderungen gestellt (z.B. Aids, Ebola).

19.3   Elemente der Infektionslehre

Eine Infektionskrankheit ist eine durch Infektion mit einem Krankheitserreger hervorgerufene Erkrankung. Um diesen Vorgang besser zu verstehen, unterscheidet die Infektionslehre folgende Elemente: Krankheitserreger, Infektionsquelle, Übertragungsweg, Eintrittspforte und Empfänglichkeit.

19.3.1 **Krankheitserreger**

Die Krankheitserreger stammen entweder aus der Umwelt oder aber aus der physiologischen Standortflora des betroffenen Individuums selbst.

- Ein großer Teil der Krankheitserreger gehört zu den einzelligen Mikroorganismen, z.B. Bakterien und Pilze.
- Ein anderer Teil wird zu den subzellulären Partikeln gerechnet, z.B. Viren.
- Schließlich können auch vielzellige Organismen als Krankheitserreger in Erscheinung treten; hierher gehören die parasitischen Würmer.

- **Bakterien**

Die Vermehrung dieser Mikroorganismen erfolgt durch einfache Zellteilung. Bakterien kommen überall vor und können erwünscht oder unerwünscht sein. Erwünschte Bakterien sind Bakterien, die zur Aufrechterhaltung der Körperfunktion dienen, z.B. Darmbakterien. Der menschliche Körper ist von Bakterien besiedelt, etwa auf der Haut und im Darm. Man nennt dies Haut- bzw. Darmflora des Menschen. Sie dient dazu, den schützenden Säuremantel der Haut aufzubauen, andere gefährliche Bakterien zu verdrängen oder im Darm Nahrungsstoffe aufzuspalten und zu verdauen. Diese Bakterien sind für unser Immunsystem sehr wichtig.

Unerwünschte Bakterien sind Bakterien, die z.B. für den Verderb von Lebensmitteln verantwortlich sind oder Infektionskrankheiten auslösen, wie z.B. Salmonellen. Bakterien sind kleine Organismen, die aus einer einzigen Zelle bestehen. Aus einer Bakterienzelle entstehen durch Teilung zwei Bakterienzellen. Die Vermehrungsgeschwindigkeit (Teilungsart) hängt von der Bakterienart und den Umweltbedingungen ab. Darmbakterien teilen sich z.B. alle 30 Minuten. Lebensweise und Stoffwechsel können sehr verschieden sein. So gibt es Bakterien, die Sauerstoff benötigen (aerobe Bakterien oder Aerobier wie z.B. Salmonellen), und Bakterien, die ohne Sauerstoff auskommen (anaerobe Bakterien oder Anaerobier wie z.B. Tetanus).

Bakterien bevorzugen eine feuchte und warme Umgebung, im menschlichen Körper also etwa Wunden, Falten, Intimbereich, im Haushalt Sanitärbereich, Küche und vor allem Lebensmittel. Bei Idealbedingungen kann das Wachstum explosionsartig erfolgen. Umgekehrt gilt: Eine trockene und kühle Umgebung kann das Bakterienwachstum reduzieren, und Hitze (z.B. durchdas Abkochen) kann Bakterien abtöten.

- **Viren**

Kleinste Krankheitserreger, die keinen eigenen Stoffwechsel haben. Sie sind auf eine Wirtszelle angewiesen, um sich weiter vermehren zu können.

Für einige Viruserkrankungen werden bereits Impfungen angeboten, z.B. für Grippe, Hepatitis A und Hepatitis B, Röteln.

- **Pilze**

Auch Pilze gehören zur natürlichen Umgebung des Menschen und kommen wie die Bakterien überall vor. Normalerweise schützt uns ein intaktes Immunsystem vor ihrer unkontrollierten Ausbreitung. Erst im Falle einer Abwehrschwäche (z.B. bei Diabetes mellitus oder unter Chemotherapie) kann der menschliche Körper die Pilze nicht mehr abwehren – dann entstehen Pilzkrankheiten. Ein warmes, feuchtes und dunkles Milieu begünstigt zusätzlich das Auftreten einer Pilzerkrankung.

19.3.2 Infektionsweg

- **Infektionsquelle**

Nicht alle Krankheitserreger sind überall anzutreffen, jeder Erreger hat seine bevorzugten und typischen Aufenthaltsorte. Diese nennt man Infektionsquelle:

Beim Menschen können dies Körperflüssigkeiten wie Blut, Speichel, Nasensekret, Auswurf oder Ausscheidungen wie Stuhl, Harn und Wundsekrete sein. In der Umgebung (Haushalt) können dies z.B. die Bett- oder Leibwäsche, Bad und WC, Haustiere, verdorbene Lebensmittel oder medizinische Geräte sein.

19.3.3 Übertragungswege

Folgende Übertragungswege werden unterschieden:

- **Direkte Übertragung: Mensch–Mensch**

Tröpfcheninfektion   Durch Niesen, Husten und Sprechen verteilen sich feine Tröpfchen in der Luft mit infektiösen Material.

Direkte Schmierinfektion   Über Kontakt der Hände mit Körperausscheidungen und »Verschmieren« an den Mund.

Kontaktinfektion   Beispielsweise durch Geschlechtsverkehr.

- **Indirekte Übertragung: Mensch–Zwischenträger–Mensch**

Nahrungsmittelinfektion   Durch mangelnde Händehygiene

Infektion über blutsaugende Insekten und Ungeziefer   Nadelstichverletzungen

Indirekte Schmierinfektion   »Verschmieren« infektiösen Materials auf Gegenstände und von dort über Wunden oder den Mund des Menschen.

19.3.4 Eintrittspforten

Darunter versteht man in der Infektionslehre diejenigen Zugänge am eigenen Körper, über die ein Krankheitserreger »sich Eintritt« verschaffen kann. Auch die Eintrittspforten sind für die jeweiligen Erreger typisch, z.B. Augen, Atemwege, rissige und geschädigte Haut, Mund, Magen, Darm und Geschlechtsorgane.

19.3.5 Empfänglichkeit

Auch die Empfänglichkeit einer bestimmten Person entscheidet darüber, ob es zu einer Infektion kommt bzw. ob aus einer Infektion auch eine Krankheit wird. Folgende Faktoren beeinflussen die Empfänglichkeit:

19

Immunsystem Ein intaktes Immunsystem schützt vor den meisten Erkrankungen. Bei Stress, im Alter, bei Diabetes oder bei der Einnahme von verschiedenen Medikamenten wird das Immunsystem geschwächt, sodass es eher zu Infektionen kommt.

Latente Infektionen Darunter versteht man eine »versteckte« Infektion, d.h., eine Person ist zwar angesteckt, erkrankt aber selbst nicht an der Krankheit. Das kann insofern zu Problemen führen, da eine solche Person, ohne es wahrzunehmen, andere anstecken kann.

Der Infektionsweg kann durch folgende Maßnahmen unterbrochen werden:

19.4 Händehygiene

Unsere Haut ist ständig in Kontakt mit der Außenwelt und dadurch natürlich von zahlreichen Keimen besiedelt. Dies gilt ganz besonders für die Hände, mit denen wir immer wieder mit der Umgebung in Kontakt sind.

> **❗ Eine gute Händehygiene ist die wichtigste Maßnahme, um sich selbst und andere vor übertragbaren Krankheiten zu schützen.**

Die Händehygiene setzt sich aus vier Elementen zusammen: dem Händewaschen, der Händedesinfektion, dem Händeschützen durch Handschuhe und der Händepflege (mehrmals täglich eincremen). Die Maßnahmen werden entweder alleine oder in Kombination angewendet.

Das Händewaschen erfolgt vor Arbeitsbeginn und nach Arbeitsende, nach längeren Pausen vor reinen Arbeiten (z.B. Kochen), nach unreinen Arbeiten (z.B. Toilettenreinigung, nach dem Toilettenbesuch und bei sichtbarer Verschmutzung).

Die Hände werden mit Wasser befeuchtet, mit Flüssigseife eingerieben und gründlich verteilt; anschließend abspülen und abtrocknen mit einem Einmalhandtuch.

> **❗ Die hygienische Händedesinfektion ist die einfachste, effektivste und wichtigste Maßnahme zur Verhütung von Infektionen.**

Die Händedesinfektion ist eine wirksame und überprüfte Methode zur Keimreduktion auf der Haut und bei der Betreuung von Klientinnen dem Händewaschen vorzuziehen. Die hygienische Händedesinfektion erfolgt durch Einreiben der Hände mit einem alkoholischen Händedesinfektionsmittel über mindestens 30 Sekunden. Man sollte ca. 3 ml Desinfektionsmittel entnehmen und verreiben, bis die Hände trocken sind (mind. 30 sec). Besondere Sorgfalt ist auf die Desinfektion der Fingerkuppen, des Nagelfalzes und der Handgelenke zu legen.

> **❗ Händedesinfektionsmittel nie auf nasse Hände geben, da es zur Verdünnung des Desinfektionsmittel und somit zu einer ungenügenden Wirkung kommt.**

Grundvoraussetzungen für eine wirksame Händehygiene sind saubere, kurze und gepflegte Fingernägel. Schmuck ist generell bei der Betreuung und Pflege von Klientinnen abzulegen.

- **Handschuhe**

Sie dienen vor allem dazu, sichtbare Verschmutzung von der Haut fernzuhalten. Da Handschuhe nicht immer absolut dicht sind, reduzieren sie nur den Kontakt mit Schmutz und Krankheitserregern.

🛈 **Handschuhe dürfen daher nicht als Ersatz für Händewaschen bzw. für die Händedesinfektion angesehen werden.**

Einmalhandschuhe (Latex gepudert und ungepudert sowie Vinyl)   Diese sind bei Tätigkeiten wie Kontakt mit Ausscheidungen und Blut, Körperpflege, Intimpflege und beim Auftragen von Salben zu tragen. Die Handschuhe sind ein zusätzlicher Schutz und müssen sofort nach Beendigung der entsprechenden Tätigkeit entsorgt werden.

Gummihandschuhe (Arbeitshandschuhe)   Diese sind bei nassen Arbeiten wie Reinigen von Bad, Toilette oder Küche zu tragen. Es sind für jeden Bereich eigene Handschuhe erforderlich und nach der Verwendung zu reinigen.

19.5   Desinfektion

Desinfektion ist ein Prozess, durch den die Anzahl vermehrungsfähiger Mikroorganismen infolge Abtötung/Inaktivierung unter Angabe eines standardisierten, quantifizierbaren Wirkungsnachweises reduziert wird – mit dem Ziel, einen Gegenstand/Bereich in einen Zustand zu versetzen, sodass von ihm keine Infektionsgefährdung mehr ausgehen kann.

Zur Desinfektion verwendet man verschiedene Desinfektionsmittel, wobei immer die Einwirkzeit und Konzentration zu beachten ist. Desinfektionsmittel müssen professionell und strategisch verwendet werden. Die Anwendung von Flächendesinfektionsmittel im Haushalt ist prinzipiell zu hinterfragen.

- **Haut- und Schleimhautdesinfektionsmittel**

Beim Durchdringen der Haut (Schleimhaut), wie es bei Einstichen und bei Eingriffen geschieht, können von ihrer Oberfläche und aus ihren oberen Schichten Mikroorganismen in die Tiefe verlagert werden. Daher ist es vor Eingriffen notwendig, die Haut (Schleimhaut) entsprechend zu desinfizieren.

- **Flächendesinfektionsmittel**

Die hygienisch einwandfreie Durchführung der Hausreinigung und Flächendesinfektion im Krankenhaus und anderen medizinischen Bereichen dient sowohl der Sauberkeit als auch der Infektionsverhütung, also zum Patienten/Klienten- und Personalschutz. Die effektivste Methode der Flächendesinfektion ist die Wischdesinfektion. Auf das Versprühen von Desinfektionsmittel soll aufgrund einer möglichen Inhalation gänzlich verzichtet werden.

Fachgemäße Anwendung von Desinfektionsmitteln
- Handschuhe verwenden
- Das richtige Präparat für den jeweiligen Zweck verwenden
- Für ausreichende Lüftung sorgen
- Putzutensilien versorgen (Wischtücher rechtzeitig wechseln und täglich desinfizieren – Waschmaschine 90°C)
- Lösungen rechtzeitig wechseln (in Abhängigkeit von der Schmutzbelastung)

Wenn die Herstellung eines Desinfektionsmittels notwendig ist (nach Kontamination wie Blut, Stuhl, Harn, Erbrochenes), sind folgende Punkte zu beachten:

- kein heißes Wasser verwenden (max. 25°C), um eine Dampfentweichung zu vermeiden;
- die erforderliche Desinfektionsmittelmenge in einen Messbecher geben und anschließend mit dem Wasser vermischen, um eine eventuelle Schaumentwicklung zu vermeiden;
- kein Zusatz von Reinigern zu Desinfektionslösungen, da dadurch Desinfektionsmittel unwirksam werden können.

19.6 Sterilisation

Sterilisationsverfahren zielen auf die vollständige Reduktion aller auf oder in einem Produkt, einem Gerät oder einer Lösung enthaltenen Mikroorganismen (Viren, Bakterien, Pilze, Protozoen) und deren Sporen. Es werden physikalische (Dampf-, Heißluft-, Strahlensterilisation) und chemische Sterilisationsverfahren (Ethylenoxyd, Formaldehyd) unterschieden.

Grundzüge der Pharmakologie

Andrea Morgenbesser und Elisabeth Jedelsky

E. Jedelsky (Hrsg.), *Heimhilfe*,
DOI 10.1007/978-3-662-46106-8_20, © Springer-Verlag Berlin Heidelberg 2016

Unter Pharmakologie versteht man im engeren Sinn die Lehre von den Wirkungen der Arzneimittel am gesunden oder kranken Organismus, im weiteren Sinne auch die Wechselwirkungen zwischen chemischen Substanzen und biologischen Systemen. Der Begriff Pharmakologie leitet sich vom griechischen *pharmakon* (übersetzt: Medizin, Droge und Logos der Lehre) ab. Die Geburtsstunde der Pharmakologie als solche ist nicht genau zu ermitteln. Das erste Universitätsinstitut für Pharmakologie wurde 1847 in Dorpat von Rudolf Buchheim (1820–1879) gegründet, damit begann auch die Verselbstständigung der Pharmakologie als eigene Wissenschaft. Buchheim beschäftigte sich mit den Wirkungen von Substanzen und deren Erklärung über die chemische Struktur der Substanzen. Sein Schüler Oswald Schmiedeberg (1838–1921) übertraf ihn bei weitem an Bekanntheit und gilt als Begründer der modernen Pharmakologie.

20.1   Begriffe

Andrea Morgenbesser

- **Wirkstoffe**

Unter Wirkstoffen versteht man Substanzen, die in lebenden Organismen eine biologische Wirkung hervorrufen können.

- **Biologische Wirkung**

Als biologische Wirkung wird die Gesamtheit der durch einen Wirkstoff hervorgerufenen Veränderungen an einem lebenden Organismus bezeichnet.

- **Arzneistoffe**

Arzneistoffe sind Wirkstoffe, die zur Vorbeugung, Linderung, Heilung oder Erkennung von Erkrankungen dienen können.

- **Arzneimittel**

Arzneimittel sind zur Anwendung am Menschen oder an Tieren bestimmte Zubereitungsformen von Arzneistoffen, die dazu dienen,
- Krankheiten zu heilen, zu lindern, zu verhüten oder zu erkennen,
- Funktionen des Körpers zu erkennen,
- körpereigene Wirkstoffe oder Flüssigkeiten zu ersetzen,
- Krankheitserreger abzuwehren,
- körperliche oder seelische Zustände zu verändern.

Häufig werden Arzneimittel auch als Medikament, Präparat oder Arzneispezialität bezeichnet.

- **Wirkstärke**

Dies ist ein Maß für die Dosis bzw. Konzentration eines Arzneistoffes, die zur Erreichung einer bestimmten Wirkung nötig ist.

- **Wirksamkeit**

Bezeichnet die mit einem Arzneistoff oder Arzneimittel zu erreichende Heilung, Besserung, Linderung oder Prophylaxe einer Erkrankung.

Veranschaulichung der Pharmakokinetik und Pharmakodynamik

Stellen Sie sich vor, Sie möchten eine normale Tablette mit einem Glas Wasser einnehmen. Was passiert mit der Tablette auf ihrem Weg nach der peroralen (durch den Mund) Einnahme auf ihrem Weg durch den Körper?

Nach der peroralen Einnahme und der Beendigung des Schluckvorganges landet die Tablette zum Großteil unzerstört oder höchstens leicht aufgequollen in ihrem Magen. Dort zerfällt sie unter Einfluss von Magensäure und Enzymen (Stoffe, die Vorgänge im Körper auslösen). Etwaig vorhandener Speisebrei vermengt sich mit den Tablettenpartikeln. Dann gelangen die bereits aufgelösten Bestandteile der Tablette über das Duodenum (Zwölffingerdarm) und dann weiter in das Jejunum (Dünndarm). Im oberen Jejunum (Dünndarm) passiert die Aufnahme des Arzneistoffes durch die Schleimhaut des Darmes in das Blut, und zwar in die Pfortader (Vena porta). In diesem großen venösen Blutgefäß wird der Arzneistoff zur Leber gebracht. In der Leber geschehen viele chemische Vorgänge. Die Leber ist die »Fabrik« des Körpers. Der Arzneistoff kann unverändert weiter über den Blutkreislauf verteilt werden oder von der Leber in den eigentlichen Wirkstoff verwandelt werden. Solche Arzneistoffe nennt man auch »Prodrugs« (»Vorarzneistoffe«); oder sie werden von der Leber ohne Weitertransport in den Blutkreislauf wieder über die Gallenflüssigkeit in den Darm zurückgegeben. Wenn der Arzneistoff die Leber überstanden hat, wird er mit dem Blut weitertransportiert. Seinen Zielort (Gewebezellen, Organzellen etc.) erreicht der Arzneistoff durch Übertritt aus dem Blut ins Gewebe. An seinem Bestimmungsort verrichtet der Arzneistoff nun die gewünschte Wirkung zumeist durch Andocken an einen sogenannten Rezeptor. Ein Rezeptor ist eine Art »Schlüsselloch«, in das nur der eine Arzneistoff, quasi wie ein Schlüssel, passt (Pharmakodynamik).

Manche Arzneistoffe wirken auch durch physikalisch-chemische Vorgänge (z.B. Neutralisation von Magensäure), sie ersetzen körpereigene Stoffe (z.B. Hormone wie das Schilddrüsenhormon oder Salzlösungen zum Ersatz von verlorener körpereigener Flüssigkeit) oder durch die Hemmung von Enzymen (z.B. manche Mittel zur Behandlung von Allergien).

Nach Beendigung der Wirkung des Arzneistoffes wird dieser wieder über die Gewebe ins Blut transportiert, um dann hauptsächlich über Leber oder Nieren (Elimination) ausgeschieden zu werden.

- **Droge**

Eine Drogen kann zum einen durch Trocknung von Pflanzen oder Pflanzenteilen entstehen. Zum anderen können damit auch Rauschmittel gemeint sein.

- **Toxikologie**
− Ist die Lehre von der für Menschen und Tieren schädlichen Eigenschaften chemischer Substanzen.

- **Pharmakokinetik**

Die Pharmakokinetik befasst sich mit den Konzentrationsveränderungen von Arzneistoffen in Abhängigkeit von der Zeit. Notwendige Fragen sind in diesem Zusammenhang:
− Wo und wie rasch wird ein Arzneistoff resorbiert (in den Körper aufgenommen)?
− Wie verteilt er sich im Organismus?
− Wie verändert der Organismus die Struktur des Arzneistoffes?
− Wie, wo und wie rasch wird der Arzneistoff eliminiert (ausgeschieden)?

- **Pharmakodynamik**
− Die Pharmakodynamik ist die Lehre der Wirkungen von Arzneistoffen an den jeweiligen Wirkorten.

20.2   Arzneiformen

Andrea Morgenbesser

Arzneimittel bestehen nur sehr selten aus den Arzneistoffen allein. Es müssen zumeist sogenannte Hilfsstoffe zugegeben werden, um eine anwendungsfähige Arzneiform zu erhalten. Die Arzneiform und auch die verwendeten Hilfsstoffe nehmen einen wesentlich Einfluss auf die Wirkung des Arzneimittels und bestimmen die Art der Anwendung, die Wirkdauer, den Eintritt der Wirkung und auch die Wirkstärke.

Grundsätzlich lassen sich drei Hauptgruppen von Arzneiformen unterscheiden:
- flüssige Arzneiformen,
- feste Arzneiformen,
- halbfeste Arzneiformen.

20.2.1 Flüssige Arzneiformen

Zu den flüssigen Arzneiformen zählen Lösungen, flüssige Suspensionen und flüssige Emulsionen, die Zubereitungen zur parenteralen (unter Umgehung des Magen-Darm-Traktes) Verabreichung, Augentropfen, Inhalationen und Aerosole sowie pflanzliche Zubereitungen.

▪ Lösungen
Lösungen sind flüssige, klare Arzneiformen, die aus einem Lösungsmittel, einem oder mehreren Arzneistoffen und möglicherweise auch aus Hilfsstoffen bestehen.

▪▪ Oral anzuwendende Lösungen (werden über den Mund eingenommen)
Bei peroralen flüssigen Arzneiformen ist auf die oft kürzere Haltbarkeit zu achten. Die Dosierung oral anzuwendender Lösungen erfolgt entweder mittels
- Tee- oder Kaffeelöffel (5 ml),
- Kinderlöffel (= 10 ml),
- Esslöffel (15 ml),
- integrierten Tropfeinsätzen,
- beigepackten Messbechern oder Messlöffeln,
- des Verschlusses der Messkappe.

Wichtig ist, dass bei stark wirksamen Arzneistoffen die Dosierung genau erfolgen muss (Tropfen zählen!).

Zu den oral anzuwendenden Lösungen zählen z.B. Sirupe und Tropfen. Sirupe sind Lösungen mit einem sehr hohen Anteil an Zucker oder anderen Süßstoffen. Tropfen sind wässrige, alkoholische oder ölige Lösungen eines Arzneistoffes. Die Verabreichung erfolgt nach abgezählten Tropfen oder Millilitern.

Anwendungshinweise:

Sirupe werden meist mit einem Ess- oder Teelöffel dosiert. Bei stark wirkenden Sirupen ist zumeist ein Messlöffel oder Messbecher beigepackt, mit dem eine genaue Dosierung möglich ist.

Bei der Verabreichung von Tropfen hängt die Dosiergenauigkeit vor allem von der richtigen Handhabung der Tropfflasche und dem richtigen Abzählen der Tropfen ab. Man sollte sich vor der Anwendung durch Nachlesen vergewissern, wie die Flasche gehalten werden muss.

Durch Klopfen am Flaschenboden kann die Größe der Tropfen beeinflusst werden und damit die Dosierung ungenau werden. Tropfen lassen sich am besten mit Wasser einnehmen, auch ein schlechter Geschmack wird damit verringert.

Spül- und Gurgellösungen sollten möglichst lange mit der Schleimhaut in Kontakt bleiben. Diese Lösungen sollen nach der Anwendung ausgespuckt werden. Ein sofortiges Essen oder Trinken ist zu vermeiden.

▪▪ Parenteral anzuwendende Lösungen (Parenteralia)

Injektions- und Infusionslösungen werden direkt durch die Haut unter Umgehung des Magen-Darm-Traktes (parenteral) ins Körperinnere verabreicht. Dies erfordert große Vorsicht und Vorbereitung. Besonders ist auf Hygiene zu achten, damit keine Mikroorganismen ins Körperinnere gelangen können.

▪▪ Augentropfen, Nasentropfen, Ohrentropfen

Diese sind meist wässrig, können aber auch ölig sein und werden tropfenweise am Auge, der Nase oder den Ohren angewendet. Augentropfen dürfen nach Anbruch nicht länger als vier Wochen verwendet werden.

Augentropfen lässt man mit leicht zurückgeneigtem Kopf, den Blick nach oben gerichtet, in den Bindehautsack fallen. Danach sollte man die Augen kurze Zeit geschlossen halten. Zu beachten ist, dass durch ölige Augentropfen das Sehvermögen für einige Zeit beeinträchtigt ist.

Um Nasentropfen anzuwenden, ist der Kopf nach hinten zu neigen. Wenn möglich, sollte man vorher die Nase reinigen. Nasensprays werden mit einem Sprühstoß pro Nasenloch appliziert.

Ohrentropfen sollen bei Anwendung körperwarm sein, die Erwärmung kann durch Halten in der Hand erfolgen. Am besten können Ohrentropfen in Seitenlage der Klientinnen eingebracht werden.

▪ Flüssige Suspensionen

Unter einer Suspension versteht man eine feine Verteilung von ungelösten Feststoffteilchen in einer Flüssigkeit. Bei Suspensionen besteht die Gefahr, dass die Feststoffe sich am Boden des Behältnisses festsetzen. Vor Gebrauch müssen Suspensionen daher aufgeschüttelt werden, um eine gleichmäßige Verteilung der Feststoffe zu gewährleisten. Nur so kann die Dosierung eingehalten werden.

Insuline, die in Suspensionen vorliegen, dürfen nicht geschüttelt, sondern durch vorsichtiges Rollen in der Hand gleichmäßig verteilt werden.

Suspensionen, die peroral (über den Mund) verabreicht werden, müssen vor dem Gebrauch aufgeschüttelt werden. Danach erfolgt die Dosierung mit dem Messlöffel.

▪ Flüssige Emulsionen

Eine Emulsion ist eine feine Verteilung von zwei nicht miteinander mischbaren Flüssigkeiten, meistens Wasser und Öl, wobei die eine Flüssigkeit in der anderen verteilt ist. Bei Emulsionen besteht die Möglichkeit, dass sich die beiden Flüssigkeiten entmischen, daher müssen Emulsionen vor Gebrauch umgeschüttelt werden.

▪ Aerosole, Inhalationen

Unter Aerosolen versteht man feinste Verteilungen von festen oder flüssigen Teilchen in einem Gas. Man nennt sie auch Sprays, Vernebler oder Nebulisatoren. Inhalationsaerosole dienen zur örtlichen Behandlung der Atemwege.

Bei der Anwendung von Dosieraerosolen ist darauf zu achten, dass zuvor ausgeatmet wird, dann sollte man das Dosieraerosol mit den Lippen fest umschließen und tief einatmen, die Luft einige Zeit anhalten, dann das Dosieraerosol aus dem Mund nehmen und ausatmen.

Bei Dosieraerosolen, die Glucocorticoide (Gruppe von Arzneistoffen) enthalten, ist es wichtig, dass ein Glas Wasser nachgetrunken oder ein Bissen nachgegessen wird, um die Entstehung eines Mundsoors (Pilzerkrankung) zu vermeiden.

Bei Inhalationen werden Flüssigkeiten mit einem geeigneten Verdampfer in die gasförmige Phase übergeführt und die entstehenden Dämpfe eingeatmet.

20.2.2 Feste Arzneiformen

Zu den festen Arzneiformen gehören Pulver, Kapseln, Granulate, Pellets, Tabletten, Dragees, Puder.

- **Pulver**

Pulver sind zermahlene Arzneistoffe.

- **Kapseln**

Kapseln sind Arzneiformen, die entweder Pulver, Granulate, Pellets oder ölige Flüssigkeiten enthalten. Es gibt zwei Arten von Kapseln: die Weichgelatinekapseln, die in einem gefertigt sind, und die Hartgelatinekapseln, welche aus einem Ober- und einem Unterteil hergestellt werden.

- **Granulate**

Granulate sind Anhäufungen von Pulverpartikeln. Granulate können entweder direkt eingenommen oder zuvor in Wasser aufgelöst und dann getrunken werden. (Denken Sie an eine bestimmte Trinkkakaosorte, die in ungleich großen Bröckelchen angeboten wird; das ist ein klassisches Granulat.)

- **Pellets**

Pellets sind vollkommen runde, aus Pulvern gefertigte Kügelchen, die der oralen Anwendung dienen.

- **Tabletten**

Tabletten entstehen durch Zusammenpressen von Pulvern oder Granulaten. Tabletten sind die am häufigsten verwendete Arzneiform. Die Vorteile von Tabletten liegen in ihrer maschinellen und kostengünstigen Anfertigung, der hohen Dosiergenauigkeit, der zumeist langen Haltbarkeit sowie in der einfachen und angenehmen Einnahmemöglichkeit.

Magensaftresistent überzogene Tabletten werden mit einer Schicht versehen, die sich im sauren Mageninhalt nicht auflöst. Die Auflösung dieser Tabletten erfolgt erst im Darmbereich. Magensaftresistent überzogene Tabletten dürfen nicht geteilt, zerdrückt oder gekaut werden, es sei denn, der Hersteller gibt einen dementsprechenden Hinweis.

Brausetabletten lösen sich nach Ihrer Einbringung in Wasser sprudelnd unter Freisetzung von Kohlendioxid. Die entstehende Lösung wird dann getrunken.

Bei Unverträglichkeit der entstehenden Kohlensäure können die CO_2-Kügelchen durch Umrühren herausgequirlt werden.

Tabletten zur Anwendung in der Mundhöhle sind so gefertigt, dass sich der Arzneistoff langsam in der Mundhöhle freisetzt und dadurch entweder eine lange anhaltende lokale Wirkung (Lutschtabletten) oder eine Aufnahme des Arzneistoffes durch die Mundschleimhaut (Sublingual- und Buccaltabletten) gewährleistet wird.

Retard-Tabletten setzen Arzneistoffe zeitverzögert frei, man erreicht dadurch eine Verlängerung der Wirkung. Die Einnahme muss daher weniger oft vorgenommen werden. Retard-Tabletten dürfen nicht geteilt, zerdrückt oder gekaut werden, weil dadurch eine zu rasche Freisetzung einer hohen Dosis erfolgt.

- **Puder**

Puder besteht aus feinsten Partikelchen, die zur lokalen Anwendung auf der Haut dienen.

Eine neuere Arzneiform stellen die **transdermalen** (durch die Haut) **therapeutischen Systeme** dar, sie werden umgangssprachlich auch als »Pflaster« bezeichnet. Diese enthalten den Arzneistoff in einer Matrix eingelagert, von der aus der Arzneistoff langsam und gleichmäßig freigegeben wird. Zumeist enthalten diese Pflaster Schmerzmittel oder auch Hormone. Der Vorteil liegt darin, dass sie nach Aufbringen mehrere Tage belassen werden können.

Praxistipp

Transdermale therapeutische Systeme (»Pflaster«) sind auf eine gesunde, möglichst unbehaarte Stelle des Körpers zu kleben. Die Haut sollte vorher gereinigt und entfettet werden. Bei Fortsetzung der Therapie ist das nächste therapeutische System auf eine andere Stelle zu kleben.

Sollte sich ein solches »Pflaster« teilweise abgelöst haben, sollte man umgehend den Arzt zu Rate ziehen.

20.2.3 Halbfeste Arzneiformen

Es handelt sich dabei um salbenartige Zubereitungen und Suppositorien (Zäpfchen).

Bei salbenartigen Zubereitungen in Tiegeln ist auf absolute Sauberkeit zu achten. Am besten ist es, wenn die benötigte Menge mit einem Spatel entnommen wird und der Tiegel danach sofort wieder verschlossen wird.

20

Anwendungshinweise zur Einnahme halbfester Arzneimittel

Suppositorien und Vaginal-zubereitungen werden durch vorsichtiges Abziehen der Folie ausgepackt und dann entnommen. Die Anwendung der Suppositorien erfolgt durch Einführen ins Rektum. Zubereitungen zur vaginalen Anwendung, wie z.B. Vaginaltabletten, werden tief in die Scheide eingeführt, dort schmelzen sie oder lösen sich auf. Vaginalpräparate sollten, wenn nicht anders verordnet, vor dem Zubettgehen am Abend angewendet werden.

Klistiere werden vor der Anwendung auf Körpertemperatur erwärmt. Durch Einfetten der Klistierkanüle kann das Einführen erleichtert werden. Salben zur rektalen oder vaginalen Anwendung werden zuerst ohne Druck mithilfe des Applikationsröhrchens eingeführt. Beim Herausziehen wird dann durch Ausübung eines gleichmäßigen Drucks auf die Tube ein Salbenstrang herausgedrückt. Mundsalben sollten wegen der schlechten Haftung auf der Schleimhaut mehrmals täglich

aufgetragen werden. Bessere Haftung kann man durch vorheriges vorsichtiges Abtupfen erreichen, z.B. mit einem sterilen Tupfer der betreffenden Schleimhautstelle. Nasensalben direkt aus der Tube anwenden oder evtl. mit einem Wattestäbchen ins Nasenloch einbringen. Bei Augensalben wird ein kurzer Salbenstrang in den Bindehautsack fallengelassen. Zu beachten ist, dass durch Augensalben das Sehvermögen für einige Zeit beeinträchtigt ist.

- **Salben**

Salben sind halbfeste Arzneiformen, in denen Arzneistoffe gelöst, suspendiert oder emulgiert sein können. Sie werden zur lokalen Anwendung herangezogen.

Salben im engeren Sinn enthalten kein Wasser, d. h., sie bestehen nur aus Fett. Im Weiteren gibt es aber auch Salben, die über einen geringen Anteil an Wasser verfügen.

Salben können die Haut abdichten, d. h., die Haut kann nicht atmen, dadurch kann die Haut aufquellen und es kann zu einer Mazeration (Erweichung) der Haut kommen.

- **Cremes**

Cremes enthalten neben einer Fettphase auch Wasser. Es handelt sich dabei um Emulsionen von Wasser mit Ölen oder Fetten. Man unterscheidet Öl-in-Wasser(O/W)-Cremes und Wasser-in-Öl(W/O)-Cremes. Bei einer Öl-in-Wasser-Creme erzielt man beim Auftragen auf die Haut durch das Verdunsten des Wassers einen Kühlungseffekt.

- **Gele**

Gele sind entweder wässrige oder auch ölige Zubereitungen, die Quell- oder Geliermittel und dadurch einen halbfeste Konsistenz enthalten.

- **Pasten**

Pasten sind Salben, die einen hohen Anteil ungelöster Feststoffe enthalten und über eine ziemliche feste Konsistenz verfügen.

- **Suppositorien (Zäpfchen)**

Suppositorien sind konische Arzneiformen zur rektalen, selten auch zur vaginalen Verabreichung. Sie eignen sich besonders zur Anwendung bei Kindern und Säuglingen oder bei Bewusstlosigkeit. Da die Resorption (Aufnahme) aus diesen Arzneiformen nur sehr unsicher ist, gibt es nur wenige Arzneimittel aus der Gruppe der Arzneiformen.

20.3 Dosis

Andrea Morgenbesser

Unter Dosis versteht man die verabreichte Menge eines Arzneistoffes. Die Wirkung eines Arzneistoffes ist abhängig von der verabreichten Menge. Wird eine Dosis gewählt, die unter der minimal wirksamen Dosis liegt (Schwellenkonzentration), so bleibt die Wirkung aus. Ist die Dosis zu hoch, kommt es zum Auftreten von Nebenwirkungen oder sogar zur Vergiftung.

Durch Verabreichung einer steigenden Dosis wird auch eine steigende Wirkung erreicht, und es kann eine Dosis-Wirkungs-Beziehung erfasst werden.

Beispielsweise wird die Wirkung eines fiebersenkenden Mittels mit dem Ausmaß der Fiebersenkung erfasst. Es gibt aber auch Arzneistoffe, bei denen durch Steigerung der Dosis keine Wirkungsverstärkung erzielt werden kann. Man nennt diese Arzneistoffe »Ceiling« (= Decke im Sinne von Plafond). Ein Beispiel hierfür ist ein neuerer Wirkstoff aus der Gruppe der stark wirksamen Schmerzmittel.

20.4 Wirkungen

Andrea Morgenbesser

Die Wirkungen von Arzneistoffen können **spezifisch** oder **unspezifisch** sein.

Bei einer spezifischen Wirkung tritt der Arzneistoff mit einem Wirkort, einem sogenannten Rezeptor, im Körper in Verbindung. Die Voraussetzung für eine spezifische Wirkung ist eine bestimmte chemische Struktur des Arzneistoffs. Solche Arzneistoffe bezeichnet man auch als Agonisten oder Antagonisten. Agonisten sind Stoffe, die an einen bestimmten Rezeptor anbinden und dadurch Wirkungen auslösen. Antagonisten sind dagegen Stoffe, die ebenfalls an einen bestimmten Rezeptor binden, aber keine Wirkungen auslösen.

Unspezifisch wirkende Stoffe binden dagegen nicht an einen Wirkort an, chemisch unterschiedliche Strukturen lösen jedoch eine ähnliche Wirkung aus.

- **Wirkungsmechanismen**

Wirkungsmechanismen sind chemische und physikalische Vorgänge. Dazu gehören z.B. folgende Vorgänge:

- Hemmung von Enzymen (Stoffe, die im Körper Vorgänge auslösen),
- Veränderung der Durchlässigkeit von Membranen,
- osmotische Einflüsse,
- Neutralisation,
- Veränderung von chemischen Vorgängen in Mikroorganismen.

- **Nebenwirkungen**

Darunter versteht man neben der erwünschten Hauptwirkung auftretende Auswirkungen von Arzneistoffen. Diese Nebenwirkungen können erwünscht oder unerwünscht, schwerwiegend oder nebensächlich sein.

Man unterscheidet zwischen

— arzneistoffspezifischen, dosisabhängigen Nebenwirkungen, die bei jedem Menschen auftreten, wenn überdosiert wird, wobei genetisch bedingte Unterschiede auftreten können, und

— allergischen Reaktionen, die weitgehend dosisunabhängig und arzneistoffunspezifisch sind.

Unter Allergie versteht man eine veränderte Reaktionslage des Organismus gegen bestimmte Substanzen (Allergene). Die Voraussetzung ist ein Erstkontakt mit dem Stoff (Sensibilisierung), erst bei einem Zweitkontakt kann dann eine allergische Reaktion eintreten. Eine Allergie kann in Form einer harmlosen Hautveränderung z.B. eines Ausschlages, Hautrötung, Quaddelbildung (Flüssigkeitsansammlungen unter der Haut), Juckreiz bis hin zu einem lebensbedrohlichen Schockzustand, der mit Bronchospasmus (krampfartige Verengung der Bronchien), erhöhtem Herzschlag und Blutdruckabfall einhergeht, auftreten. Bitte beobachten Sie Ihrer Klientin genau auf etwaige Hautveränderungen oder Veränderungen des Allgemeinzustandes und melden Sie dies ihrer Vorgesetzten oder dem behandelnden Arzt.

■ **Wechselwirkungen**

Wechselwirkungen können bei der Gabe zweier oder mehrerer Arzneistoffe auftreten. Die Arzneistoffe können sich in ihren Wirkungen gegenseitig beeinflussen. Die Beeinflussung kann eine Verstärkung oder Abschwächung der Wirkung bzw. eine Verlängerung oder Verkürzung der Wirkungsdauer oder der Ausscheidung zur Folge haben. Bitte beobachten Sie Ihre Klientin genau bezüglich etwaiger Hautveränderungen oder Veränderungen des Allgemeinzustandes, und melden Sie dies Ihrer Vorgesetzten oder dem behandelnden Arzt.

Man weiß seit noch nicht allzu langer Zeit, dass Arzneistoffe auch Wechselwirkungen mit Nahrungsmitteln wie Milch, Milchprodukten, grünem Blattgemüse etc., aber auch Grapefruitsaft hervorrufen können. Bitte daher die perorale Einnahme von Medikamenten nur mit Leitungswasser durchführen.

Wechselwirkungen können bei den pharmakokinetischen (d. h. die Aufnahme, Verteilung, Umwandlung durch den Körper und die Ausscheidung von Arzneistoffen betreffenden) oder den pharmakodynamischen (wenn zwei oder mehrere Arzneistoffe am gleichen Rezeptor oder Organ angreifen) Vorgängen eintreten.

> **Praxistipp**
>
> Die Medikamentenliste Ihrer Klientinnen sollte von einer Ärztin in Zusammenarbeit mit einer Apothekerin geprüft werden.

20.5 Missbrauch von Arzneimitteln, Gewöhnung und Abhängigkeit

Andrea Morgenbesser

■ **Missbrauch von Arzneimitteln**

Von Missbrauch von Arzneimitteln spricht man, wenn Arzneimittel ohne medizinischen Grund oder in unnötig hohen Dosen eingenommen werden. Missbrauch wird zumeist mit Substanzen mit Wirkung auf das Zentralnervensystem betrieben, um das Wohlbefinden zu steigern, Unlustgefühle zu beseitigen oder eine Euphorie (Hochstimmung) zu erzeugen. Missbrauch kann aber auch mit anderen Substanzen wie z.B. mit Abführmitteln durchgeführt werden.

■ **Gewöhnung**

Gewöhnung tritt erst nach wiederholter Zufuhr eines Arzneistoffs auf. Der gewünschte Effekt kann dann nur noch mit einer Steigerung der Dosis erzielt werden. Man spricht auch von einer Toleranzerhöhung.

■ **Abhängigkeit**

Abhängigkeit ist ein Zustand, der als Folge einer wiederholten periodischen oder ständigen Einnahme eines Arzneimittels entstehen kann und zur Schädigung des Individuums führt. Ein abruptes Absetzen des Mittels führt zum Auftreten von Entzugserscheinungen (z.B. Krämpfe, Unruhe, Zittern, Schwitzen, Schlaflosigkeit).

20.6 Allgemeine Richtlinien bei der Lagerung und Handhabung von Arzneimitteln

Andrea Morgenbesser

■ **Lagerung**

Die meisten Arzneimittel sind bei Raumtemperatur (bis 25°C) aufzubewahren. Manche müssen aber auch im Kühlschrank (2–8°C) gelagert werden. Die richtige Lagertemperatur findet man im Beipackzettel oder auf der Verpackung des Arzneimittels.

Arzneimittel sind lichtgeschützt zu lagern. Man sollte Blister (rechteckige Aufbewahrungssysteme von Tabletten, aus denen diese dann einzeln durch Herausdrücken entnommen werden können), Fläschchen, Ampullen etc. immer in der Originalverpackung belassen. Zerschneiden Sie Blister nicht, jeder Blister trägt die sogenannte Chargennummer, die eine einwandfreie Identifikation ermöglicht sowie das Ablaufdatum aufzeigt. Diese Nummer und das Ablaufdatum sind aber nur einmal an einem Rand des Blisters angebracht. Wenn Sie mehrere Packungen desselben Arzneimittels haben, brechen Sie immer nur eine Packung an und öffnen erst nach Verbrauch der ersten Packung die zweite. Führen Sie keinesfalls den Inhalt von mehreren angebrochenen Packungen in eine Packung zusammen. Auch ein Umfüllen von Arzneimitteln aus den Originalverpackungen in Tiegeln oder andere Behältnisse ist nicht statthaft.

Stechampullen (z.B. Insuline, Heparin [blutverdünnendes Mittel]) müssen mit dem Anbruchsdatum versehen und innerhalb kürzester Zeit aufgebraucht werden.

Wenn möglich, lagern Sie Arzneimittel an einem gesonderten Ort, idealerweise in einem verschließbaren Kästchen.

Salben, Cremes etc. in Tuben oder Tiegeln sind nach Gebrauch sorgfältig zu verschließen. Beachten Sie bitte, diese möglichst rasch nach Anbruch zu verbrauchen. Verwenden Sie für jede Klientin immer eine eigene Salbe, Creme etc.

■ **Verfallsdatum und Entsorgung von abgelaufenen Arzneimitteln**

Das Verfallsdatum wird vom Hersteller angegeben und garantiert die volle Wirkung des Medikamentes bis zu diesem Datum. Nach Ablauf des Verfallsdatum ist zumeist mit Wirkungsminderung oder Wirkungsverlust zu rechnen. Medikamente dürfen auf keinen Fall nach dem Verfallsdatum verwendet werden, sie müssen in die Apotheke zurückgebracht werden bzw. können sie heutzutage in Haushaltsmengen mit dem Restmüll entsorgt werden. Achten Sie bei Arzneimitteln auf Verfärbungen, Bildung von Flecken und Kristallen bei Tabletten, aufgeplatzte Dragees, verklebte Weichgelatinekapseln, nicht aufschüttelbare Suspensionen, Ausfällungen (Bodensätze) und Trübungen bei Lösungen sowie Geruchsveränderungen. Sollten Sie Veränderungen bemerken, verwenden Sie dieses Arzneimittel nicht mehr und fragen Sie den Apotheker um Rat.

■ **Gebrauchsinformation (Beipackzettel)**

Diese gibt Auskunft über Zusammensetzung, die Eigenschaften, die Indikationen (Gründe, warum ein Arzneimittel eingenommen wird), Anwendungsweise, Dosierung, Neben- und Wechselwirkungen, Kontraindikationen (Gründe, warum ein Arzneimittel nicht eingenommen werden darf), spezielle Hinweise, Darreichungsform, Packungsgrößen und Lagertemperatur des Medikamentes. Die Gebrauchsinformation ist jedem Arzneimittel beigepackt.

20.7   Exkurs Generika

Andrea Morgenbesser

Die Entwicklung eines Arzneimittels von der Entdeckung des Arzneistoffs bis zur Markteinführung dauert mehrere Jahre und ist mit beträchtlichem finanziellen Aufwand verbunden. Arzneimittel sind daher durch Patente vor Nachahmung geschützt. Nach Ablauf des Patentschutzes darf dann der Arzneistoff von jeder pharmazeutischen Firma, die dazu berechtigt ist, verwendet und in Form eines Arzneimittels auf den Markt gebracht werden. Man bezeichnet diese Nachahmerpräparate auch als Generika. Generika enthalten somit denselben Wirkstoff wie das ursprüngliche Präparat, jedoch zumeist über eine andere Galenik (= Herstellungsrezeptur) und Hilfsstoffe und sind, weil die hohen Entwicklungskosten entfallen, günstiger.

20.8   Ätherische Öle – eine Gabe der Natur

Elisabeth Jedelsky

Bleiben Sie einen Moment lang stehen, wenn Sie an einem blühenden Rosenstrauch vorbeigehen. Atmen Sie den süßen Duft ein, halten Sie inne und genießen Sie das Gefühl des Wohlbefindens. Sie haben gerade Aromatherapie erlebt. Aufzeichnungen zufolge haben Alchimisten und Heiler bereits vor 5000 Jahren einen Weg gefunden, diese vergänglichen Düfte der Pflanzen und somit auch deren Kräfte in Flaschen zu bannen. Diese kostbaren Essenzen bezeichneten sie als ätherisch.

Ätherische Öle sind die Seele der Pflanzen und in den verschiedensten Pflanzenteilen wie Blüten, Blättern, Früchten, Fruchtschalen, im Harz, im Holz, der Rinde oder in den Wurzeln eingelagert. Ätherische Öle sind Energieträger und Energiespeicher, und sie können uns vor Krankheiten schützen.

Die Aromatherapie – hier werden »Aromen«, also ätherische Öle verwendet – gehört zu den ältesten Heilmethoden der Menschheit. Die Ägypter der Pharaonenzeit verwendeten vor allem Zimt- und Zedernöl sowie die ätherischen Öle von Dill, Basilikum und Koriander in der Kosmetik und für Heilzwecke, aber ebenso für die Mumifizierung ihrer Toten. Auch bei Chinesen und Indern war die Kunst der Destillierung von ätherischen Ölen schon lange

Tipps für die Anwendung

- Ätherische Öle nur mit Zustimmung der Klientinnen anwenden.
- Bezüglich Kontraindikation ist vor der Anwendung von ätherischen Ölen mit der diplomierten Gesundheits- und Krankenschwester oder dem Hausarzt Rücksprache zu halten.
- Ätherische Öle sind Konzentrate und sollten niemals unverdünnt angewendet werden, da sie Haut- und Schleimhautreizungen hervorrufen können.
- Ätherische Öle sollten lichtgeschützt und kühl aufbewahrt werden. Die Behältnisse zur Aufbewahrung sollten möglichst genau passend sein.
- In der Duftlampe verwendet, darf das Wasser-Öl-Gemisch niemals heiß werden. Das ätherische Öl sollte langsam verdunsten und nicht verdampfen.
- Baden ist die schönste Anwendung von ätherischen Ölen. Da sich Öle nicht mit Wasser vermischen, kann ein hautschonendes Obersbad selbst zubereitet werden: 5–10 Tropfen ätherisches Öl mit 2–3 Esslöffel Obers verrühren und ins Badewasser geben. Der natürliche Emulgator Obers dient dabei als »Rückfetter« und verhindert das Austrocknen der Haut.

»Kleopatra-Bad«
1 Esslöffel Olivenöl vermischen mit 2 Esslöffel grobem Meersalz sowie mit ätherischem Öl. Maximal 10 Tropfen für ein Vollbad. Das Badewasser beim Einlaufen drüberrinnen lassen. So erreichen Sie eine optimale Verteilung im Badewasser. Jedoch bitte Vorsicht: Auf der Wanne entsteht durch das fette Olivenöl ein Fettfilm, und es herrscht daher Rutschgefahr!
Für die Massage können hochwertige Öle mit ätherischen Ölen angereichert werden. Als Trägeröle eignen sich vor allem unraffinierte, kaltgepresste Öle wie z.B. Mandelöl, Jojobaöl, Weizenkeimöl oder Johanniskrautöl.

---

bekannt. Dieses Wissen geriet jedoch in Vergessenheit und tauchte erst im 10. Jahrhundert bei arabischen Ärzten wieder auf. Die Kreuzritter brachten diese duftenden Essenzen nach Europa. Im 19. Jahrhundert wurden die ätherischen Öle nach und nach von chemischen Heilmitteln verdrängt. Auf der Suche nach ganzheitlich ausgerichteten Heilmitteln steigen heute das Interesse und die Nachfrage nach Naturheilkunde und Aromatherapie immer mehr an.

- **Einige Beispiele aus der Vielzahl der ätherischen Öle und ihre Wirkung**

Erfrischend und belebend Lemongras, Zitrone, Grapefruit, Rosmarin, Pfefferminze, Eukalyptus, Basilikum, Wacholder, Zirbelkiefer etc.

Entspannend und ausgleichend Lavendel, Melisse, Kamille, Orange, Rosenholz, Jasmin, Sandelholz, Zedernholz, Ylang-Ylang, Majoran etc.

Konzentrationsfördernd Bergamotte, Basilikum, Rosmarin, Bitterorange etc.

Ätherische Öle werden entweder durch Kaltpressung, durch Wasserdampfdestillation oder durch Extraktion gewonnen.

Die Anwendung von ätherischen Ölen ist vielfältig. Man kennt sie in Duftlampen, der Sauna, in Bädern, heißen und kalten Kompressen, Sitzbädern, Fußbädern, bei der Inhalation, in Körperölen und in der Kosmetik. Weitere Anwendungsmöglichkeiten für ätherische Öle sind im Haushalt z.B. Lavendelkissen für den Kleiderschrank gegen Mottenbefall und im natürlichen Insektenschutz bei Pflanzen, Tieren und Menschen gegeben. Die ätherischen Öle können auch direkt auf ein sauberes Taschentuch geträufelt werden und geben von da ihren Duft frei.

20

20.9   Tee – mehr als »nur« ein Genuss

Elisabeth Jedelsky

Die Geschichte des Tees basiert auf vielen Legenden. Sicher ist eigentlich nur, dass das Ursprungsland des Tees China ist. Europa erhielt den ersten Tee durch die Niederländer, die ihn 1610 in Japan eingekauft hatten. Um 1635 wurde das Getränk in Frankreich bekannt, danach in Russland. Erst 1650 war Tee in England zu haben, zu dieser Zeit konnten ihn sich jedoch nur die Reichen leisten.

Es gibt geografisch verschiedene Anbaugebiete, Teepflanzen, unterschiedliche Produktionsmethoden, wechselnde Jahreszeiten – die Sorten- und die Geschmacksvielfalt des Tees ist sehr groß. Der Geschmack des Tees selbst ist neben objektiven Kriterien, wie Qualität des Tees und des Wassers, der Teemenge und der Ziehzeit, auch von subjektiven Faktoren wie z.B. von der eigenen Stimmung abhängig. Die gleiche Teesorte kann täglich anders schmecken.

- **Schwarzer Tee**

Schwarzer Tee ist ein fermentierter Blatt-Tee des Teestrauches.

Nach Wasser ist schwarzer Tee sowohl das beliebteste als auch das am weitesten verbreitete Getränk der Welt. Um einen duftenden, schmackhaften Tee zu erhalten, brauchen Sie beste Teequalität, gutes Wasser und ein paar Minuten ungeteilte Aufmerksamkeit.

- ■ **Zubereitung**
  - Die Teekanne vorwärmen
  - 1 gestrichener Teelöffel pro Tasse
  - Wasser aufkochen und sprudelnd über die Teeblätter gießen
  - Ziehzeit: zur Anregung 2 Minuten; zur Beruhigung 5 Minuten

- **Grüner Tee**

Grüner Tee ist nichtfermentierter Tee. Die Blätter behalten ihre grüne Farbe, und der Aufguss ist sehr hell. Durch den Nachweis seines gesundheitlichen Wertes in jüngster Zeit erfreut sich nun auch der Grüne Tee steigender Beliebtheit. Sehr wichtig ist jedoch die richtige Zubereitung, damit der Grüne Tee sein Aroma entfalten kann.

- ■ **Zubereitung**
  - Die Teekanne vorwärmen
  - 1 gestrichener Teelöffel Grüner Tee pro Tasse
  - Kochendes Wasser etwas abkühlen lassen und Teeblätter übergießen
  - Ziehzeit: 2–3 Minuten. Die Kennerin verwirft den ersten Aufguss

- **Früchtetee**

Früchtetees sind im eigentlichen Sinne gar keine Tees. Sie werden lediglich ähnlich zubereitet und genossen. In Österreich ist Früchtetee aber der beliebteste und meistgetrunkene Tee.

- ■ **Zubereitung**
  - Früchte mit Wasser zusammen aufkochen und von der Herdplatte nehmen
  - Ziehzeit: 10–20 Minuten

- **Kräutertee – Blatt-Tees**

Kräutertees sind nicht nur sehr gesund, sondern werden auch immer mehr getrunken. Das Wissen ob ihrer Wirksamkeit ist oft sehr alt.

■■ **Zubereitung**
- Wasser aufkochen und etwas abkühlen lassen
- Blätter zerteilen, so können sie ihr ganzes Aroma entfalten
- Anschließend mit heißem Wasser übergießen
- Ziehzeit: 5–10 Minuten zugedeckt ziehen lassen
- Wenn die Kräuter länger im Wasser verbleiben, wird der Tee dunkler und schmeckt intensiver

Viele Teeliebhaber trinken Tee nicht allein aus therapeutischen Gründen, sondern um ihr Lebensgefühl zu stärken: Sie sehnen sich nach Harmonie, Ausgeglichenheit und Zufriedenheit.

> **Praxistipp**
>
> Wechseln Sie die Kräutertees ab, das bringt andere Geschmäcker und ist bekömmlicher.

Tees für therapeutische Zwecke, wie z.B. Abführtee, sind nur nach ärztlicher Anordnung zu verabreichen.

Grundzüge der Ernährungslehre und Diätkunde

Christina Kejik-Hopp

E. Jedelsky (Hrsg.), *Heimhilfe*,
DOI 10.1007/978-3-662-46106-8_21, © Springer-Verlag Berlin Heidelberg 2016

Durch eine bewusste Lebensweise und gesunde Ernährung lassen sich Krankheitsrisiken verringern und wesentliche Beiträge zu Gesundheit und Wohlbefinden leisten. Dogmatismus ist bei der Beurteilung gesunder Ernährung jedoch fehl am Platz, denn die »gesunde Ernährung« an sich gibt es nicht. Es ist weder notwendig, bestimmte Lebensmittel strikt zu vermeiden, noch, andere in übertrieben großen Mengen zu konsumieren. Auch die Einteilung in »gute« oder »schlechte« Lebensmittel nutzt wenig. Bei »gesunder« Ernährung kommt es vielmehr auf die Dosierung an, gleichgültig, ob es sich um Fett, Alkohol, Salz oder Zucker handelt.

21.1   Ernährung und Gesundheit

Unter gesunder Ernährung versteht die Ernährungswissenschaft eine Kostzusammenstellung, die den Körper mit allen notwendigen Nährstoffen versorgt. Dazu gehört das richtige Verhältnis an den brennwertliefernden Nährstoffen Eiweiß, Fett und Kohlenhydraten, an Vitaminen, Mineralstoffen und Spurenelementen sowie an Wasser und den – nicht lebensnotwendigen – Duft-, Würz- und Ballaststoffen. Eine gesunde Ernährung ist jedoch trotz des heutigen breiten Angebots an Lebensmitteln keine Selbstverständlichkeit.

Eine unausgewogene Ernährung kann eine Reihe von Erkrankungen hervorrufen oder fördern. Dazu zählen z.B. Übergewicht, Herz-Kreislauf-Erkrankungen, Diabetes mellitus (Zuckerkrankheit), Bluthochdruck und Gicht. Nährstoffmängel können darüber hinaus weitere Gesundheitsstörungen begünstigen. So ist ein Calciummangel eine der Ursachen der Osteoporose, die zunehmend bei älteren Menschen auftritt. Unterversorgungen mit Spurenelementen führen zu Beeinträchtigungen des Immunsystems. Auch psychische Faktoren stehen mit Übergewicht in Verbindung, seelische und körperliche Probleme beeinflussen Essgewohnheiten und Nahrungsauswahl.

21.2   Nahrung und Inhaltsstoffe

Der menschliche Körper benötigt Energie, um zu leben (Grundumsatz) und um geistiger und körperlicher Arbeit nachkommen zu können (Leistungsumsatz). Die Energiezufuhr erfolgt durch die energieliefernden Nährstoffe in den Lebensmitteln, durch Kohlenhydrate, Eiweiß und Fette.

■ **Kohlenhydrate**
Kohlenhydrate sollten mit ca. 55% den Hauptanteil an der täglichen Ernährung ausmachen. 1 g Kohlenhydrate liefert 4 kcal. Gehirn und Muskelzellen benötigen als Energiequelle Traubenzucker (mind. 10%), der bei der Verdauung der Kohlenhydrate im Stoffwechsel entsteht.

Bei den Kohlenhydraten werden Einfachzucker (Traubenzucker), Zweifachzucker (Haushaltszucker) und Vielfachzucker (z.B. Stärke) unterschieden. Diese Kohlenhydratarten unterscheiden sich in ihrer Aufnahmegeschwindigkeit. Ein- und Zweifachzucker (v.a. Zucker und zuckerhaltige Lebensmittel) werden schnell resorbiert. Die Energie steht dem Körper schneller zur Verfügung, die Sättigung ist jedoch nur von kurzer Dauer. Die Energie aus stärkehältigen Lebensmitteln, z.B. in Reis, Getreide, Kartoffeln und Gemüse, wird langsamer aufgenommen, das Sättigungsgefühl ist besser und länger anhaltend. Zudem stellen stärkehaltige Lebensmittel dem Körper zusätzlich Vitamine, Mineralstoffe und auch Ballaststoffe zur Verfügung. Ballaststoffe sind unverdauliche Bestandteile der Nahrung, die das Nahrungsvolumen vergrößern und gut sättigen.

 Da Ballaststoffe zum Quellen Flüssigkeit benötigen, ist es wichtig, bei Ballaststoffaufnahme auf ausreichende Flüssigkeitszufuhr zu achten.

- **Eiweiß**

1 g Eiweiß liefert 17 kJ/4 kcal. 20 verschiedene Aminosäuren bauen das körpereigene Eiweiß auf. Von diesen sind 8 »essentielle« (unentbehrliche, lebensnotwendige) Aminosäuren, die der Körper nicht selbst aufbauen kann. Sie müssen daher mit der Nahrung zugeführt werden. Neben den essentiellen Aminosäuren gibt es auch nichtessentielle Aminosäuren. Sie können vom Körper selbst aus anderen Aminosäuren auf- bzw. umgebaut werden. Eiweiß ist ein wichtiger Baustoff im menschlichen Körper und sollte 10–15% der täglichen Ernährung ausmachen. Tierische Lebensmittel wie Eier, Fisch, Fleisch und Milchprodukte haben eine höhere biologische Wertigkeit (sie liefern ein Eiweiß, das dem menschlichen Körpereiweiß sehr ähnlich ist), enthalten aber auch Cholesterin. Um eine optimale Versorgung mit den essenziellen Aminosäuren zu gewährleisten, sollten weniger tierische als pflanzliche Lebensmittel gegessen werden. Pflanzliche Eiweißlieferanten sind z.B. Sojaprodukte, Hülsenfrüchte, Getreide und Reis.

- **Fette**

Fette sollten ungefähr 35% der Energiezufuhr darstellen, das sind ungefähr 70–80 g pro Tag. Fette sind wichtige Energielieferanten. 1 g Fett liefert 9 kcal (im Vergleich liefern Kohlenhydrate und Eiweiß je 4 kcal/g). Fett ist Träger von Geschmacks- und Geruchsstoffen und wichtig zur Aufnahme der fettlöslichen Vitamine A, D, E und K. Fette bestehen aus Fettsäuren. Es existieren eine Reihe von Fettsäuren mit unterschiedlicher chemischer Struktur. Diese Unterschiede sind für die Eigenschaften eines Fettes (z.B. fest oder flüssig) verantwortlich. Man unterscheidet gesättigte Fettsäuren (v.a. in tierischen Fetten wie Butter oder Schmalz enthalten), einfach ungesättigte Fettsäuren (z.B. Olivenöl, Rapsöl), mehrfach ungesättigte Fettsäuren (in Maiskeimöl, Sonnenblumenöl und Kürbiskernöl) und Omega-3-Fettsäuren (in Hering, Makrele, Lachs). Alle ungesättigten Fettsäuren und die Omega-3-Fettsäuren haben einen positiven Einfluss auf den Cholesterinspiegel und vermindern Arterienverkalkung.

- **Wasser ist Leben**

Wasser ist ein nichtenergieliefernder Nährstoff. Seine Aufgaben sind der Transport von Nährstoffen und die Aufrechterhaltung der richtigen Körpertemperatur (Schutz vor Überhitzung und Unterkühlung), Wasser dient als Lösungsmittel für Nährstoffe und Baustoff im Körper (der menschliche Organismus besteht zu ca. 60% aus Wasser). Ohne Aufnahme von Flüssigkeit aus Getränken oder wasserreicher Nahrung würde der Mensch bereits nach 2–4 Tagen in Lebensgefahr schweben, während er mehrere Wochen ohne Essen überleben könnte. Getränke sind idealerweise energiefrei bzw. energiearm. Optimal ist Wasser als Trinkwasser, aus der Leitung oder in Form von Mineralwasser. Fruchtsäfte (100%) enthalten Vitamine und Mineralstoffe, jedoch auch Energie aus (bis zu 10%) freiem Zucker. Deshalb ist es sinnvoll, sie verdünnt mit Wasser zu konsumieren. Fruchtsaftgetränke und -nektare sind mit Wasser verdünnt und mit Zucker (manchmal auch Süßstoff) gesüßt. Sie sind ebenso wie gesüßte Limonaden, Cola-Getränke und Eistee nicht zum Durstlöschen geeignet.

- **Vitamine**

Vitamine sind nichtenergieliefernde Nahrungsbestandteile. Unterschieden wird zwischen wasserlöslichen Vitaminen (wie Vitamin C, die B-Vitamine, Folsäure, Niacin sowie die Pantothensäure) – und den fettlöslichen Vitaminen (Vitamine A, D, E und K).

- **Mineralstoffe**

Mineralstoffe sind auch nichtenergieliefernde Nahrungsbestandteile. Sie sind u.a. Baustoffe unseres Skeletts (Calcium, Phosphat) und Bestandteile von Enzymen.

21.3   Seniorinnenernährung und Lebensstil

Die Menschen werden immer älter. Bessere Lebensführung, bessere Hygiene und v.a. eine bessere Ernährung sind die wichtigsten Gründe dafür. Mit zunehmendem Alter verändert sich der Körper nicht nur äußerlich, auch seine Bedürfnisse sind andere. Diesen sollte auch in Bezug auf die Ernährung Rechnung getragen werden.

Die Gesundheit und das Wohlbefinden älterer Menschen lassen sich durch Veränderungen des Lebensstils und des Essverhaltens positiv beeinflussen. Deshalb ist es wichtig, über veränderte Bedürfnisse des Körpers und die Anforderung an die Ernährung in den späteren Lebensjahren Bescheid zu wissen.

Ältere Menschen haben einen verminderten Energieverbrauch. Sie benötigen daher weniger energiereiche Nahrung, dafür aber mehr Vitamine und Mineralstoffe. Gemüse und Obst gehören daher ebenso auf den Speiseplan wie Fisch und fettarmes Fleisch. Milchprodukte liefern Calcium, das Knochen und Zähne festigt, sollten aber fettarm sein. Bei Einnahme von Medikamenten besteht ein erhöhter Vitamin-B1-Bedarf. Vitamin B1 ist wichtig für die Funktion von Gehirn, Nerven und Muskeln und ist besonders in Vollkornprodukten enthalten, die überdies auch sehr reich an Ballaststoffen sind. Da sich Vollkornprodukte oft nur mühsam kauen lassen, sind Produkte aus Vollkornflocken und fein vermahlenem Vollkornmehl eine praktische Alternative. Da bei älteren Menschen vielfach der Geschmackssinn nachlässt, kann von den vier Geschmacksqualitäten (süß, sauer, salzig und bitter) oft nur noch Süßes geschmeckt werden. Ausreichende Flüssigkeitsaufnahme ist für die gesunde Ernährung alter Menschen wichtig. Auf ausreichende Trinkmengen sollte umso mehr geachtet werden, da im Alter das Durstgefühl nicht mehr so stark ausgeprägt ist. Mindestens 2 l sollten täglich getrunken werden, auch wenn kein Durstgefühl vorhanden ist.

5-mal am Tag Gemüse und Obst! Gemüse und Obst sind die wichtigsten Quellen für Vitamine und sekundäre Pflanzenstoffe, sie sind zudem energiearm und sättigen gut (nährstoffdichte Lebensmittel). Sie gehören zu jeder Mahlzeit. Folsäure ist auch im Alter ein kritisches Vitamin. Es steckt reichlich in grünen Gemüsearten wie Brokkoli, Spinat und Endiviensalat. Um die Vielfalt der Inhaltsstoffe optimal zu nutzen, sollte Abwechslung herrschen (rot, orange, gelb, grün, blau – je bunter, desto besser). Bei Gemüse und Obst sollte auf Saisonware verwiesen werden, um umweltschädliche Transporte und Nährstoffverluste durch lange Lagerung zu vermeiden. Jedoch darf der Hinweis auf saisongerechte Auswahl nicht dazu führen, dass im Winter weniger Gemüse und Obst gegessen wird. Wintergemüse (Weißkraut, Chinakohl, Feldsalat, Blumenkohl), Zitrusfrüchte, Tiefkühlware und lagerfähiges Obst (Äpfel, Birnen) sind gute Alternativen. Der Vitamingehalt von tiefgekühltem Gemüse entspricht weitgehend dem frischer Ware. Tiefkühlgerichte mit viel Rahm, Mehl oder Zucker sind jedoch eine schlechte Alternative. Hülsenfrüchte sind pflanzliche Eiweißquellen, die zudem noch alle Vorteile von Gemüse mit sich bringen. Sie ergänzen das in Getreide und Fleisch enthaltene Eiweiß besonders gut. Keimlinge von Getreide und Hülsenfrüchten sind vitamin- und mineralstoffreich und deshalb eine gute Ergänzung.

21.4 Ernährung im Alter – zehn Goldene Regeln

Energiebedarf Je nach körperlicher Leistung sind täglich 2000–2200 Kalorien (kcal) erforderlich. Im Vergleich zum jungen Menschen sinkt der Energiebedarf im Alter um 20–30%.

Eiweißbedarf Im Alter steigt der Bedarf an Eiweiß, da zur Regeneration der Körperzellen vermehrt Eiweiß notwendig ist. Empfiehlt man in jüngeren Jahren den Verzehr von 0,8–1 g Eiweiß pro kg Körpergewicht, so steigt der Bedarf im Alter auf ca. 1,2 g pro kg Körpergewicht täglich. Da tierisches Eiweiß vom Körper besser verwertet werden kann, sollte das Eiweiß mindestens zu 30% tierischer Herkunft sein.

Fettbedarf Die täglichen Mindestmengen an Fett sollten nicht größer als 1 g je kg Körpergewicht sein. Butter und Pflanzenöle sind am besten verträglich. Zu fette Nahrung stört die körperliche und geistige Vitalität. Übergewicht erhöht die Gefahr von Kreislauferkrankungen und verkürzt die Lebenserwartung. Achtung: Viele Lebensmittel enthalten »versteckte« Fette (Fleisch, Käse)!

Kohlenhydratbedarf Stärke, Zucker und Zellulose sind Kohlenhydrate. Zucker ist ein schnellerer Energiespender als Stärke; dafür hält Stärkeenergie länger an. Zellulosefasern sind zwar unverdaulich, aber als Ballaststoffe zur Verdauung unbedingt notwendig. Ein Übermaß an Kohlenhydraten wird als Fettansatz gespeichert. Mit Honig und Obst kann man sich das Alter am verträglichsten »versüßen«. Vorsicht vor zu viel Süßigkeiten, Gebäck und süßen Getränken! Rund 55% der Nahrung sollte aus Kohlenhydraten bestehen. Bei weniger als 10% (über einen längeren Zeitraum) leidet die Gehirnfunktion.

Mineralstoffe und Spurenelemente Spurenelemente und Mineralstoffe sind für den Stoffwechsel erforderlich. Sie erhöhen die Vitalität und die Widerstandskraft. Sie sind vorwiegend in Käse (niedrige bis mittlere Fettstufen), Gemüse, Salaten, Kartoffeln, Obst und Fruchtsäften enthalten. In Haferflocken befindet sich das wichtige Magnesium. Mit Salz sparen – es kann zum erhöhten Blutdruck beitragen! Würzen mit Küchenkräutern ist gesünder und abwechslungsreicher.

Vitamine Besonders im Alter braucht der Körper reichlich Vitamine. Eine gemischte, abwechslungsreiche Kost mit viel frischem Gemüse und Obst hilft, den Vitaminbedarf zu decken.

Vielseitigkeit und Abwechslung Abwechslung im Speisezettel bringt nicht nur eine Freude für den Gaumen, sondern beugt auch der gefährlichen Einseitigkeit vor. Ballaststoffreiche Lebensmittel, wie Kartoffeln, geraspeltes Gemüse, Vollkornbrotsorten sind für eine geregelte Verdauung wichtig. Besser fünf kleine als drei große Mahlzeiten täglich.

Alkohol In den Lebensratschlägen von 100-Jährigen kommt immer wieder das »tägliche Gläschen Wein« vor. Es stimmt: Ein Gläschen Wein oder Bier verbessert die Durchblutung, regt den Appetit an und fördert den Stoffwechsel. Achtung: Maßhalten ist besser als die Maß halten. Alkoholische Getränke sind Kalorienbomben!

Mangel macht krank   Falsche Ernährung im Alter ist gefährlich. Sie kann z.B. zu einer schmerzhaften Entkalkung der Knochen führen. In der täglichen Ernährung sind Milchprodukte, Gemüse und Obst zu bevorzugen. Sie versorgen den Körper mit dem notwendigen Eiweiß, den Vitaminen und Mineralstoffen. Aber nicht nur der Mangel macht krank, sondern auch Krankheiten führen zu Mangel. Im Alter zehrt jede Krankheit am Eiweißbestand des Körpers und verzögert dadurch die Genesung. Deshalb ist auf eine Eiweiß- und vitaminreiche Nahrung zu achten (Quelle: Deutsche Gesellschaft für Ernährung [DGE] 2000).

Diabetes mellitus

Manuela Milly

E. Jedelsky (Hrsg.), *Heimhilfe*,
DOI 10.1007/978-3-662-46106-8_22, © Springer-Verlag Berlin Heidelberg 2016

Diabetes mellitus ist eine chronische Stoffwechselstörung, die zu einem erhöhten Blutzucker führt. Zuckerkrankheit oder Diabetes mellitus (DM) teilt sich primär in zwei Gruppen: Typ 1 und Typ 2. Bei DM Typ 1 ist aufgrund des Insulinmangels die Zufuhr von Insulin unbedingt notwendig. DM Typ 2 tritt deutlich häufiger auf und ist eine Kombination aus eingeschränkter Insulinproduktion und Insulinresistenz, d.h., der Körper kann durch Störungen an den Insulinrezeptoren das Insulin nur eingeschränkt verarbeiten. Die Therapie bei DM Typ 2 setzt sich aus Bewegung, Ernährung und Medikamenten (Tabletten, Insulin oder in Kombinationen von beiden) zusammen.

22.1   Bewegung

Ziel ist die Steigerung jeder Form von Bewegung! Sie macht den Körper wieder sensibel für Insulin und unterstützt die Gewichtsreduktion. Für Menschen mit eingeschränkter Beweglichkeit ist sie auch im Sitzen mit Hanteln oder Thera-Band® möglich.

22.2   Ernährung

Die Ernährung unterscheidet sich nicht grundlegend von allgemeinen Empfehlungen. Ziel sind täglich drei Hauptmahlzeiten, von denen jede einen Kohlenhydrat-Anteil enthalten muss. Bei Übergewicht steht die Fettreduktion im Vordergrund. Zwischenmahlzeiten sind nur bei Therapie mit lang wirksamen Mischinsulinen sinnvoll.

Die Berechnung von Broteinheiten ist nur notwendig, wenn sie vom Arzt angeordnet wurde. Der Glykämische Index zeigt an, wie rasch der Blutzucker ansteigt:

- Traubenzucker, Honig, Limonade, Fruchtsäfte, Weißbrot »schießen« ins Blut (hoher Glykämischer Index), der Blutzucker steigt dadurch sehr rasch an;
- Kartoffeln, Reis, Teigwaren, Mischbrot »fließen« ins Blut;
- Joghurt, Hülsenfrüchte, Vollkornprodukte »tropfen« ins Blut (niedriger Glykämischer Index) – aufgrund des langsamen Blutzuckeranstiegs sind diese Lebensmittel zu bevorzugen;
- Verarbeitungsgrad von Lebensmitteln beeinflusst den Blutzucker, auch erhöhen Kartoffeln den Blutzucker langsamer als Kartoffelpüree, Stückobst langsamer als Kompott.

> 🛈 **Therapieziel ist die Vermeidung von hohen Blutzucker-Werten nach der Mahlzeit. Dies kann durch die Auswahl der Lebensmittel beeinflusst werden.**

Zucker war früher verboten, heute ist er in »verpackter« Form (z.B. im Kuchen) vertretbar. In Kaffee oder Tee soll er weiterhin nicht verwendet werden.

Lebensmittel mit Zuckeraustauschstoffen (z.B. Fruchtzucker) erhöhen den Blutzucker und weisen meist einen höheren Fettgehalt auf. Sie bringen keine Vorteile.

Der Fruchtzucker im Obst erhöht den Blutzucker, die Menge soll ein Stück oder bei Beeren eine Hand voll betragen. Es ist sinnvoll, Obst sofort nach der Mahlzeit zu essen (Ausnahme bei Notwendigkeit von Zwischenmahlzeiten).

Fruchtsaft – auch wenn er ohne Zuckerzusatz ist – erhöht durch den Fruchtzucker ebenso wie Limonade sehr rasch den Blutzucker. Geeignet sind hingegen Wasser (geschmacklich variiert mit Zitrone oder einem Rosmarinzweig) und Tee. Light-Getränke sind mit Süßstoffen hergestellt und haben keinen Einfluss auf den Blutzucker.

Salzgebäck ist aufgrund des Kohlenhydrat-Anteils und der Kalorien ungünstig.

22.3 Hypoglykämie

Es handelt sich dabei um ein akutes Ereignis, das per Definition bei einem Blutzucker von unter 50 mg/dl vorliegt. Anzeichen treten bereits bei höherem Blutzucker auf. Bei Therapiebeginn kann es – aufgrund der lange Zeit vorher bestehenden hohen Werte – bereits bei höherem Blutzucker zu Anzeichen kommen, die unbedingt zu beachten sind! Hypoglykämien sind im Rahmen der Diabetestherapie nicht immer zu vermeiden.

22.3.1 Anzeichen

Sie sind vielfältig und von der hormonellen Gegenreaktion und vom Zuckermangel im Gehirn gekennzeichnet:

Schweißausbruch, Blässe, Zittern, weiche Knie, Herzklopfen, Nervosität, Unruhe, Kribbeln der Lippen, Pelzigkeitsgefühl um den Mund, Wirkung auf die Umgebung wie bei Trunkenheit, Heißhunger, Konzentrations-, Koordinations-, Sprach- oder Sehstörungen (z.B. Doppelbilder), Kopfschmerzen, Aggressivität, Clownerie, Krampfanfälle, Bewusstseinstrübung bis zur Bewusstlosigkeit (selten beim DM Typ 2).

Hypoglykämien in der Nacht zeigen sich durch Albträume, unruhigen Schlaf, Verschwitztsein, Kopfschmerzen, Abgeschlagenheit und erhöhten Blutzucker am Morgen. Erkannt werden sie durch stichprobenartige Blutzucker-Messungen um ca. 3.00 Uhr.

22.3.2 Ursachen

Ernährung Eine Mahlzeit kann eine Ernährung mit zu geringem Kohlenhydrat-Anteil (z.B. Salat ohne Brot) oder eine zu lange Pause zwischen Insulininjektion bzw. Tabletteneinnahme und Essen führt zu einem Blutzuckerabfall.

Alkohol Alkohol führt zur verzögerten Magenentleerung und zur Einschränkung der Zuckerproduktion des Körpers.

Bewegung Auch »Alltagsbewegung« wie der Waschtag, ein Ausflug oder sexuelle Aktivität erhöht den Energieverbrauch daher sinkt der Blutzucker ab.

Erbrechen und Durchfall Aufgrund der fehlenden Kohlenhydrate und je nach Wirkdauer der Medikamente besteht das Risiko einr Hypoglykämie über mehrere Stunden.

Fehler bei der Insulintherapie Bei der Therapie mit Insulin können die Dosierung (z.B. doppelte Injektion, falscher Abstand zwischen Injektion und Mahlzeit, zu kurze Zeit zwischen zwei

Injektionen) oder die Spritztechnik (milchiges Insulin nicht vermischt, rascherer Wirkeintritt durch Erwärmung der Injektionsstelle, z.B. durch Massieren der Spritzstelle) Ursachen für Hypoglykämien sein.

Fehler bei der Medikation   Bei Einnahme von Tabletten, die die Insulinproduktion anregen, können die doppelte Einnahme, die zu lange Zeit zwischen Einnahme und Mahlzeit oder Wechselwirkungen mit anderen Medikamenten (z.B. Schmerzmedikamente) Ursachen sein. Die Dosierung der Medikamente ist bei Gewichtsreduktion oder bei Absetzen (z.B. von Kortison) anzupassen.

22.3.3 Maßnahmen

Bewusstlosigkeit tritt zwar selten auf, hier sind aber unbedingt Erste-Hilfe-Maßnahmen einzuleiten und der Notarzt zu verständigen.

Diabetikerinnen lernen bei der Schulung, bei Anzeichen zuerst 1–2 Broteinheiten rasch wirksame Kohlenhydrate, die den Blutzucker schnell erhöhen, zuzuführen, dann den Blutzucker zu messen und – wenn er niedrig war – langsam wirksame Kohlenhydrate zu essen.

> ❗ Eine Broteinheit erhöht den Blutzucker um ca. 50 mg/dl. Rasch wirksame Kohlenhydrate sollen sich immer in »Griff-Nähe« (z.B. beim Bügelbrett, in der Hand-/Hosentasche) befinden.

Rasch wirksame Kohlenhydrate
- Traubenzucker (1 Broteinheit = 2 Plättchen) wird bei trockener Mundschleimhaut schlecht aufgelöst, evtl. in etwas Flüssigkeit auflösen
- Haushaltszucker (1 Broteinheit = ~3 Stück Würfelzucker oder 2 Beutel Zucker)
- Honig (1 Broteinheit = 15 g) wird sehr rasch resorbiert und auch von dementen Klienten angenommen
- Fruchtsaft (1 Broteinheit = ~1/8 l)
- Coca-Cola, Fanta etc. (1 Broteinheit = ~1/8 l)
- Flüssigzucker (erhältlich in Apotheken, gut geeignet zur Mitnahme)

Mittellangsam wirkende Kohlenhydrate, die einen neuerlichen Abfall des Blutzuckers vermeiden, sind Semmel (~2 Broteinheit) oder ein Joghurt (250 ml ~1 Broteinheit).

Lange wirksame Kohlenhydrate sind Vollkornprodukte oder fettreiche Lebensmittel. Sie sind bei lang wirkendem Insulin oder Retard-Tabletten notwendig, um ein neuerliches Absinken zu vermeiden.

> ❗ Nicht geeignet als Erstmaßnahme sind: Schokolade (zu hoher Fettanteil), Light- und Diätlimonaden (enthalten Süßstoff), Vollkornprodukte, Milch und Milchprodukte sowie fettreiche Nahrung wie Butterbrot.

Die Nachkontrolle des Blutzuckers soll nach ca. zwei Stunden und – wenn ein lange wirksames Insulin bzw. Retard-Tabletten genommen werden – über mehrere Stunden hinweg erfolgen.

Dokumentation und Ursachenforschung helfen, Hypoglykämien zukünftig zu vermeiden. Wenn diese häufig oder mit einem bestimmten Muster (z.B. um ca. 10.00 Uhr, jeden Dienstag) auftreten, ist dies mit dem Hausarzt zu besprechen. Bei Erbrechen und/oder Durchfall sind, falls die Injektion bereits erfolgt ist, über mehrere Stunden die Zufuhr von flüssigen Kohlenhydraten und die mehrmalige Blutzucker-Messung notwendig.

22.4   Hyperglykämie

Ab wann ein erhöhter Blutzucker besteht, ist vom mit dem Hausarzt vereinbarten Zielbereich abhängig, der Alter, Diabetesdauer und evtl. Komplikationen berücksichtigt.

! **Zwischen dem letzten Essen und der Blutzucker-Messung sollen zwei Stunden Pause liegen (Essen sind auch Fruchtsaft, Obst oder die – nicht zuckerfreie – Süßigkeit).**

22.4.1 Anzeichen

Anzeichen sind sehr individuell und können bei Menschen mit höheren Blutzucker-Werten fehlen: Durst, trockener Mund, Abgeschlagenheit, Müdigkeit, Sehstörungen, Verwirrtheit durch Flüssigkeitsmangel, Übelkeit, Bauchschmerzen etc.

Schlechte Wundheilung, häufiger Harndrang, Juckreiz, trockene Haut, Infektionen oder ungewollte Gewichtsabnahme sind Hinweise auf dauerhaft bestehende hohe Werte und bedürfen einer Therapieanpassung.

22.4.2 Ursachen

Ernährung   Zu hohe Kohlenhydrat-Zufuhr oder fettreiche Lebensmittel, die den Blutzucker lange hoch halten; das letzte Essen liegt kürzer als zwei Stunden zurück.

Bewegung   Anstieg, wenn Bewegung z.B. aufgrund eines Gipsbeins nicht möglich ist.

Stress, Ärger   Die Stresshormone bedingen einen – eher kurzzeitigen – Anstieg.

Defekte Geräte   Defekte Geräte wie Pen, Messgerät oder mangelhafte Injektionstechnik.

Medikamente   Tabletten/Insulin wurden nicht oder in der falschen Dosis genommen; Einnahme- bzw. Injektionszeitpunkt stimmt nicht; falsche Dosierung durch falsche Verordnung/ Abgabe (Insulinzusammensetzung, andere mg bei Tabletten). Aber auch Medikamente können den Blutzucker erhöhen (z.B. Kortison oral verabreicht oder infiltriert).

Vorangegangene Hypoglykämie   Diese führt durch die Gegenregulation (den »Selbstschutz« des Körpers bei niedrigem Blutzucker durch Ausschüttung der vom Körper produzierten Glukose) und durch die Zufuhr von Kohlenhydraten zu hohen Werten.

Auch eine Erkrankung, Entzündungen oder Gewichtszunahme erhöhen den Insulinbedarf.

22.4.3 Maßnahmen

Primär gilt es, Ruhe zu bewahren und die Ursache zu erforschen. Wenn ein hoher Blutzucker bei Klientinnen, die immer hohe Werte haben, auftritt, ist dies keinesfalls ein bedrohliches Ereignis. Die Fachaufsicht ist zu informieren.

Maßnahmen bei einmalig hohem Wert
- Flüssigkeit zuführen (Wasser, zuckerfreie Getränke).
- Blutzucker-Messungen, über den Tag verteilt.
- Bei einmalig hohem Wert körperliche Anstrengung meiden. Bei höheren Blutzuckerprofilen ist bis zu einem Blutzucker von ca. 250 mg/dl leichte Bewegung (z.B. Spaziergang am Gang) möglich.

Bei mehrmalig hohem Wert ist ein Kontakt mit der Fachaufsicht und dem Hausarzt (Therapieanpassung, Infektabklärung) notwendig.

Grundzüge der Ergonomie, Mobilisation, Ergotherapie und Physiotherapie

Veronika Litterak und Karin Traintinger-Kunz

E. Jedelsky (Hrsg.), *Heimhilfe,*
DOI 10.1007/978-3-662-46106-8_23, © Springer-Verlag Berlin Heidelberg 2016

Die Lebensqualität der Klientinnen zu verbessern oder zu erhalten ist oberstes Ziel der professionellen Unterstützung von pflege- und hilfsbedürftigen Menschen. Um dies zu erreichen, sollte die Zusammenarbeit zwischen Ärztinnen, Therapeutinnen, Krankenschwestern, Pflegehelferinnen und Heimhelferinnen einen ständigen Austausch beinhalten. In ihrer dreijährigen Ausbildung lernen Physiotherapeutinnen u.a. die physikalischen Gesetzmäßigkeiten des menschlichen Körpers im Berufsalltag optimal auszunutzen, folglich ergonomisch arbeiten zu können. Diese Arbeitsweise sollte im Bereich der Betreuung ebenso angewandt werden.

23.1   Ergonomie

Der Begriff Ergonomie wurde 1857 erstmals von dem aus Polen stammenden Wojciech Jastrzebowski verwendet. Der Wortstamm kommt aus dem Griechischen und setzt sich aus *ergos* (Arbeit) und *nomos* (Regel/Gesetz) zusammen. Ergonomie meint also die Wissenschaft von der Gesetzmäßigkeit menschlicher Arbeit.

Die ergonomische Arbeitsweise stellt eine unverzichtbare Methode zur Sicherung der Arbeitsqualität und der Arbeitsfähigkeit der Heimhelferin dar, um eine optimale Betreuung der Klientinnen erreichen zu können. Alle Alltagsbewegungen bzw. -handlungen sollten überlegt und in ihrer Durchführbarkeit optimiert werden.

23.2   Ergotherapie

Der Begriff Ergotherapie kommt aus dem Griechischen und setzt sich aus den Wörtern *ergon* (Werk) und *therapeia* (Dienst, Behandlung) zusammen.

Die Ergotherapie wird von der behandelnden Ärztin oder Fachärztin verordnet. Sie findet ihre Anwendung in vielen medizinischen Bereichen wie in der Neurologie, Pädiatrie, Geriatrie und Psychiatrie. Menschen mit neurophysiologischen, motorisch-funktionellen, sensomotorisch-perzeptiven und psychosozialen Störungen werden behandelt.

Die Zielsetzung ist die Erhaltung, Wiederherstellung und Anpassung der funktionellen Leistungsfähigkeit im Alltag sowie im Berufsleben. Die Umsetzung erfolgt durch handwerkliche, gestalterische und spielerische Maßnahmen, die die funktionellen Fertigkeiten beinhalten. Außerdem wird im sogenannten ADL-Training (ADL = activities of daily life) der Ablauf von Alltagsbewegungen im Speziellen geübt.

Kann eine Funktion durch die bestehende Beeinträchtigung nicht wiederhergestellt werden, sucht die Ergotherapeutin nach Kompensationsmöglichkeiten. Dies kann durch Hilfsmittel, aber auch durch das Erlernen neuer Bewegungsmuster erfolgen. Außerdem liegt einer der Schwerpunkte auf der Schulung der Wahrnehmung, da durch sie das Einholen von Informationen über den eigenen Körper und über die Umwelt geschieht und dies die Voraussetzung für jede Bewegung ist.

23.3   Physiotherapie

Der Begriff Physiotherapie kommt aus dem Griechischen und setzt sich aus den Wörtern *physis* (Natur) und *Therapeia* (Dienst, Behandlung) zusammen. Physiotherapie heißt also die Verwendung natürlicher Einflüsse und Reize zur Krankenbehandlung und orientiert sich an den physiologischen Funktionen.

Die Physiotherapie wird von der behandelnden Ärztin oder Fachärztin verordnet. Sie findet ihre Anwendung in allen medizinischen Bereichen, z.B. in der Inneren Medizin, der Gynäkologie, der Orthopädie, der Chirurgie, der Pädiatrie, der Geriatrie, der Neurologie usw.

Ziele der Physiotherapie können u.a. Schmerzlinderung bzw. -aufhebung, Verbessern bzw. Erhalten von Funktionen, Verhindern von Komplikationen (Prophylaxen), Verbesserung der Atmung, Verbesserung der Leistungsfähigkeit, Verbesserung der Ausdauer und der Muskelkraft sein. Die Behandlung nutzt die physiologischen Gegebenheiten des menschlichen Körpers aus und versucht durch die verschiedenen Maßnahmen positive, zum Ziel führende Reaktionen auszulösen. Die Hilfsmittelversorgung sowie gegebenenfalls die Anleitung des Pflege- und Betreuungspersonals und der Angehörigen gehört ebenfalls zum Aufgabenfeld der Physiotherapeutin.

23.4 Rehabilitation

Der Begriff Rehabilitation kommt aus dem Mittellateinischen (*rehabilitatio* = Wiederherstellung). Medizinische und soziale Rehabilitation bedeutet die Wiedereingliederung ins Berufs- und Privatleben. Auch bei bleibender eingeschränkter Leistungsfähigkeit ist das Ziel, die Betroffenen so gut es geht in die Gesellschaft zu reintegrieren.

23.5 Mobilisation

Die Mobilisation der Klientinnen im Rahmen ihrer Möglichkeiten anzupassen ist Hauptziel bzw. Gesamtziel der Rehabilitation.

Der Begriff Mobilisation umfasst zum einen den Aufbau von Leistungen nach Ruhigstellung bzw. Schonung, zum anderen jede Art von selbstständigem Handeln bzw. Fortbewegen. Eventuelle Einschränkungen in der Belastungsdauer oder -intensität müssen im Einzelnen von der behandelnden Ärztin festgelegt werden.

23.6 Ergonomische Arbeitsweise – am Beispiel von Morbus Parkinson

Die Parkinson-Krankheit zählt zu einer der häufigsten fortschreitenden neurologischen (das Nervensystem betreffenden) Erkrankungen, die v.a. bei älteren Menschen häufig auftritt. Es handelt sich um eine Störung im Hirnstamm des Zentralnervensystems (Gehirn), genauer in der Substantia nigra des Mittelhirns sowie anderen Kernkomplexen des Hirnstamms. Symptomatisch kommt es zur Verlangsamung der Bewegung (Hypokinese), schließlich zur Bewegungsarmut bzw. Bewegungslosigkeit (Akinese), zu einem Zittern in Ruhe (Tremor) und zur Steifheit der Muskulatur (Rigor). Bei der Kombination der drei genannten Symptome spricht man von der Trias.

23.6.1 Die Symptome von Morbus Parkinson im Speziellen

Hypo- und Akinese Verlangsamung (Hypokinese) bzw. Bewegungsarmut und -losigkeit (Akinese)

Tremor Zittern und Schütteln von Körperteilen

Rigor Steifheit der Muskulatur: Beim passiven Durchbewegen der Gelenke kommt es zu Widerständen (Zahnradphänomen).

Störungen der Haltungsregulation und der Körperhaltung in allen Positionen Vor allem im Sitz und im Stand werden diese Probleme sichtbar. Bei der Wirbelsäule kommt es zu krankhaften Veränderungen.

Störung des Bewegungsantriebes und sogenannte Starthemmung Die Motivation zur Bewegung ist oft erheblich eingeschränkt. Bei Beginn einer Bewegung bedarf es einer gewissen Anlaufzeit bis sie ausgeführt werden kann

Einschränkung der motorischen Reaktionsfähigkeit und der Gleichgewichtsreaktionen Die adäquate Reaktion, z.B. beim Stolpern, kann erheblich verlangsamt sein.

Schwierigkeiten beim Transfer Probleme beim Lagewechsel bzw. bei Bewegungsübergängen

Veränderung des Gangbildes Die Schrittlänge ist meist zu klein, die Spurbreite zu schmal, das Tempo verlangsamt. Das Gehen auf schiefer Ebene, das Wechseln der Unterstützungsfläche (von Parkett auf Teppich, von Asphalt auf Rasen etc.) und der Richtungswechsel können erhebliche Probleme bereiten.

Einschränkung in der Feinmotorik Alltagsfunktionen wie Essen, An- und Ausziehen usw., aber auch das Ausüben von Hobbys kann beeinträchtigt sein.

Schmerzen und Kontrakturen Durch die Einschränkungen der Bewegungen können die Gelenke versteifen, dies kann zu Schmerzen führen.

Kreislaufregulationsstörungen Die Betroffenen leiden oft unter einem niedrigen Blutdruck und fühlen sich dadurch müde und schlapp. Bei zu schnellem Lagewechsel kann sich dies problematisch äußern und zu großem Schwindel führen.

Störungen der Atemfähigkeit Da die Atmung ein motorischer Vorgang ist, kommt es auch hier zur funktionellen Beeinträchtigung, die Betroffenen sind eher kurzatmig.

Störungen des Sprechens und Schluckens Durch die genannten Atemprobleme kommt es zur Veränderung der Sprechgeschwindigkeit (zu hoch) und zu einer rauchigen, hauchenden und leisen Stimme.

Veränderung der Mimik Die Betroffenen wirken durch die gestörte Gesichtsmuskulatur zunehmend ausdruckslos (Salbengesicht).

Veränderung der Psyche Die Betroffenen sind durch ihre erheblichen Einschränkungen und dem geminderten Antrieb oft sehr deprimiert. Der andauernde und sichtbare Tremor (oft an den Händen, am Kopf oder an den Beinen) macht vielen zu schaffen. Durch die beeinträchtigte Psyche kann die motorische Situation noch verschlimmert sein.

Durch Beobachtung vieler Patientinnen und durch die Erprobung weiterer Behandlungstechniken entwickelte sich so das Bobath-Konzept als empirisches Behandlungskonzept. Unterstützt wurde Berta Bobath durch ihren Mann, Dr. Karel Bobath, der den praktischen Erfahrungen seiner Frau die neurophysiologischen Hintergründe geben konnte.

Ganz bewusst nannten die Bobaths ihre Erfahrungen und Therapiemöglichkeiten Konzept und nicht Methode. Es handelt sich nicht um Übungen oder vorgeschriebene Techniken, vielmehr unterliegt es der ständigen Entwicklung und Anpassung, lässt Freiraum für Variationen, individuelle Möglichkeiten und Grenzen einer Patientin und nicht zuletzt für die Übertragung der Idee in die heutige Zeit, mit immer fortschreitender Entwicklung des wissenschaftlichen Hintergrundes. Der Schwerpunkt liegt im Verständnis für die Komplexität der Behinderung und im Verständnis für die sich daraus ergebenen Zusammenhänge.

23.10 Die Feldenkrais-Methode

Die Feldenkrais-Methode ist nach ihrem Entwickler und Begründer, dem Physiker Dr. Moshe Feldenkrais benannt. In den 40er-Jahren verschlimmerten sich die Schmerzen seiner in früheren Jahren beim Fußball erworbenen Knieverletzungen. Um diese zu mildern, machte er sich seine Bewegungen bewusst und experimentierte mit ihnen. Schließlich konnte er sich ein neues, schmerzfreies Gangbild aneignen. Seine Erkenntnis daraus war, dass der Weg der Veränderung und des Lernens nur über die sensomotorische Eigenwahrnehmung der bestehenden Bewegung erfolgen kann.

Schließlich begann Moshe Feldenkrais seine Entdeckungen mit Bekannten und Freunden auszuprobieren und erschuf daraus die Lernmethode Feldenkrais.

Unser Selbstbild entsteht durch unser Sinnesempfinden, unser Fühlen, unser Denken und unser Bewegen. Durch das Bewusstmachen des eigenen Tuns können Veränderungen auf körperlicher, geistiger und seelischer Ebene stattfinden. Laut Feldenkrais ist »Lernen für den Menschen das Wichtigste« (Feldenkrais 2004). Durch »unser« Bewusstmachen erhalten wir die Fähigkeit, unser Handeln in allen Bereichen des Lebens zu belassen oder zu verändern.

Kinaesthetics

Martina Taschner

E. Jedelsky (Hrsg.), *Heimhilfe,*
DOI 10.1007/978-3-662-46106-8_24, © Springer-Verlag Berlin Heidelberg 2016

Wenn ein Mensch einen anderen körperlich unterstützt, achtet er in der Regel lediglich auf die Durchführung der geplanten Aktivität. Die Frage, wie Lernprozesse des anderen Menschen beeinflusst werden, wird meist nicht gestellt. Das führt dazu, dass eine noch so gut gemeinte Hilfe eine erlernte Abhängigkeit bewirkt und mehr Probleme verursacht, als sie lösen kann. Kinasthetics führt hingegen zur Achtsamkeit in Bezug auf eigene Bewegungen.

Der Begriff Kinaesthetics kann mit »Kunst, Wissenschaft der Bewegungswahrnehmung« übersetzt werden. Das Wort ist eine Kombination der beiden griechischen Wörter *kinesis* (Bewegung) und *aesthesie* (Wahrnehmung).

Kinaesthetics basiert auf der Erfahrung und Wahrnehmung der eigenen Bewegung. Es führt zu einer erhöhten Achtsamkeit für die eigene Bewegung in alltäglichen Aktivitäten.

24.1   Die Wirkung

Grundlage jeder Lebensaktivität ist Bewegung. Sämtliche menschlichen Funktionen sind nur mit Bewegung denkbar. Solange wir leben, bewegen wir uns ununterbrochen. Atmen, Essen und Trinken, Ruhen und Bewegen, Kommunizieren – alles ist mit Bewegung verbunden.

In den meisten Pflegehandlungen sind wir damit beschäftigt, mit anderen Menschen Bewegungs- und/oder Fortbewegungsaktivitäten zu gestalten. Wir unterstützen sie beim An- und Auskleiden, bei der Nahrungsaufnahme, beim Drehen im Bett von einer zur anderen Seite, beim Aufsetzen, beim Weg in einen Rollstuhl oder auf einen Sessel. Oder wir helfen ihnen, ein paar Schritte zu gehen.

Wenn ein Mensch einen anderen unterstützt, legt er in den meisten Fällen die Achtung nur auf die Durchführung der geplanten Aktivität z.B. auf die Unterstützung beim Weg in den Rollstuhl mit besonderer Achtung auf die Sicherheit. Die Frage, wie Lernprozesse des anderen Menschen beeinflusst werden, wird meist nicht gestellt und beantwortet. Das führt dazu, dass eine noch so gutgemeinte Hilfe eine erlernte Abhängigkeit bewirkt und mehr Probleme verursacht, als sie lösen kann.

Die Sensibilisierung der Bewegungswahrnehmung kann aber bei Menschen jeden Alters einen wertvollen Beitrag zur Gesundheits-, Entwicklungs- und Lernförderung leisten. Kinaesthetics hilft, neue Bewegungsmöglichkeiten im Alltag und Beruf zu entdecken und arbeitsbedingte Rückenschmerzen, Verspannungen oder andere körperliche Beschwerden anzugehen.

Bei der Begleitung und Pflege von Neugeborenen, alten Menschen, Behinderten, Patienten zeigt sich die Wirkung von Kinaesthetics stets in einem doppelten Sinn:

Es kann zu erstaunlichen Fortschritten bei den pflegebedürftigen Menschen führen und fördert auch die Gesundheit der pflegenden Person.

Nicht nur für den Einzelnen ist die Auseinandersetzung mit dem Thema von Vorteil, sondern jeder Arbeitgeber kann davon profitieren, die Mitarbeiter werden gezielt gefördert, die Arbeitszufriedenheit steigt durch mehr Selbstverantwortung und praktische Kompetenz.

24.2   Die Geschichte von Kinaesthetics und die theoretischen Grundlagen

Auf der Grundlage seines Studiums der Verhaltenskybernetik bei K.U. Smith und seines Interesses für Tanz beschrieben der amerikanische Forscher F. Hatch und seine Lebensgefährtin L. Maietta in den 80er-Jahren des 20. Jahrhunderts die Grundkonzepte von Kinaesthetics.

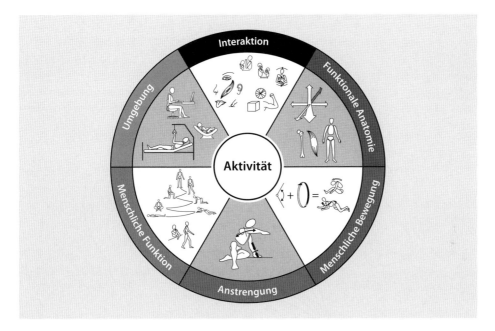

◘ Abb. 24.1   Das Konzeptsystem

Gemeinsam mit Suzanne Schmidt, Christel Bienstein, Heidi Bauder, Rosemarie Suter und anderen wurde das Programm Kinaesthetics in der Pflege entwickelt.

Die wissenschaftlichen Grundlagen von Kinaesthetics sind in der Kybernetik, der Lehre von den Wechselwirkungen in Steuerungsprozessen, zu finden und in der Feedback Control Theorie von Smith. Er erkannte die Bedeutung von Rückmeldeschlaufen und zirkulärer Prozesse für die Entwicklung, das Lernen und Verhalten des Menschen. Auch die Forschungsarbeiten der Biologen H. Maturana und F.J. Varela und von H. von Förster beeinflussten das Denken und Forschen in Kinaesthetics.

24.3   Das Kinaesthetics-Konzeptsystem

Im Mittelpunkt des Kinaesthetics-Konzeptsystems stehen alle menschlichen Aktivitäten (◘ Abb. 24.1). Dieses Werkzeug dient dazu, Bewegungserfahrung beobachten und beschreiben zu können. Die Fragen sollen Denkanstöße zur Beobachtung der eigenen Bewegung geben.

24.3.1   Konzept Interaktion

Dieses Konzept bildet die Grundlage des Konzeptsystems. Es geht um die Wechselbeziehung zwischen mehreren Menschen, aber auch um die Beziehung zwischen den einzelnen Teilen eines Lebewesens (◘ Abb. 24.2).

Die fünf Sinne des Menschen ermöglichen uns, Information von außen aufzunehmen. Alle Sinne brauchen Bewegung, um zu funktionieren. Das hier als 6. Sinnessymbol dargestellte kinaesthetische Sinnessystem vermittelt dem Mensch Informationen über sein Körperinneres.

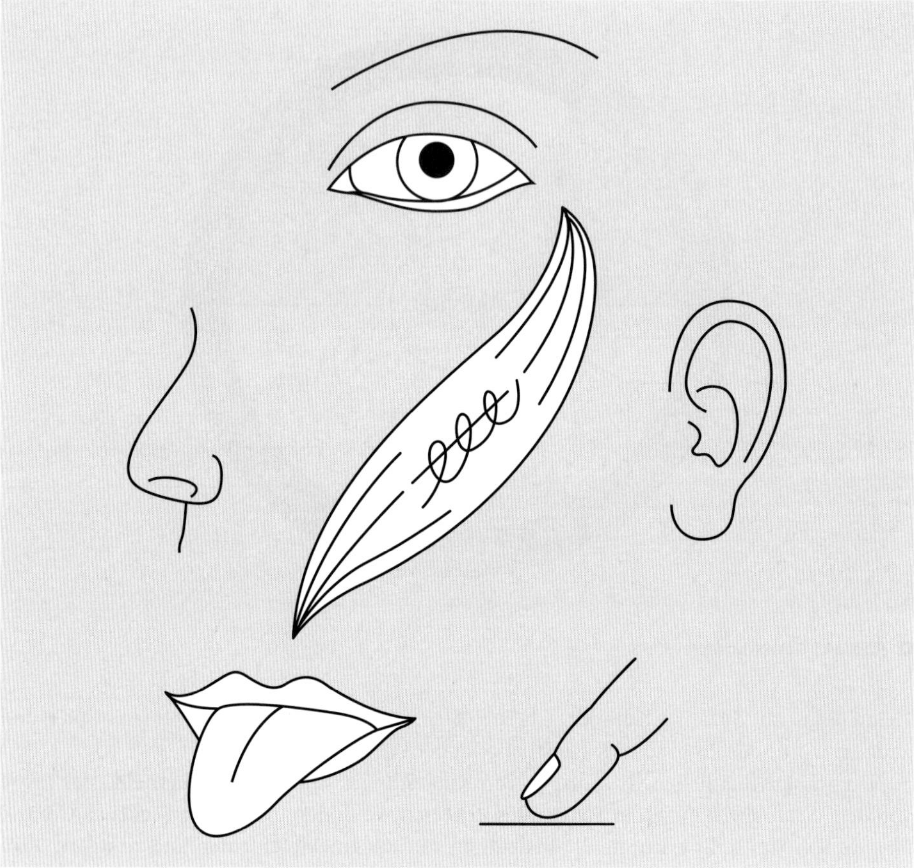

◘ Abb. 24.2   Das Konzept Interaktion

Diese Rezeptoren dienen der Wahrnehmung von Schmerz, Muskelspannung, Vibration und der Stellung der Körperteile zueinander (◘ Abb. 24.3).

Mit welchen Sinnen nehme ich mich und die Umwelt wahr?

Um nun aber Aktivitäten auszuführen, braucht es einen gewissen Raum, Zeit und Anstrengung (◘ Abb. 24.4). Diese drei Bewegungselemente beeinflussen sich gegenseitig. Es wird zwischen inneren und äußeren Bewegungselementen unterschieden.

Mit welcher Geschwindigkeit, Anstrengung und welchem Bewegungsspielraum gestalte ich meine Aktivitäten?

In einer zwischenmenschlichen Interaktion treffen zwei Zeit-Raum-Anstrengungs-Systeme aufeinander. Durch die Art des Zusammenspiels ergeben sich drei verschiedene Interaktionsformen, die sich durch unterschiedliche Führen-Folgen-Prozesse unterscheiden. Bei der gleichzeitig-gemeinsamen Interaktion entsteht ein einziges fließendes Bewegungssystem. Schrittweise Interaktion zeichnet sich durch ein Nacheinander des Führen-Folgens und der Anpassung aus. In der einseitigen Interaktion liegt die Führung bei einem Partner, eine Anpassung auf Reize des anderen findet nicht statt.

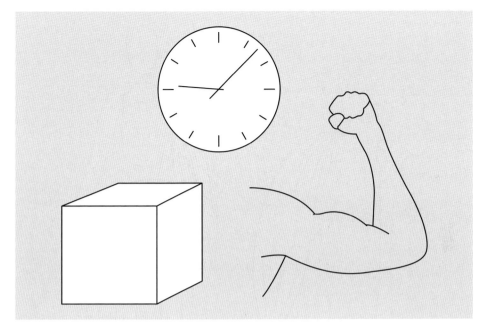

☐ **Abb. 24.3** Bewegungselemente

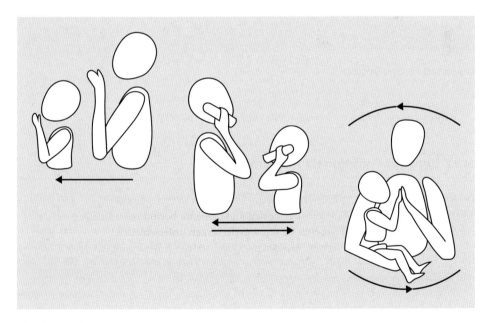

☐ **Abb. 24.4** Interaktionsformen

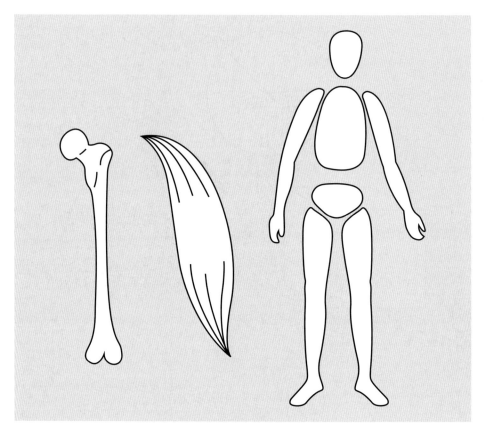

◘ Abb. 24.5   Knochen/Muskeln; Massen/Zwischenräume

Achte ich darauf, dass mein Gegenüber die Situation mitgestalten kann?

24.3.2 Konzept Funktionale Anatomie

Bei diesem Konzept geht es um die Art und Weise, wie wir unsere Anatomie zur Verrichtung von alltäglichen Aktivitäten nutzen. Die Knochen als stabile, form- und schutzgebende Struktur, die Gewicht tragen können, und die Muskeln als instabil erfahrbar sind am einfachsten zu unterscheiden. Als Massen sind die stabilen Teile beschrieben, während die weichen, sensiblen, für die Bewegung zuständigen Körperanteile, Zwischenräume genannt werden (◘ Abb. 24.5 und ◘ Abb. 24.6).

Wie kann ich meine Knochen und Muskeln einsetzen? Kann ich die einzelnen Massen fortlaufend nacheinander bewegen?

Orientierung beschäftigt sich mit der Steuerung des Gewichtes im Körper und damit, wie unsere Körperteile Einfluss darauf nehmen.

Kann ich den Gewichtsverlauf in meinem Körper spüren?

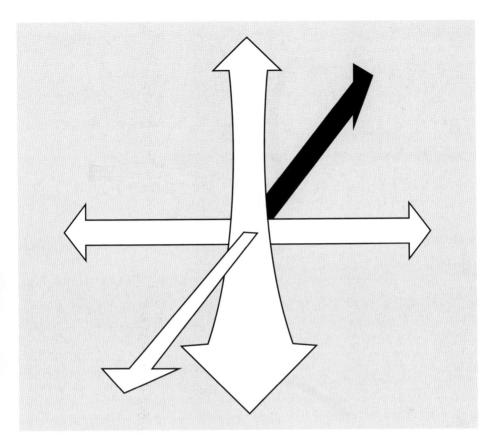

◘ **Abb. 24.6** Orientierung

24.3.3 **Konzept Menschliche Bewegung**

Bei jeder Bewegung ist eine Komponente notwendig, die Stabilität gibt und aufrechthält, die Haltungsbewegung. Aber gleichzeitig benötigt man auch eine Bewegungskomponente, welche die Beziehung der Massen zueinander verändert und relativ instabil ist, die Transportbewegung. Das Zusammenspiel zwischen Haltungs- und Transportbewegung lässt verschiedene Bewegungsmöglichkeiten zu, eher parallele oder spiralige Bewegungsmuster können entstehen (◘ Abb. 24.7).

Welche individuellen Bewegungsmuster kann ich entdecken, bewege ich mich eher parallel oder spiralig?

24.3.4 **Konzept Anstrengung**

Kinaesthetics unterscheidet mit den Begriffen Ziehen und Drücken die zwei unterschiedlich erfahrbaren Anstrengungsarten, die notwendig sind um Spannung aufzubauen (◘ Abb. 24.8).

Spüre ich den Unterschied von Ziehen und Drücken, wenn ich mich bewege?

24

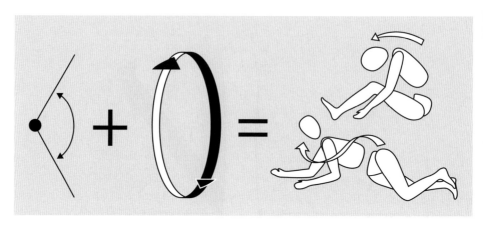

■ **Abb. 24.7** Menschliche Bewegung

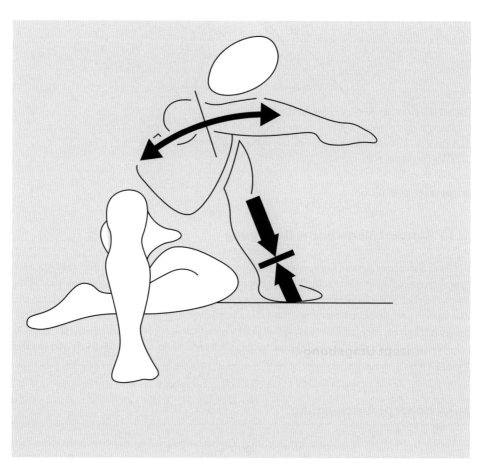

■ **Abb. 24.8** Konzept Anstrengung

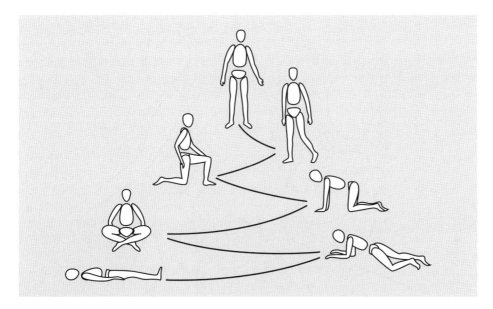

◘ **Abb. 24.9** Einfache Funktion

24.3.5 **Konzept Menschliche Funktion**

Bei diesem Konzept geht es um die Frage, welche Funktion oder Aufgabe die menschliche Bewegung hat. Dass der Mensch sich jederzeit in einer bestimmten Position befindet und sein Gewicht in der Schwerkraft organisieren muss, wird als einfache Funktion bezeichnet (◘ Abb. 24.9).

Wie organisiere ich mein Körpergewicht in der jeweiligen Position? Wie wirkt sich die jeweilige Position auf meine Aktivität aus?

Bei der komplexen Funktion sind Aktivitäten gemeint, die ausgehend von der einfachen Funktion ausgeführt werden (◘ Abb. 24.10). Willkürliche oder unwillkürliche Bewegungen am Ort oder Fortbewegung sind die Beobachtungskriterien in diesem Konzept.

Wie gestalte ich meine Fortbewegung in unterschiedlichen Positionen? Wie gestalte ich Bewegung am Ort in unterschiedlichen Positionen?

24.3.6 **Konzept Umgebung**

Dieses letzte Konzept beschreibt die Wechselwirkung zwischen der eigenen Bewegung und der Umgebung. Wir passen uns die Umgebung an oder/und wir passen uns an die Umgebung an (◘ Abb. 24.11).

Wie kann ich die Umgebung so gestalten, dass diese Anregungen für Bewegung bietet und dass die jeweilige Aktivität kompetent durchgeführt werden kann?

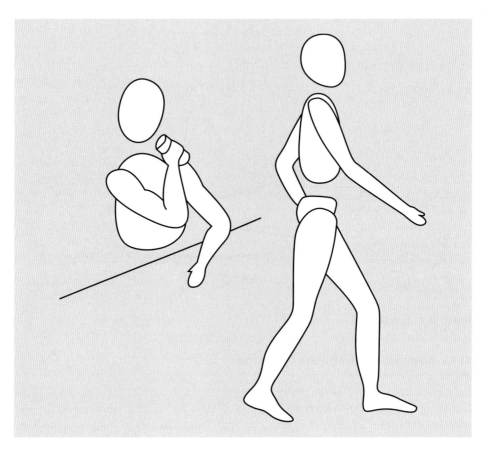

◘ Abb. 24.10   Komplexe Funktion

24.4   Die Ausbildung

Kinaesthetics lernen heißt sich zu bewegen, denn ein neues Bewegungsmuster kann nicht über Lesen, Hören oder Zusehen angeeignet werden. Überlegen Sie, wie Sie Radfahren oder Schwimmen gelernt haben!

Kinaesthetics geht davon aus, dass Menschen ihr Verhalten und ihr Lernen von innen über Rückmeldeprozesse steuern und regulieren (Feedback Control). Die Wahrnehmung der eigenen Bewegung spielt bei diesen Prozessen eine zentrale Rolle.

Im Kinaesthetics-Bildungsweg gibt es verschiedene Sparten, in denen spezielle Fort-, Weiter- und Ausbildungen angeboten werden. Im professionellen Bereich gibt es die Programme Kinaesthetics in der Pflege, Kinaesthetics Infant Handling, Kinaesthetics in der Erziehung und Kinaesthetics Pflegende Angehörige.

Im personalen Bereich sind die Programme Lebensqualität im Alter, Gesundheit am Arbeitsplatz und Kreatives Lernen entwickelt worden. Im organisationalen Bereich sind Kinaesthetics-Assessments und Auszeichnungen für Institutionen möglich.

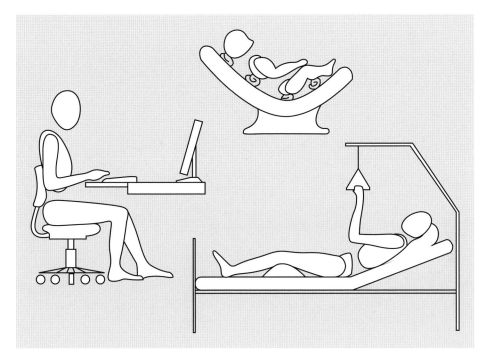

Abb. 24.11 Konzept Umgebung

Die Bildungsangebote werden regelmäßig evaluiert und an die Bedürfnisse der Auszubildenden und die gesellschaftlichen Anforderungen angepasst. Aktuelle Termine und genaue Informationen zu den einzelnen Ausbildungen können auf ► www.kinaesthetics.at nachgelesen werden.

Haushaltsführung, Umweltschutz, Sicherheit und Unfallverhütung im Haushalt

Christine Fichtinger

E. Jedelsky (Hrsg.), *Heimhilfe*,
DOI 10.1007/978-3-662-46106-8_25, © Springer-Verlag Berlin Heidelberg 2016

Die Haushaltsführung sowie die damit verbundenen Aufgaben zählen zu den zentralen Tätigkeiten in der Heimhilfearbeit. Im Alltag stellen sich Fragen zur Lebensmittellagerung, Wohnungsreinigung, Mülltrennung, Sicherheit und Unfallverhütung im Haushalt sowie zum Speiseplan. Es gilt, kompetente Beratung und professionelle Handlungen zu planen und durchzuführen. Das Wohlbefinden und die Förderung der Selbstständigkeit der Klientinnen stehen im Mittelpunkt.

25.1   Planung im Haushalt

Zu Beginn erfolgt die Einstufung der Tätigkeiten, welche die Klientin noch selbst durchführen kann und welche Tätigkeiten durch die Heimhelferin erfolgen. Es empfiehlt sich, diesen Vorgang behutsam zu steuern, da das Eindringen in den privaten Wohnbereich von vielen Klienten als unangenehm empfunden wird. Die Rituale und Gewohnheiten werden gemeinsam mit der Klientin erfasst und dokumentiert. Wesentlich ist das volle Mitbestimmungsrecht der Klientin. In weiterer Folge werden die Tätigkeiten bestimmten Kategorien zugeteilt.

Kategorien der Tätigkeiten
- Laufende Arbeiten: Hier sind die täglichen hauswirtschaftlichen Tätigkeiten wie Geschirr abwaschen, Bett machen und Lüften gemeint
- Tätigkeiten, welche ca. 2- bis 3-mal (max.) pro Woche durchgeführt werden: Staubsaugen und Einkaufen gehen usw.
- Tätigkeiten, welche einmal pro Woche durchgeführt werden: Boden reinigen und Wäsche waschen
- Zuletzt werden jene Arbeiten erfasst, die längerfristig regelmäßig anfallen, wie z.B. Fenster putzen oder Möbel waschen

---

Die Tätigkeiten werden nun auf den üblichen Dokumentationsblättern schriftlich festgehalten. Die Planung der Tätigkeiten erfolgt systematisch unter dem Aspekt des Pflegeprozessmodells (▶ Kap. 7). Sämtliche Tätigkeiten werden von der Heimhelferin auch regelmäßig sorgfältig evaluiert. Nur so kann die Planung des Haushaltes auf aktuellem Stand gehalten werden. Tätigkeiten, welche von der Heimhelferin nicht erledigt werden, wie z.B. Fenster putzen, werden an die zuständige Einsatzplanerin weitergeleitet, um z.B. den Reinigungsdienst in die Wege zu leiten, falls die Klientin keine Reinigungskraft aus dem privaten Umfeld hat.

Die Tätigkeiten werden nun im Einklang mit den weiteren Tätigkeiten (z.B. Körperpflege) gebracht, die dafür notwendige Zeit wird von der Heimhelferin kompetent eingeschätzt.

Zu beachten ist, dass sich die Klientin mit den Abläufen gut identifizieren kann, es ist nicht immer der rationellste Ablauf aus der Sicht der Heimhelferin der beste Ablauf. Erkennt die Klientin die Abläufe nicht mehr, ist sie zumeist nicht bereit, ihre Ressourcen einzusetzen. Auch nimmt dies der Klientin die persönliche Orientierung und Sicherheit. Das Gefühl der Abhängigkeit wird dadurch verstärkt.

Die verwendeten Materialien (z.B. bestimmte Wischtücher und Putzmittel) orientieren sich ebenfalls an den Gewohnheiten der Klientin.

Der erstellte Plan soll in regelmäßigen Abständen mit der Klientin besprochen und überarbeitet werden, da sich Bedürfnisse, Wünsche und persönliche Ressourcen ändern können.

25.2 Zubereitung kleiner Mahlzeiten

Die Zubereitung kleiner Mahlzeiten ergibt sich aus den Gewohnheiten der Klientin. Es ist heute sehr einfach, fertige Mahlzeiten zu besorgen (z.B. aus dem Gasthaus) oder diese täglich bzw. wöchentlich zustellen zu lassen (z.B. Essen auf Rädern). Es ist nicht außer Acht zu lassen, dass persönliche Vorlieben und der jeweils persönliche Geschmack die Klientin veranlassen, diese Wünsche zu äußern. Die Heimhelferin ist gefordert, das Ausmaß des Wunsches einzuschätzen. Wünscht sich die Klientin z.B. einen Schweinebraten mit Kraut und Knödeln, so ist der Zeitrahmen der Heimhelferin rasch gesprengt. In diesem Fall wäre es ratsam, ein passendes Gasthaus aufzusuchen und die gewünschte Speise zu besorgen.

Handelt es sich aber z.B. um Palatschinken oder um eine Gemüsesuppe, kann der Wunsch eingeplant werden. Hier stellt sich auch die Frage, ob die Klientin bei der Zubereitung mithelfen kann. Sollte der Wunsch nicht am gleichen Tag erfüllt werden können (z.B. die Klientin äußert ihren Wunsch 10 Minuten vor Einsatzende) und ist eine gemeinsame Planung mit der Klientin möglich, so kann z.B. das Mittagessen des nächsten Tages kurzfristig umgeplant werden. Es empfiehlt sich, auch die Vorratsschränke durchzuschauen, damit das gemeinsame Kochen am nächsten Tag auch wirklich stattfinden kann. Womöglich muss eine geringfügige Wochenplanänderung stattfinden, wenn z.B. am nächsten Tag eigentlich die Wäschepflege Tagespunkt wäre. Hier stellt sich die Frage: »Kann die Wäsche auch zu einem anderen Zeitpunkt gewaschen werden, oder ist die Heimhelferin terminlich gebunden (z.B. durch einen fix vereinbarten Waschküchentag)?«. Die passende Lösung wird gemeinsam mit der Klientin gesucht.

Ist die Klientin an bestimmte Kochrezepte gewöhnt, besteht auch die Möglichkeit, diese gemeinsam mit der betroffenen Person zu besprechen.

Bleibt etwas Essen übrig und die Klientin möchte es aufheben, wäre das womöglich der Anlass dafür, am nächsten Tag eine kleine Mahlzeit zuzubereiten.

Beispiele für Resteverwertung:

- Gröstel von Fleischresten (Kartoffeln werden frisch gekocht),
- Wurstnudeln von Wurst- und Schinkenresten (Nudeln werden frisch gekocht),
- geröstete Knödel mit Ei von Knödelresten.

25.3 Vorratshaltung

In Anbetracht der Situation, dass ein Großteil der Lebensmittel das ganze Jahr erhältlich ist, hat die klassische Vorratshaltung an Bedeutung verloren. In der modernen Haushaltsführung werden großteils Trockenwaren (z.B. Mehl und Zucker) sowie Tiefkühlwaren und Konservenwaren gelagert.

Die Vorratshaltung ist in manchen Haushalten ein schwieriges Thema, da fallweise Klientinnen aufgrund ihrer Lebensgeschichte oder aber auch aufgrund ihres Krankheitsbildes Lebensmittel sammeln, bis diese verderben. Im Vergleich dazu gibt es Haushalte, in denen keine Vorräte angelegt werden, weil z.B. Essen zugestellt wird oder aber auch das Geld sehr knapp ist. In beiden Fällen ist viel Einfühlungsvermögen und Diplomatie notwendig.

Aus hygienischen Gründen ist es empfehlenswert, den Vorratsschrank regelmäßig zu reinigen und die gelagerten Lebensmittel im Hinblick auf Ablaufdatum und Verunreinigung zu kontrollieren. Die Klientin wird nach Möglichkeit in diesen Vorgang eingebunden. Verdorbene Waren werden in Rücksprache mit der Klientin weggeworfen, da sonst das Vertrauen in die Heimhelferin erschüttert wäre.

Lebensmittel werden nicht nur durch die Stoffwechselvorgänge von Mensch und Tier abgebaut. Organische Lebensmittel erfahren mit dem Ablauf der Zeit fast immer verschiedene Veränderungen.

Natürliche Veränderungsprozesse organischer Lebensmittel

— Sie altern durch biochemische Veränderungen, die in ihnen selbst vorgehen (Enzymwirkungen, Eiweißveränderungen). Begünstigt werden diese Vorgänge durch Wärme und Feuchtigkeit.

— Sie verderben durch mikrobiologische Veränderungen, welche durch die Zersetzungstätigkeit von Mikroorganismen (Gärungs- und Fäulnisbakterien, Schimmel- und Hefepilze) hervorgerufen werden. Dabei können Toxine (= Gifte) entstehen.

Mikroorganismen gedeihen am besten bei Wärme (zwischen 20 und 40°C). Bei etwa 70°C sterben Bakterien und Pilze ab, nicht aber die Sporen der Pilze. In säurehältigen Flüssigkeiten (Obstsäfte, Kompott) sterben die Mikroorganismen rascher ab. Bei Kälte sterben sie nicht ab, sie stellen jedoch bei Temperaturen unter 0°C ihre Lebens- bzw. Zersetzungstätigkeit ein. Die Alterungsvorgänge in Lebensmitteln können nur gehemmt (z.B. durch kühl lagern), aber niemals ganz unterbunden werden. Auch die tiefgefrorene Ware oder die Dauerkonserve verändert sich im Laufe der Zeit (Ablaufdatum beachten). Besonders rasch verderben wasser- und eiweißreiche Lebensmittel wie Fleisch, Fisch, Milch und Eier.

Kühlen im Kühlschrank   Die beste Temperatur für die meisten Lebensmittel liegt bei 4°C. Das Kühlen hält nur für kurze Zeit frisch (im Regelfall einige Tage), biochemische und mikrobiologische Veränderungen werden nur verzögert.

Tiefgefrieren   Dies ist die schonendste und beste Konservierungsmethode für die meisten Lebensmittel. Es soll nur frische, einwandfreie Ware rasch schockgefroren (–35°C) werden, anschließend wird die Ware bei –25°C gelagert (Ablaufdatum beachten). Gemüse kann ein Jahr lang, mageres Fleisch, Geflügel und Fisch neun Monate, fettes Fleisch vier Monate, Brot und Kuchen fünf Monate, fertige Speisen und Eis drei Monate gelagert werden. Die Kühlkette darf niemals unterbrochen werden. Angetaute oder aufgetaute Ware muss rasch aufgebraucht werden.

25.4   Handhabung der Lebensmittel

Fleisch und Fisch wird zwischen 1–4°C gekühlt gelagert.

Kartoffeln und Gemüse werden bei ca. 8°C gekühlt gelagert (z.B. in der Gemüselade im Kühlschrank).

Obst wird zwischen 10–20°C dunkel gelagert.

Trockenprodukte (Zucker, Bröseln, Kaffee usw.) werden bei Zimmertemperatur im trockenen Vorratsschrank gelagert.

Die Luftfeuchtigkeit soll nicht zu groß sein. Obst, Gemüse und Kartoffeln benötigen über 80% Luftfeuchtigkeit, hingegen sollen Zucker, Mehl, Hülsenfrüchte, Kaffee und Tee unter 50% Luftfeuchtigkeit gelagert werden.

Die Luft beeinflusst die Nahrungsmittel durch ihren Gehalt an Sauerstoff und Verunreinigungen. Je weniger Staub, Mikroorganismen und Gerüche, desto geringer ist die Kontaminationsgefahr.

Grundzüge der Sozial- und Entwicklungspsychologie

Gabriele Lederer

E. Jedelsky (Hrsg.), *Heimhilfe*,
DOI 10.1007/978-3-662-46106-8_26, © Springer-Verlag Berlin Heidelberg 2016

Das Ich eines Menschen aus psychologischer Sicht – Entstehung und Verwirklichung vom Selbst

Martin Buber (1973), der auch als Philosoph des Dialogs genannt wird, hat in seinem Satz: »Das Ich reift am Du« deutlich gemacht, dass psychisches Wachstum und Kompetenz nur im Austausch des Eigenen mit dem anderen möglich ist. Durch dieses Antwort-Geben auf Gegebenheiten von außen kann innere Positionierung entstehen. Daher verfolgt dieser Beitrag zwei Ziele: Zum einen soll er in kompakter Form viele Informationen über die Entstehung vom Ich geben, zum anderen möchte ich den Leser auch einladen, diese Informationen zu nutzen, damit dieser seinen persönlichen Entwicklungsprozess seines Selbst und die Werthaltung zu sich und anderen reflektieren und verfeinern zu können.

26.1   Die Entstehung unserer Vorstellung vom eigenen Ich

26.1.1   Die Entwicklung des Selbst in den ersten Lebensjahren

Die psychosoziale Entwicklung beginnt ab dem Wachstum im Mutterleib, daher heißt das Selbst in dieser Phase pränatales (vorgeburtliches) Selbst. Diese frühe Form der Beziehung zwischen Mutter und Kind ist die Ausgangsbasis für die Entstehung des Selbstkonzeptes und prägt späteres Kontaktverhalten, soziale Beziehungen und Bindungen (Feser 2000). Es besteht zwischen der Schwangeren und dem Ungeborenen eine affektive (von starken Emotionen ausgelöste) Tiefenkommunikation (Janus 1991), welche für das Kind die ersten tiefgreifenden Lernanreize und Lernmöglichkeiten beinhaltet. Geräusche, Stimmungen u.v.m. lassen das junge Kind erste Kontakte mit seiner Umgebung aufnehmen.

In den ersten Lebensmonaten nach der Geburt finden wichtige Wahrnehmungs- und Lernvorgänge beim Kind statt, die erste Empfindungen über das eigene Ich ermöglichen. Dieses Zusammenspiel zwischen dem Kind und dem Menschen, mit dem es Bezug und Beziehung hat, leitet den Sozialisationsprozess ein.

Sozialisation

Nach Charlier (2001) meint der Begriff der Sozialisation den lebenslangen Lernprozess des Menschen, mit dem Ziel seiner Eingliederung in die Gemeinschaft.

Stern (1992) hat die ersten beiden Lebensjahre der Selbstkonzeptentwicklung (Vorgang, mittels derer die Person sich selbst repräsentiert) über vier Stufen beschrieben: Stern geht davon aus, dass die erste Stufe das Empfinden des auftauchendes Selbst beinhaltet. Säuglinge machen über und mit ihrem Körper Erfahrungen mit sich und ihrer Umwelt. Sie beginnen auch, mit Objekten (Spielzeug) ihrer Umwelt in Kontakt zu treten.

In der weiteren Entwicklung entsteht das Kern-Selbst, das geprägt ist durch die zunehmende Selbstempfindung des Kindes. Das Kind kann erste Bewegungsabläufe koordinieren, es kann auf Reize reagieren, es drückt sein Interesse aus.

Das Empfinden des subjektiven Selbst, das sich nach Stern ca. zwischen dem 7. und 9. Lebensmonat entwickelt, wird in der Fähigkeit, Stimmungen anderer abzulesen und Stimmungen auch übernehmen zu können, deutlich.

Die letzte Entwicklungsstufe des Säuglings auf dem Weg zum ersten Konzept über sich selbst wird als das verbale Selbst definiert. Dieses entsteht ab dem 2. Lebensjahr und ist erkennbar an der Fähigkeit des Kindes, Dinge und Gegenstände benennen und in den Rahmen eines sozialen Gefüges stellen zu können. Die Fähigkeiten, sich sprachlich zunehmend auszu-drücken, sein Spiegelbild als »Ich« zu erkennen und von sich selbst als »Ich« zu sprechen sind dafür Ausdruck.

26.1.2 Psychosoziale Entwicklung von der Geburt bis zum Schuleintritt

Die Entwicklungspsychologie, der Teilbereich der Psychologie, der sich mit den Verände-rungen des Verhaltens, Erlebens und des Bewusstseins über das Entwicklungsgeschehen des ganzen Lebens auseinandersetzt (daher auch psychosoziale Entwicklung der Lebensspanne genannt), ist durch Erik H. Erikson (1902–1994), einem Psychologen mit analytischem Arbeits-schwerpunkt, maßgeblich geprägt, erforscht und bekannt gemacht worden. Der Begriff der Identität bezieht sich auf das Bewusstsein, das eine Person von sich selbst hat. Man spricht daher auch von Selbstbild, Selbstkonzept oder dem Selbst.

Erikson geht davon aus, dass der Prozess des Lebens von der Geburt bis zum Tod acht Entwicklungsstufen beinhaltet. Jede dieser Stufen ist gekennzeichnet durch eine Krise, eine Herausforderung in der menschlichen Entwicklung, die angemessen oder auch unangemessen bewältigt werden kann. Jede vorangegangene Entwicklung, jede entstandene und gelebte Kon-sequenz dieser Phasen beeinflusst die weitere Entwicklung des Ichs.

Als erste Komponente eines gesunden Selbst nennt Erikson das Entwickeln-Können des Urvertrauens. Dieses wird gestaltet durch die frühesten Erfahrungen im 1. Lebensjahr. Von Seiten der Bezugspersonen ist die Befriedigung der Grundbedürfnisse des jungen Kindes Vo-raussetzung, damit das Gefühl des »In-der-Welt-Sein-Dürfens«, des Angenommenseins, ent-stehen kann. Dies wird deutlich in der Aussage: »Ich bin, was man mir gibt« (Erikson 1980). Vernachlässigungen körperlicher, geistiger oder emotionaler Art führen in diesem Alter zu starken Konsequenzen in der weiteren Entwicklung. Hier kann der Ursprung einer sehr frühen Störung des Selbstkonzeptes liegen und hätte zur Folge, dass das Kind mit einem Gefühl des Ur-Misstrauens durch das weitere Leben geht.

In der zweiten Phase nach Erikson, die ca. zwischen dem 2. und 3. Lebensjahr anzusetzen ist, ermöglicht die Entwicklungsaufgabe, dass das Kind Autonomie bzw. Unabhängigkeit er-langt. In diesem Alter erkennen Kinder sehr deutlich, dass sie Ursache einer Wirkung sein kön-nen. Sie setzen bewusst dort Aktionen an, wo sie erleben und bei anderen erleben wollen, dass sie Handelnder sind und Reaktionen bei anderen auslösen können. Die zunehmende Fähig-keit, ihren Körper steuern zu können, schafft das Gefühl, aktiv im sozialen Leben mitbeteiligt zu sein. Margaret M. Mahler (1996) geht in dieser Phase bei ihrem Konzept der Individuation davon aus, dass Kinder »verliebt sind in die Welt«. Mit dem Begriff der Individuation wird fest-gelegt, dass sich das Individuum in der Selbstwahrnehmung, aber auch in der Wahrnehmung durch andere als einmalig und identifizierbar erlebt. Kinder nehmen in dieser Zeit ihr Selbst als Ich wahr, erleben sich als Handelnder und entwickeln dabei das Gefühl der Selbstsicherheit.

Die Welt des Kleinkindes ist zum einen geprägt vom Bedürfnis nach Nähe und Geborgen-heit und zum anderen von dem Wunsch, die Welt zu erobern.

> **❗** Nach Margaret M. Mahler, einer Wiener Kinderärztin und Psychoanalytikerin, ist Los-lösung aus der symbiotischen Beziehung zur Bezugsperson nötig, um Eigenes gestalten und als Eigenes erleben zu können. Sie nennt das Ergebnis der dabei gemachten Ent-wicklungsschritte »Individuation«.

Unangemessene Lösungen beinhalten, dass Kinder an ihrem Selbst zweifeln, unsicher werden und sich nicht als Handelnder und somit auch als Verantwortlicher erleben können.

Auf dem weiteren Weg zur Entwicklung der Ich-Identität tritt zwischen dem 3. und 6. Lebensjahr die Phase des »Initiativ sein Wollens« des Kindes zutage. »Ich bin, was ich mir zu werden vorstelle« (Erikson 1980). Es möchte seine Fähigkeiten und Fertigkeiten entwickeln, unter Beweis stellen, sich und seine Grenzen erkennen dürfen. Die Reaktionen auf seine Handlungen stärken beim Kind entweder das Gefühl von Freiheit und Selbstvertrauen oder es vermittelt ihm ein Schuldbewusstsein, sich in die Welt der Erwachsenen hineinzudrängen, ohne dafür die Fähigkeiten zu haben. In der unangemessenen Form lebt das Kind mit dem Bewusstsein des fehlenden Selbstwertempfindens.

26.1.3 Psychosoziale Entwicklung von der Schulzeit bis zur Pubertät

Kinder in der Pflichtschulzeit haben sich mit ihrem Leistungsvermögen unter Beweis zu stellen und sich selbst in Bezug zu einer vorgebenden Norm einschätzen zu lernen. In der angemessenen Lösung finden Kinder Selbstbewusstsein, in der unangemessenen Form kann ein Gefühl der Minderwertigkeit grundgelegt werden.

Die Differenzierung der kognitiven Fähigkeiten, das Entwickeln der Wahrnehmungs-, Lern- und Denkfunktionen ist entwicklungspsychologisch ein Schwerpunkt dieser Jahre. Das Entwicklungsziel ist eine »für den Alltag brauchbare Intelligenz« (Wechsler 1956), anders ausgedrückt: die Fähigkeit, lebenspraktische, soziale und theoretische Intelligenzfaktoren miteinander in Wechselwirkung stellen zu können.

Nach Wechsler ist Intelligenz das Ergebnis der Fähigkeiten in den folgenden Leistungen: Allgemeinwissen, technisches Verständnis, räumliche Vorstellung, rechnerisches Denken, Lernen und Gedächtnis, verbale Kompetenz und sprachliche Fähigkeiten.

> **Intelligenz**
>
> Allgemein ist Intelligenz nach Wechsler auch definiert als die Fähigkeit des Individuums, die Welt, in der es lebt, zu verstehen und sich in ihr zurechtzufinden.

Jean Piaget (1896–1980), Professor für Psychologie, Soziologie und Philosophie, gilt als Pionier bei der Erforschung der kognitiven Funktionen und als einer der bedeutenden Psychologen des 20. Jahrhunderts. Nach Piaget (1936, 1937, 1967) entwickeln sich die kognitiven Fähigkeiten über vier Phasen.

Die Phase zwischen 0 und 2 Jahren nennt er sensomotorisches Denken. Wörtlich übersetzt, ist es die Phase, in der Sinneserleben und Bewegung zu einer Eroberung der Welt führen.

Die Phase zwischen dem 2. und 7. Lebensjahr nennt er voroperative Operationen. Das Denken des Kindes ist real und auf seine bisherigen Erfahrungen und bildhaften Vorstellungen über etwas aufgebaut. Erst durch das Erleben, das Nachahmen, das Wiederholen kann das Kind zu einem symbolhaften Denken gelangen.

Zwischen 7 und 11 Jahren setzt die Entwicklungsstufe der konkreten Denkoperationen ein. Kinder verlieren ihr egozentrisches Weltbild, d.h., sie gewinnen die Fähigkeit, sich in die Perspektiven anderer hineinzuversetzen, und werden somit fähig, differenzierte kognitive Fähigkeiten auszubilden. Deutlich wird dies durch die kognitive Kompetenz, sich gedanklich im Voraus mit einer möglichen Lösung auseinanderzusetzen.

Ab ca. 11 Jahren setzt die Phase der formalen Denkoperationen ein. Diese Entwicklung geht einher mit der Verfeinerung von Kreativität und Problemlösekompetenz. Denkoperationen werden zunehmend unabhängig vom konkreten Gegenstand oder einer realen Situation.

Entwicklungspsychologisch ist die Phase der Pubertät des Jugendlichen als besonders bedeutsam für die weitere Entwicklung der Identität und der Entwicklung des Selbst ausgewiesen. Als Herausforderung in dieser Entwicklungsphase nennt Erikson die Aufgaben, eine eigene Identität auszubilden und die Fähigkeit der Treue zu erlangen. Diese Identitätsfindung verlangt auch ein Abgrenzen von den Eltern (nahen Bezugspersonen), um Eigenes gestalten und ausprobieren zu dürfen. Diese Entfernung und Entfremdung ist notwendig, um sich in der Diffusion als Jugendlicher zurechtzufinden und bewusst seinen Platz als Individuum in der Gesellschaft zu erkennen und sich und seine Werte zu positionieren.

Wird diese Krise in angemessener Form bewältigt, so gelangt der Jugendliche mit der Durchdringung der anstrengenden Zeit zu Kompetenzen wie Treue, Verlässlichkeit und Bindungsfähigkeit, da er seinen Platz in der Welt und seine Rolle erkannt und gefunden hat.

26.1.4 Die Zeit des Erwachsenseins

Der junge Erwachsene geht nun weiter auf seinem »entwicklungspsychologisch« vorgegebenen Weg. Er möchte stabile Beziehungen aufbauen, moralische und sexuelle Bindungen entwickeln. Die Aufmerksamkeit des jungen Erwachsenen liegt in der Gestaltung seiner nahen Umwelt. Freundschaften, Beziehungen, Bindungen, Aufbau von sozialem Status, berufliche Etablierung und Entwicklung nehmen seine ganze Kraft und Ausdauer ein. Mit dem Alter von ca. 45–60 Jahren (Bühler 1959) können die Ergebnisse der vorangegangenen Anstrengungen und Bedingungen zu Bedeutung gelangen. Misserfolge und Erfolge, Versäumnisse und Leistungen werden für den Einzelnen sichtbar. Der Bezogenheit auf sich selbst, auf den Partner, die eigenen Kindern lässt nach, gesellschaftliche Verantwortung zu leben gewinnt an Bedeutung. Sehr häufig kommt es in dieser Zeit zum Auftreten der »Midlife-Crisis« (Erikson 1988), vor allem dann, wenn vorangegangene Entwicklungsaufgaben nicht gelöst wurden.

26.1.5 Der Mensch am Ende seines Lebens

Die Phase der Reife ist nach Erikson gekennzeichnet durch die rückblickende Lebensschau. Ein Gefühl im Sinne von Ganzheit und Vollkommenheit steigt auf, der Mensch kann zufrieden und gelöst das Leben loslassen. Ist seine Rückschau jedoch von negativen Gefühlen bestimmt, so stellt sich Zorn über das verfehlte Leben, Pessimismus bzw. Angst vor dem Tod ein. Statt Zufriedenheit auszustrahlen bieten diese Menschen ein Bild der Verzweiflung. Die Konsequenz einer positiven Lösung dieser letzten Krise ist das Erlangen von Weisheit durch Gelassenheit und Lebenserfahrung. Erikson sieht die Entwicklungsaufgabe für den älteren Menschen im Erlangen der Ich-Integrität und formuliert diesbezüglich:

>> Nur wer einmal die Sorge für Dinge und Menschen auf sich genommen, wer sich Triumphen und Enttäuschungen angepasst hat, nolens volens der Ursprung anderer Menschenwesen und der Schöpfer von Dingen und Ideen zu sein – nur dem kann allmählich die Frucht dieser sieben Stadien heranwachsen. (Erikson 1959, S. 118)

Inwieweit es einem Menschen gelingt, Ich-Integrität zu erlangen, ist nach Erikson abhängig davon, welche vorhergehenden Erfahrungen er im Laufe der Lebensspanne gemacht hat und wie er mit den Krisen, die als entwicklungspsychologische Gegebenheiten vorauszusetzen sind, umgegangen ist und inwieweit sie allein bzw. durch fremden Einfluss angemessen oder unangemessen bewältigt wurden. Manche dieser ehemaligen unangemessenen Lösungen bieten sich auch in späteren Lebensphasen immer wieder als persönlich herausfordernde Situationen an. Inwieweit ein Mensch diese Herausforderungen annehmen, abrunden und abklären kann, bestimmt maßgeblich das Gefühl, dieses sein Leben auch loslassen zu können.

Nach Elisabeth Kübler-Ross (1971), die als Ärztin und Sterbeforscherin bekannt ist, verlaufen das Sterben und auch die Begleitung von Sterbenden in Phasen. Dem ersten Gefühl der Panik folgt ein Gefühl der Depression, der Verzweiflung – bis zur Phase der Annahme, deren Intensität davon abhängig ist, inwieweit die vorhergehenden Sterbephasen überwunden werden konnten. Begleitung von Sterbenden verlangt besonders viel Einfühlungsvermögen und Feinfühligkeit. Jede dieser Phasen verlangt dem Begleiter etwas ab. Gleichzeitig birgt jede dieser Phasen in sich die potenzielle Möglichkeit, manches von dem im Leben nicht Gestaltetem, nicht Verwirklichtem auszudrücken und ggf. auch zu heilen. Menschliche Entwicklung ist niemals abgeschlossen und trägt bis zum Zeitpunkt des Todes das Potenzial in sich, Verhaltensweisen und Muster, die der Mensch im Laufe seiner Entwicklung ausgebildet hat, zu erkennen, zu verfeinern oder auch zu verändern, damit das Ziel der Lebenszufriedenheit für jeden potenziell gegeben sein kann.

26.2   Selbstwert, Selbstwertgefühl

26.2.1 Sozialpsychologische Kenntnisse

Seit den 60er-Jahren des vergangenen Jahrhunderts beschäftigt sich die psychologische Wissenschaft besonders stark mit dem Begriff des Selbstwertes. Bis heute werden in der Fachliteratur Begriffe wie Selbstwert, Selbstwertgefühl, Selbstkonzept sehr unscharf verwendet, und im Folgenden können Sie die unterschiedlichen Erklärungsmodelle einsehen. (Die angegebene Literatur findet sich bei Herkner [1992].)

Rosenberg (1968), Epstein (1973) verstehen unter dem Selbstwertgefühl allgemeine Gefühle und Gedanken eines Menschen zu seiner eigenen Person.

Marrolla und Franks (1976) sehen unter dem Begriff des Selbstwertes zwei voneinander abhängige Dimensionen. Eine Dimension bezieht sich auf den äußeren Selbstwert und entsteht durch das Akzeptiertwerden von anderen und durch Anerkennung von außen. Die zweite Dimension wird als innerer Selbstwert festgelegt. Dieser führt zu einem Gefühl von Kompetenz und Macht, Wahrnehmung meiner Handlungen und deren Auswirkung auf die Welt. Der innere Selbstwert entsteht durch die eigenen Tätigkeiten und Handlungen.

Selbstwert wird auch als Produkt von sozialer Interaktion (z.B. Filipp 1979) oder als Produkt der Selbstbeobachtung (Niesbett u. Wilson 1977) oder als Produkt des sozialen Vergleichs (z.B. Festinger 1954) gesehen.

26.2.2 Selbstwert in der humanistischen Psychologie

Gerade die Selbstverwirklichung hat in der humanistischen Psychologie, die sich besonders mit der Integrität der individuellen Persönlichkeit, der Rolle der bewussten Erfahrung und mit dem Entwicklungspotenzial jedes Menschen auseinandersetzt, besondere Aufmerksamkeit erhalten. Maslow (2003), der als Gründervater der humanistischen Psychologie bekannt ist, ist davon ausgegangen, dass das Bedürfnis nach Wachstum und voller Entfaltung im menschlichen Potential grundgelegt ist. Der Mensch ist motiviert, seine Bedürfnisse auszuagieren und zu befriedigen. Maslow definiert das Selbstwertbedürfnis als Bedürfnis nach Vertrauen und dem Gefühl, etwas Wert und kompetent zu sein. Ist dieses befriedigt, entstehen weitere Bedürfnisse, die hierarchisch angelegt sind, z.B. kognitive und ästhetische Bedürfnisse, aber auch das Bedürfnis nach Selbstverwirklichung.

Carl Rogers, ein weiterer Vertreter der humanistischen Psychologie, sieht in seinem Konzept des personenzentrierten Ansatzes den Begriff der Selbstverwirklichung als zentral an. Er geht davon aus, dass der Mensch ein beständiges Streben nach der Realisierung des eigenen inneren Potenzials, nach der Entwicklung der eigenen Fähigkeiten und Talente in sich trägt und diese erfüllen möchte.

26.2.3 Eigenwert und Selbstwert aus existenzanalytischer Sicht

Der existenzanalytische Zugang zum Menschen versucht Hilfestellungen auf der Suche nach dem Lebenssinn zu bieten. Der Eigenwert eines Menschen ist nach Frankl allein durch die Tatsache gegeben, dass er ist, wie er ist. Daher leitet sich der bedingungslose Wert des Menschen ab, der unabhängig ist von allen anderen Bedingungen und vom Nutzwert, wie es in der Fachsprache ausgedrückt ist. Dieser bedingungslose Wert eines Menschen ist die Menschenwürde.

❗ **Die Haltung zum Wert des Menschen wird anders ausgedrückt deutlich in dem Satz: »Ich bin, und dass ich bin, ist an sich schon gut.« (Längle 1984)**

Der Selbstwert in existenzanalytischer Sicht hat eine doppelte Wurzel. Der sogenannte personal verankerte Selbstwert umfasst den ontologischen Bereich. Gemeint ist damit der Grundwert (»Es ist gut, dass ich bin«). Unter dem existenziell verankerten Selbstwert versteht man die Fähigkeit des Menschen, zu gestalten, zu wissen, zu erleben, zu etwas gut zu sein. Existenzanalytisch ausgedrückt, dass ich erlebe, dass ich wertvoll bin, dass das, was ich tue, existenziell wertvoll ist für andere ist und dass ich Wertvolles selbst erleben kann (Eckhardt, unveröff.).

Der Prozess der Selbstfindung, der Auseinandersetzung des Menschen mit sich selbst, ist in der existenzanalytischen Literatur unausweichlich mit Sinnfindung gekoppelt. Denn wer erfahren hat, welchen persönlichen Zielen und Aufgaben und welchen Werteverwirklichungen er sein Leben widmen möchte, hat sich selbst gefunden (vgl. Lukas 1983, zit. nach Herkner 1992).

Zusammenfassend wird deutlich, dass das Selbst eines Menschen im Mittelpunkt seines Lebens, Erlebens und Handelns steht. Ausgedrückt wird dieses über das Ich, das sich nur durch die Hingabe an eine Sache, nur durch das Ausagieren über das Erleben und Handeln als Selbst verwirklichen möchte.

26.3 Glossar (nach Zimbardo u. Gerrig 2003)

Bewusstsein Allgemeiner Begriff für Bewusstheit. Es beinhaltet den »Strom der unmittelbaren Erfahrung«, der sich aus unseren Wahrnehmungen, Gedanken, Gefühlen und Wünschen ergibt.

Egozentrismus   Nach Piaget ein grundlegendes Merkmal kindlichen Denkens. Es bezeichnet die Unfähigkeit, sich in die Perspektiven eines anderen hineinzuversetzen.

Entwicklungspsychologie   Teilgebiet der Psychologie, das sich mit den Veränderungen des Verhaltens, Erlebens und Bewusstsein im Laufe des menschlichen Lebens befasst.

Humanistische Psychologie   Eine Gruppe von psychologischen Ansätzen, die insbesondere die Integrität der individuellen Persönlichkeit, die Rolle der bewussten Erfahrung, das jedem Menschen innewohnende Entwicklungspotenzial und das Streben nach Selbstverwirklichung betont.

Ich   Es verkörpert den realitätsorientierten Aspekt und steht für die Auffassung, die die Person von der physischen und sozialen Realität hat (bewusste Überzeugungen).

Identität, Identitätsbildung   Identität bezieht sich auf das Bewusstsein, das eine Person von sich selbst hat. Man spricht auch von Selbstbild, Selbstkonzept oder Selbstdefinition.

Individuation   Sowohl der psychische Zustand als auch der Prozess der Differenzierung einer Person von anderen Menschen im sozialen Kontext. Sowohl für andere als auch in der Selbstwahrnehmung ist das Individuum einmalig und identifizierbar.

Intelligenz   Psychologischer Begriff zur Beschreibung des Kompetenzaspektes von Verhalten. Nach Wechsler ist Intelligenz die allgemeine Fähigkeit eines Individuums, die Welt, in der es lebt, zu verstehen und sich in ihr zurechtzufinden.

Persönlichkeit   Wichtiges psychologisches Konzept, um die Einzigartigkeit des Individuums zu betonen. Es bezieht sich auf die einzigartigen psychologischen Merkmale des Individuums, die eine Vielzahl von charakteristischen konsistenten Verhaltensmustern in verschiedenen Situationen und zu verschiedenen Zeitpunkten beeinflussen.

Selbstkonzept   Nach dem Informationsverarbeitungsansatz eine dynamische mentale Struktur, mittels derer die Person sich selbst kognitiv repräsentiert und die als Regulationsinstanz Gedanken, Handlungen und Gefühle beeinflusst.

Sozialpsychologie   Teilgebiet der Psychologie, das sich mit Einflüssen des sozialen Kontextes auf das Verhalten, Erleben und Bewusstsein von Menschen befasst.

Grundzüge der Kommunikation und Konfliktbewältigung

Edith Prassl

E. Jedelsky (Hrsg.), *Heimhilfe*,
DOI 10.1007/978-3-662-46106-8_27, © Springer-Verlag Berlin Heidelberg 2016

Wenn wir Menschen miteinander reden, kann vieles glücken, aber auch so manches schiefgehen, denn die »geglückte Kommunikation hängt nicht nur vom guten Willen ab, sondern auch von der Fähigkeit, zu durchschauen, welche seelischen Vorgänge und zwischenmenschlichen Verwicklungen ins Spiel kommen, wenn Ich und Du aneinandergeraten« (Schulz von Thun 1994, S. 2).

27.1   Einführung in die Kommunikation

Kommunikation heißt Informationsaustausch. Sie findet statt, wenn Menschen miteinander reden, schweigen, lachen, einander Nachrichten senden, aber auch intrapersonal beim Beten, beim inneren Dialog und inneren Konflikt.

Der Kommunikations- und Sozialpsychologe Paul Watzlawick (1990, S. 53) hat das erste seiner fünf Axiome wie folgt formuliert: »Man kann nicht nicht kommunizieren!« Jedes Verhalten in der Gegenwart eines anderen Menschen ist ein Informationsaustausch.

Es gibt zwei Arten von Kommunikation:

Verbale Kommunikation   Dies ist gesprochene und geschriebene Information. Sie wird digital übermittelt.

Nonverbale Kommunikation   Dies ist die Körpersprache (Mimik, Gestik, Körperhaltung, Bewegung). Sie wird analog übermittelt.

Bei jeder Kommunikation gibt es eine »Senderin«, die die Information oder Nachricht einer »Empfängerin« weitergibt. Was die »Empfängerin« verstanden hat, wird der »Senderin« mittels »Feedback« rückgemeldet.

Nach Mehrabian (s. Argyle 1979) sind zur Information entscheidend:

- 55% die Körpersprache (Gestik, Mimik und Körperhaltung),
- 38% der Ton, die Stimme und der Tonfall,
- 7% das gesprochene Wort (verbale Kommunikation).

Das heißt, es kommt nicht nur darauf an, *was* gesagt, sondern *wie* etwas gesagt wird!

▪ Ebenen der Kommunikation

Jede zwischenmenschliche Kommunikation findet auf zwei Ebenen gleichzeitig statt: Auf der Sach- oder Inhaltsebene wird die reine Information und auf der Beziehungsebene wird die Qualität der Beziehung der Senderin zur Empfängerin übermittelt. Watzlawick (1990, S. 56) hat dies im zweiten Axiom wie folgt zusammengefasst:

»   Jede Kommunikation hat einen Inhalts- und einen Beziehungsaspekt, derart, dass letzterer den ersteren bestimmt – und daher eine Metakommunikation ist.

Wenn die Beziehung zwischen zwei Gesprächspartnerinnen positiv (oder neutral) ist, können die Botschaften ungehindert zueinander gelangen. Wenn aber zwischen zwei Gesprächspartnerinnen keine harmonische Atmosphäre besteht, ist es nur schwer möglich, sich dem sachlichen Inhalt zu nähern, es wird dann die Beziehung so wichtig, dass der Inhalt darüber verloren geht (vgl. Birkenbihl 1991).

Nach Schulz von Thun (1994) hat jede verbale Kommunikation vier unterschiedliche Seiten, d.h., jede Senderin kann mit jeder Nachricht vier unterschiedliche Botschaften senden, und die Empfängerin kann jede Nachricht mit vier verschiedenen Ohren empfangen und auswählen, auf welche Botschaft sie reagieren will.

Die vier unterschiedlichen Seiten der Nachricht
— Der Sachinhalt, der Informationen über die mitzuteilenden Dinge und Vorgänge in der Welt enthält
— Die Selbstkundgabe, durch die die Senderin etwas über sich selbst mitteilt – über ihre Persönlichkeit und über ihre aktuelle Befindlichkeit (sei es nun durch bewusste Selbstdarstellung oder durch mehr oder weniger unfreiwillige Selbstpreisgabe)
— Der Beziehungshinweis, durch den die Senderin zu erkennen gibt, wie sie zur Empfängerin steht, was sie von ihr hält und wie sie die Beziehung zwischen sich und der Empfängerin der Nachricht definiert
— Der Appell, der ein Versuch ist, in eine bestimmte Richtung Einfluss zu nehmen

---

Entsprechend den vier Seiten einer Äußerung verfügt die »Empfängerin« der Nachricht über »vier Ohren«, die in starkem Maße darüber mitentscheiden, wie das Gesagte bei ihr ankommt:

Die vier Ohren der Empfängerin
— Mit dem Sach-Ohr versucht die Empfängerin der Nachricht, den sachlichen Informationsgehalt zu verstehen.
— Mit dem Selbstkundgabe-Ohr ist sie diagnostisch tätig (z.B. Was ist mit der »Senderin« los? Was geht in ihr vor? Welche Gefühle und Motive sind mit ihrer Äußerung verbunden?).
— Mit dem Beziehungs-Ohr nimmt sie auf, welche Beziehung die »Senderin« zur Empfängerin der Nachricht hat und was sie von ihr hält.
— Mit dem Appell-Ohr hört die Empfängerin der Nachricht an sich selbst gerichtete Aufforderungen heraus (z.B. »Hör auf damit!«, »Mach das!«).

Sowohl für die »Senderin« als auch für die »Empfängerin« einer Nachricht ist es wichtig zu berücksichtigen, dass beim Senden und Empfangen einer Nachricht immer alle vier Seiten und Ohren im Spiel sind.

27.2 Grundlagen der Gesprächsführung

Gesprächsführung ist die Begabung, die jeder Mensch mehr oder weniger mitbringt, aber die Begabung allein genügt oft nicht. Für ein zufriedenstellendes Gespräch sind – ganz abgesehen vom guten Willen der Gesprächspartnerinnen – noch einige wichtige Voraussetzungen erforderlich:
— eine gute Atmosphäre oder einen guten Rapport zwischen den Gesprächspartnerinnen herstellen und erhalten,
— »richtiges« Zuhören,
— »richtiges« Sprechen,
— »Gesprächsförderer« verwenden (vgl. Weisbach 2003),
— »Gesprächsstörer« vermeiden (ebd.).

■ **Eine gute Atmosphäre**

Eine gute Atmosphäre oder einen guten Rapport zwischen den Gesprächspartnerinnen herstellen und erhalten heißt, in Übereinstimmung, in gutem Kontakt, im Gleichklang mit der Gesprächspartnerin zu sein.

Dies kann sowohl nonverbal als auch verbal hergestellt werden:

— nonverbal durch die Angleichung der Körperhaltung, der Sprechgeschwindigkeit und des Atemrhythmus an die der Gesprächspartnerin,

— verbal durch kurzes Wiederholen der Worte der Gesprächspartnerin oder durch Verwenden von Zeit- und Eigenschaftswörtern, die den inneren Verarbeitungsstrategien der Gesprächspartnerin entsprechen.

Rapport heißt nicht, der gleichen Meinung zu sein wie die Gesprächspartnerin, sondern ihr respektvoll und aufmerksam – auch bei Meinungsverschiedenheit – zuzuhören.

■ **»Richtiges« Zuhören**

Zum »richtigen« Zuhören gehört:

Blickkontakt aufnehmen   Durch Nicken, »hm«, »aha«, »ja« wird der Person Interesse für ihre Äußerungen signalisiert.

Offene Fragen stellen   Wenn der Eindruck besteht, dass die Person ihre Gefühle und Wünsche nur indirekt äußert, kann die Vermutung über ihre Wünsche und Gefühle fragend angeboten werden.

Positive Rückmeldung   Hat die andere Person etwas offen und verständlich erklärt, so kann sie durch positive Rückmeldung zu weiteren offenen und emotionalen Äußerungen ermutigt werden.

Eigene Gefühle rückmelden   Das funktioniert beispielsweise so: »Ich empfinde deine Kritik als persönliche Anschuldigung und habe den Eindruck, dass du mich damit kränken willst.«

■ **»Richtiges« Sprechen**

Zum »richtigen« Sprechen gehört:

Ich-Botschaften senden   Es ist ein Zeichen von Selbstsicherheit und Selbstwertgefühl, wenn sich die Person nicht hinter verallgemeinernden Aussagen versteckt und »Ich« sagt, wenn sie »Ich« meint.

Konkrete Situation ansprechen   Man sollte immer konkret bleiben und verallgemeinernde Worte, wie »immer« und »nie« vermeiden.

Konkretes Verhalten ansprechen   Auch sollte man konkretes Verhalten ansprechen und verallgemeinernde Worte wie »typisch« vermeiden. Der Person keine negativen Eigenschaften zuschreiben.

Der Bezug zum Hier und Jetzt   Man sollte den Bezug zum Hier und Jetzt herstellen und historische Zitate (wie »Damals hast du das gesagt …«) vermeiden.

Eigene Wünsche und Gefühle äußern   Man sollte eigene Wünsche und Gefühle äußern und Vorwürfe und Anklagen vermeiden.

- **Die »Gesprächsförderer« verwenden (vgl. Weisbach 2003)**

»Paraphrasieren«   Was die Person gesagt hat, wiederholt man mit eigenen Worten. Sie fühlt sich besser verstanden und kann Missverständnisse sofort korrigieren.

Gefühle der Empfängerin fragend ansprechen   Mit der inneren Empfängerin erspürt man zwischen den Zeilen, wie es der Gesprächspartnerin geht. Man spiegelt das Gefühl durch fragendes Hinhalten (»Ist es so?«) als eigenen Eindruck wider.

Zusammenfassen   Man fasst zusammen, was man verstanden hat und fragt: »Ist es so?«.

Klären und auf den Punkt bringen   Wenn ein Thema mit vielen Ausschmückungen und Beispielen ergänzt wurde, strafft und konzentriert man sich auf das Wesentliche. Damit signalisiert man Verständnis, auch wenn man nicht der gleichen Meinung ist.

In Beziehung setzen   Wenn jemand gleichzeitig mehrere Positionen (»aber«, »allerdings«, »nur«, »doch«, »jedoch«) vertritt, ordnet man das Gehörte nach dem Schema: »sowohl als auch«, »teils teils«, »einerseits andererseits«, »weder noch«.

Nachfragen   Zum besseren Verständnis bezieht man sich auf das Gesagte und bittet darum, die Äußerungen noch deutlicher darzulegen: »Was meinen Sie damit?«, »Ein Beispiel dazu, bitte«, »Ich habe es nicht ganz verstanden …«.

Wünsche herausarbeiten   Man hilft der Person herauszufinden, welche Wünsche sie hat und wie sie diese erreichen kann. (»Stell dir vor, du hast dein Ziel bereits erreicht!«, »Woran erkennst du, dass das Problem gut gelöst worden ist?«).

Verstärken   Dies geschieht durch das Ansprechen von positiven Inhalten.

- **Die »Gesprächsstörer« vermeiden (vgl. Weisbach 2003)**

Befehlen   Oft wird nicht wegen des Inhalts befohlen, sondern aus einem Machtbedürfnis heraus. Die Befehlsempfängerin unterläuft den Befehl, weil sie sich nicht bevormunden lassen will.

Überreden   Die überredende Person bestimmt, was richtig und falsch ist, und versucht, auf einschmeichelnde Art die andere Person dazu zu bewegen, »freiwillig« das Richtige zu tun. Deren Reaktion ist meist Trotz.

Warnen und Drohen   Ist Befehlen oder Überreden erfolglos, werden die Folgen aufgezeigt, um die Person »endlich einsichtig« zu machen. Meist werden genau deren »Schwachpunkte« angesprochen.

Vorwürfe machen   Dadurch wird das Selbstvertrauen der Person vermindert. Die Reaktion ist häufig ein trotziges Aufbegehren oder ein verunsichertes Kopf-Einziehen.

Bewerten   Dies kann dazu führen, dass die bewertete Person nicht mehr ihren eigenen Maßstäben traut, sondern den Maßstab der bewertenden Person übernimmt. Dadurch werden die Unselbstständigkeit und die Demotivation gefördert. Die bewertete Person kann bei positiver Bewertung mit Lob-Süchtigkeit reagieren.

Herunterspielen des Gesagten   Man lässt sich auf das von der anderen Person einzigartig Erlebte gar nicht ein und geht durch bagatellisierende Floskeln auf Distanz. Reaktion ist meist Flucht aus dem Gespräch!

Nicht ernst nehmen, ironisieren und verspotten   Entweder wird auf das von der Gesprächsperson Gesagte gar nicht eingegangen, oder man macht sich darüber lustig. Die Reaktion ist meist vordergründig angepasstes Verhalten und späteres »Heimzahlen«.

Von sich selbst reden   Nach ein paar Sätzen der Gesprächsperson wird schon die eigene Geschichte erzählt, welche viel besser und wichtiger erscheint. Die Reaktion ist innerliches Aussteigen aus dem Gespräch.

Interpretieren, Ursachen aufzeigen und Hintergründe deuten   Das Erklären der wahren Hintergründe unterstreicht nur das detektivische Können und die diagnostische Kompetenz der zuhörenden Person. Bei der sprechenden Person wird sich die Bereitschaft, über persönliche Beweggründe zu sprechen, langsam verschließen.

Ausfragen   Der befragten Person wird nicht zugetraut, dass sie sich selbst mit ihrem Problem auseinandersetzt. Es wird die eigene Neugierde gestillt und die Wirklichkeit durch ein enges Fragenkorsett eingeengt.

Vorschläge und Lösungen anbieten   Auch Ratschläge sind Schläge, mit denen die eigene Überlegenheit demonstriert wird. Auf ungebetene Ratschläge wird meist mit »ja, aber« reagiert.

Verschiedene Gesprächsarten

- Das **Informationsgespräch** erfolgt erst nach einer Frage. Es soll fachlich korrekt, sachlich, direktiv und unter Berücksichtigung der sprachlichen Aufnahmefähigkeit erfolgen. Schriftliche Informationsunterlagen sollen zusätzlich überreicht werden.
- Das **Motivationsgespräch** erfordert einen guten Kontakt (Rapport) zwischen den Gesprächspartnerinnen. Durch Smalltalk werden die Fähigkeiten und Vorlieben der zu Motivierenden erkundet. Sie wird nondirektiv und unter Berücksichtigung der Entscheidungsfreiheit der zu Motivierenden geführt.
- Das **Kritikgespräch** erfordert auf einer höheren Ebene eine positive Rückmeldung. Erst danach wird die Kritik auf der zu korrigierenden Ebene als Ersuchen, Bitte oder Wunsch angesprochen.
- Das **Konfrontationsgespräch** erfordert entsprechende Vorbereitung. Zuerst werden Informationen gesammelt, dann wird ein Gesprächstermin vereinbart. Das Gespräch wird unter vier Augen, direkt geführt (ohne Smalltalk), die Aufforderung zur Änderung des Verhaltens wird klar und deutlich ausgesprochen. Danach wird das Gespräch rasch beendet und zum Alltagsgeschehen übergegangen.

27.3 Wahrnehmung – Vermutung – Interpretation – Gefühl

Für die geglückte Kommunikation ist es von Vorteil, wenn folgende Vorgänge, die beim Prozess der Informationsaufnahme und -verarbeitung normalerweise in Sekundenbruchteilen ablaufen, bewusst unterschieden werden.

Wahrnehmung Die Wahrnehmung erfolgt über die fünf (oder mehr) Sinne: Sehen, Hören, Tasten, Riechen und Schmecken.

Vermutung Die Vermutung erfolgt aufgrund persönlicher Einstellungen, Erfahrungen und Erwartungen.

Interpretation Bei der Interpretation wird dem Wahrgenommenen aufgrund der Vermutung Sinn und Bedeutung gegeben. Die Interpretation kann richtig oder falsch sein.

Es geht nicht darum, Interpretationen zu vermeiden. Dies ist weder möglich noch wünschenswert, denn erst die Interpretation eröffnet die Chance, das »Eigentliche« zu verstehen. Vielmehr geht es um das Bewusstsein, dass es sich um eine Interpretation handelt – und diese richtig oder falsch sein kann (vgl. Schulz von Thun 1994).

Gefühl Mit der Interpretation einer Wahrnehmung ist auch stets eine Gefühlsqualität verbunden, die zwischen angenehm und unangenehm variieren kann. Sie kann zu den »starken« Gefühlen von Liebe, Freude, Zorn und Hass gehören, sie kann aber auch eine sehr differenzierte Empfindung sein wie Aufregung, Langeweile, Irritation, Überraschung etc. Dies ist eine Tatsache, und es kann nicht mit richtig oder falsch beurteilt werden.

27.4 Konflikte und Konfliktlösungen

Der Begriff »Konflikt« bedeutet Zusammenstoß, Widerstreit, Zwiespalt oder Aufeinandertreffen unterschiedlicher oder einander entgegengesetzter Meinungen, Interessen, Bedürfnisse oder Ziele. Das Wort Konflikt ist grundsätzlich wertneutral; es lässt offen, ob diese Unterschiede positiv oder negativ erlebt werden.

- **Konflikte ein Leben lang**
Konflikte sind ein Teil des Lebens und des Menschseins. Sie stellen sich innerhalb einer Person ein (z.B. Selbstbild-, Lebensplan-, Appetenz-, Aversions- und Ambivalenzkonflikte) und auch, sobald Menschen mit anderen in Kontakt treten, eine Beziehung zu ihnen aufnehmen, mit ihnen leben. Die Frage ist daher nicht, ob man Konflikte hat, sondern wie man sie bewertet. Bewertet man sie als Chance für Veränderung oder als Bedrohung?

Die Art der Bewertung ist bestimmend dafür, ob auf den Konflikt inneres Wachstum, besseres Kennenlernen anderer Menschen und des eigenen Ichs und Vertiefung von Beziehungen folgt oder Angst, Entmutigung, Resignation, Krankheit und Zerstörung.

- **Konfliktbereiche**
Konflikte können sowohl in einer Person (intrapersonal) als auch zwischen zwei und mehreren Personen (interpersonal) auftreten:
  - Selbstbildkonflikt (zwischen Ideal- und Realselbst einer Person),
  - Lebensplankonflikt (zwischen Wunsch und Realität einer Person),

- Appetenzkonflikt (zwischen zwei gleichermaßen erstrebenswerten Zielen, z.B. bei Partner- oder Berufswahl),
- Aversionskonflikt (zwischen zwei gleichermaßen unangenehmen Handlungszielen, z.B. die »Zwickmühle« zwischen gefürchtetem Zahnarztbesuch oder weiter Schmerzen haben),
- Ambivalenzkonflikt (eine widersprüchliche emotionale Einstellung gegenüber einem Mitmenschen, die zwischen den Gefühlen von Liebe und Hass schwankt),
- Familienkonflikt,
- Arbeitskonflikt.

■ Konfliktarten

In der Literatur gibt es viele verschiedene Unterscheidungen und Einteilungen von Konflikten. Je nachdem, worauf man seine Aufmerksamkeit richtet, kann die Unterscheidung wie folgt erfolgen (vgl. Scheibel 1996):

Nach dem Inhalt   Dies sind persönliche Konflikte, berufliche Konflikte, emotionale Konflikte, sachliche Konflikte, offene Konflikte, schwelende Konflikte etc.

Nach den Beteiligten   Das sind innere Konflikte (widerstrebende Wünsche etc. in einer Person), Konflikt zwischen zwei Beteiligten, Konflikt zwischen einer Person und einer Gruppe sowie Konflikte zwischen Gruppen.

Nach Eskalationsstufen (Glasl 1980)   Von einer Meinungsverschiedenheit über Verhärtung der Standpunkte bis zur Zersplitterung der Gegnerin und gemeinsam in den Abgrund gehen.

Nach Konfliktauslösern   Konflikte aufgrund von Missverständnissen, Ziel- und Interessenskonflikte, Vorwürfe und Beschuldigungen, verschobene Konflikte (z.B. emotionale Verletzungen oder enttäuschte Erwartungen werden auf der Sachebene ausgetragen)

■ Konfliktlösungen

Konflikte sind häufig belastend und verlangen daher nach einer Lösung. Nach Watzlawick (mündl. Mitteilung) gründen sich die sogenannten **Lösungen erster Ordnung** meist auf den gesunden Hausverstand, während **Lösungen zweiter Ordnung** häufig absurd, unerwartet und vernunftwidrig sind. Sie sind also ihrem Wesen nach überraschend und paradox.

Bei vielen Konflikten sind Lösungen sehr schwierig oder mitunter gar nicht möglich. Bei den sogenannten unlösbaren Konflikten könnte der Versuch unternommen werden, sie so weit zu klären, dass man mit ihnen leben kann.

Voraussetzung für die Lösung eines Konfliktes ist, herauszufinden, worum es eigentlich geht, d.h. den Kern des Konfliktes zu erkennen.

Für die Konfliktanalyse könnten folgende Fragen hilfreich sein:

- Was brauche ich?
- Was hätte ich gerne?
- Was sind meine Bedürfnisse?
- Was sollte ich verändern?

Je klarer der Kern des Konfliktes erkennbar ist, desto eher kann eine Lösung zustande kommen.

Konfliktlösung heißt nicht, dass eine der Beteiligten als Gewinnerin und die andere als Verliererin aussteigt, sondern dass im Idealfall alle am Konflikt Beteiligten aus diesem als Gewinnerinnen hervorgehen. Nach Gordon (1987) gehören zur »Jeder-gewinnt-Methode« des Konfliktlösungsprozesses sechs Schritte:

Die sechs Schritte der »Jeder-gewinnt-Methode«
I. Der Konflikt wird erkannt und definiert.
II. Alternative Lösungen werden entwickelt.
III. Alternative Lösungen werden bewertet.
IV. Die Entscheidung wird getroffen.
V. Die Entscheidung wird ausgeführt.
VI. Die durchgeführte Lösung wird bewertet.

Wenn nicht alle am Konflikt beteiligten Gesprächspartnerinnen die durchgeführte Lösung als akzeptabel bewerten, sollte zu Schritt I oder Schritt II zurückgekehrt werden.

■ **Konfliktkultur**
Fast jede Entwicklung ist von Konflikten begleitet. Im Laufe der Zeit haben sich viele Strategien des Umgangs mit Konflikten entwickelt.

Strategien des Umgangs mit Konflikten (nach Schwarz)
- Flucht, Vermeiden, Verleugnen, Verdrängen
- Kampf, Aufgreifen, Auseinandersetzen
- Unterordnung, Unterdrückung
- Delegation an eine dritte Instanz
- Kompromiss
- Konsens (vgl. Schwarz 2001)

Nach Motamedi (1997) werden Konfliktängste schrittweise abgebaut:

Schritte beim Abbau von Konfliktängsten
1. Schritt: Selbstbewusstsein entwickeln
2. Schritt: Das eigene Verhalten kennenlernen
3. Schritt: Die eigenen Gefühle kennenlernen
4. Schritt: Spannung aushalten können
5. Schritt: Bewusste Wahrnehmung
6. Schritt: Eine positive Einstellung verinnerlichen
7. Schritt: Genauer nachfragen

Zum kreativen Streiten gibt es folgende Richtlinien:

Richtlinien zum kreativen Streiten
- Verbalisieren von Gefühlen
- Über Gefühle sprechen, nicht über Bewertungen
- Ich-Botschaften vermitteln
- Verständnis zeigen für die Gefühle der anderen
- Sich auf konstruktive Lösungsmöglichkeiten konzentrieren
- Geduldig zuhören
- Interessen besprechen
- Die Sache von der Person trennen

27.5   Krisen und Kriseninterventionn

Unter Krise versteht man den Verlust des seelischen Gleichgewichts, den ein Mensch verspürt, wenn er mit Ereignissen konfrontiert wird, die er im Augenblick nicht bewältigen kann, weil sie seine Fähigkeit zur Erreichung wichtiger Lebensziele überfordern oder weil seine früheren Erfahrungen, erworbenen Fähigkeiten und erprobten Hilfsmittel nicht ausreichen, um seine Lebenssituation zu bewältigen.

Eine Krise ist kein krankhafter Zustand, sie kann jedem Menschen in jeder Lebensphase begegnen. Krisen sind einerseits gefährliche Belastungen und andererseits Chancen für positive Veränderungen.

Anlässe für Krisen sind verschiedene Ereignisse und Lebensumstände:
- Katastrophen und Massenbelastungen, z.B. Kriege, Unwetter, Verfolgungen,
- individuelle Belastungen, z.B. Schicksalsschläge oder Situationen des üblichen Lebenslaufs.

Krisen können verschiedene Ebenen betreffen:
- die körperlich-biologische Ebene (Pubertät, Klimakterium, chronische Erkrankungen),
- die psychische Ebene (seelische Konflikte),
- die soziale Ebene (Rollenveränderungen oder Statusverlust durch Scheidung, Arbeitslosigkeit, Pensionierung).

Der Verlauf von Krisen wird durch folgende Faktoren mitbestimmt:
- von der subjektiven Bewertung der Krise als Gefahr oder Chance,
- von den Reaktionen der sozialen Umwelt,
- von den Ressourcen der Person.

27.5.1   Arten von Krisen

Cullberg (1985) unterscheidet, je nachdem welche individuellen Belastungen zu Krisen führen, zwischen
a. Lebensveränderungskrisen oder Life events und
b. traumatischen Krisen.

◻ **Tab. 27.1**	Phasen der Lebensveränderungskrisen (Life events)
1. Phase	**Konfrontation** mit der veränderten Situation
	Wenn das gewohnte Problemlösungsverhalten wirkungslos bleibt, kommt Spannung und Unbehagen auf.
2. Phase	**Versagen**
	Wenn man erlebt, dass die Belastung nicht zu bewältigen ist, empfindet man sich als Versagerin; der Selbstwert nimmt ab und die Spannung steigt.
3. Phase	**Mobilisierung**
	Innerer Druck führt zur Mobilisierung aller inneren und äußeren Bewältigungskapazitäten; Neues oder Ungewohntes wird ausprobiert, es wird versucht, die Situation von einem anderen Blickwinkel zu betrachten.
	Die Anstrengung führt entweder: a) zur **Bewältigung der Krise** oder b) zum **Misslingen der Krisenbewältigung**. Es kommt zum Rückzug aus der Situation; Ziele werden aufgegeben; Resignation tritt ein. Nun besteht die Gefahr der Chronifizierung!
4. Phase	**Vollbild der Krise** mit unerträglicher Spannung. Äußerlich wirkt man oft noch geordnet, aber innerlich entsteht Konfusion und Desorganisation durch Verzerrung und Verleugnung der Wirklichkeit oder durch Rückzug aus der Kommunikation.

- **Lebensveränderungskrisen (Life events)**

Lebensveränderungskrisen oder Life events sind alle Lebensereignisse, die starke Emotionen hervorrufen und Anpassung erfordern. Sie sind Stadien des Ungleichgewichts im bisherigen Passungsgefüge zwischen Person und Umwelt, wie z.B. Geburt, Heirat, Umzug, Pensionierung, Trennung von Bezugspersonen, Krankheit etc.

Nach Caplan (1964) haben sie einen phasenhaften Verlauf (◻ Tab. 27.1).

Man ist rat- und orientierungslos, Äußerungen und Verhalten sind ungesteuert; inneres Chaos führt zum »Nervenzusammenbruch«. Veränderungskrisen können in jeder Phase beendet werden, falls der Krisenanlass wegfällt oder Lösungsstrategien entwickelt werden.

- **Traumatische Krisen**

Mit Traumatischen Krisen werden Reaktionen auf Ereignisse bezeichnet, deren schmerzliche Natur allgemein anerkannt ist, z.B. plötzlicher Tod einer Nahestehenden, lebensbedrohliche Krankheit, soziale Kränkung, Katastrophen.

Der typische Verlauf umfasst vier Phasen (◻ Tab. 27.2), wobei das akute Stadium ca. eine Woche und die zweite Phase 4–6 Wochen dauert.

27.5.2 Krisen und Suizidgefahr

Situationen, in welchen sich Ereignisse dramatisch zuspitzen und der übliche Ablauf der Lebensvorgänge unterbrochen wird, sind:

◘ Tab. 27.2	Phasen der traumatischen Krisen
Schockphase	Die Wirklichkeit wird ferngehalten, äußerlich kann man geordnet erscheinen, innerlich ist alles chaotisch. Später besteht oft keine Erinnerung mehr an diese Zeit. Die seelische Aufruhr kann zu ziellosen Aktivitäten (Toben) oder zu einem Zustand der Betäubung führen. Es besteht keine Kommunikation mit der schmerzlichen Realität.
Reaktionsphase	Die Konfrontation mit der Realität ist nun unvermeidlich. Es wird versucht, die Wirklichkeit zu integrieren, unter Umständen mit psychischen Abwehrmechanismen (Verleugnung, Verdrängung) oder sozialem Rückzug mit selbstzerstörenden Tendenzen (Medikamente, Alkohol, Drogen etc.). Wenn äußere Hilfsstrukturen fehlen, besteht Chronifizierungsgefahr!
Bearbeitungsphase	Es kommt zu einer Lösung vom Trauma und von der Vergangenheit. Interessen und Zukunftspläne tauchen auf.
Neuorientierung	Das Selbstwertgefühl ist gestärkt. Neue Beziehungen werden aufgenommen. Lebenserfahrung wurde gewonnen.

Krisensituationen

— Seelische Krisensituationen, in der die betroffene Person ein deutliches Gefühl des »Nicht-mehr-weiter-Könnens« erlebt, das sie zwingt, eine Erholungsphase einzulegen oder therapeutische Hilfe in Anspruch zu nehmen
— Akute schwere Zustände des »Außer-sich-Seins« als Erregung, Delirium, Manie, Rausch oder als Störung des Bewusstseins
— Suizid oder Suizidalität: Sie kommen bei allen psychischen Krankheiten, vor allem bei Depressionen vor, häufig aber auch bei sogenannten Gesunden im Verlauf von Lebensschwierigkeiten, bei denen es scheinbar keine andere Lösung gibt. Die betroffene Person greift nach dem Mittel der Intoxikation (Medikamente, Gas) oder des Unfalls (Schnittverletzungen, Ertrinken u.a.)
— Aggression und Kurzschlusshandlungen können ebenfalls Suizide auslösen

▪ Krisenintervention

Die Krisenintervention ist in jeder Phase verschieden.

▪▪ In der Schockphase

Hier ist eine gute allgemeine Betreuung wichtig. Bei starkem Schock darf man die betroffene Person nicht alleine lassen! Tobende muss man vor körperlichem Schaden bewahren und ihnen beruhigend zureden. Es ist auch wichtig, ihnen ein Geborgenheitsgefühl zu geben. Eventuell etwas Warmes zu trinken geben, Körperkontakt herstellen (Hände halten oder Umarmen), schlafen lassen, Gefühle sollen direkt und frei ausgedrückt werden, eine vernunftmäßige Bearbeitung der Gefühle ist nicht möglich.

▪▪ In der Reaktionsphase

Die betroffene Person soll möglichst viel über das Ereignis und ihre Gefühle erzählen. Wenn sie ihre Gefühle, die oft chaotisch und widersprüchlich sind, als Ausdruck ihrer Lebenssituation verstehen kann, verlieren die Gefühle an Dramatik. Die Konfrontation mit der Realität sollte behutsam erfolgen.

▪▪ In der Bearbeitungsphase
Die betroffene Person bei der Bearbeitung der Krise begleiten.

▪▪ In der Phase der Neuorientierung
Die Entscheidung des betroffenen Menschen akzeptieren. Die Betreuungsperson soll Hoffnung im anderen Menschen aufbauen, was voraussetzt, dass sie selbst Hoffende ist und
- selbst positive Zuwendung erhält, um sie geben zu können,
- auf dem eigenen Weg begleitet wird, um begleiten zu können,
- sich selbst akzeptiert, um den anderen Menschen dabei zu unterstützen,
- überzeugt ist, dass das Leben einen Sinn hat, um überzeugen zu können.

27.6   Das Burn-out-Syndrom

Burn-out heißt wörtlich übersetzt »Ausgebranntsein«. Ausbrennen kann die Person, die sich mit Feuer und Flamme und viel Engagement zur Erreichung ihrer Ziele einsetzt.

Das Burn-out-Syndrom ist:
- ein körperlicher, geistiger und emotionaler Erschöpfungszustand,
- eine Reaktion auf stressende Bedingungen in der Arbeit oder im Zusammenleben mit anderen Menschen,
- die letzte Stufe eines fehlgeschlagenen Bewältigungsversuchs.

Typische Kennzeichen dafür sind nach Burisch (1994):

Warnsymptome der Anfangsphase
- zuerst vermehrtes Engagement für Zielerreichung
- danach Erschöpfung (z.B. chronische Müdigkeit)

Reduziertes Engagement
- für andere Personen (z.B. Verlust des Einfühlungsvermögens)
- für die Arbeit (z.B. Fehlzeiten)

Emotionale Reaktionen
- Depressionen (z.B. Schuldgefühle, Selbstmitleid)
- Aggressionen (z.B. Ungeduld, Launenhaftigkeit)

Abbau
- der kognitiven Leistungsfähigkeit
- der Motivation und der Kreativität

Verflachung
- des emotionalen, sozialen und geistigen Lebens

Psychosomatische Reaktionen   Verzweiflung (Gefühle der Hilf- und Hoffnungslosigkeit)
Es gibt vielfältige Ursachen für das Burn-out-Syndrom.

Welche Ursachen kann das Burn-out-Syndrom haben?

- Menschen, die sich für andere Menschen einsetzen, für sie da sind und dabei die eigenen Bedürfnisse, Empfindungen und Gefühle systematisch verleugnen
- Mehrfach belastete Menschen (durch Beruf, Haushalt, Kinder, kranke Angehörige)
- Permanenter Zeitdruck
- Zu große Verantwortung
- Zu hohes Berufsideal
- Überforderung bzw. unzureichende oder fehlende Ausbildung für die zu leistende Tätigkeit, aber auch qualitative Unterforderung (z.B. Monotonie, fremdbestimmtes Arbeiten, geringe Entscheidungsmöglichkeiten)
- Mangelnde Zielvereinbarungen
- Mangelnde Effizienzerfahrung
- Mangelnde Erfolgserlebnisse
- Mangelnde Anerkennung
- Mangel an sozialen Kontakten (Freunde) bzw. fehlende soziale Unterstützung
- Private, familiäre Konflikte (z.B. instabile Partnerschaften)
- Mangel an entlastenden Faktoren, wie z.B. Entspannung, Abschalten-Können, Hobbys, Sport, Freiräume zur Besinnung
- Ungenügende Einarbeitung in einen neuen Arbeitsbereich
- Führungsfehler, laissez-faire Führungsstil
- Ungenügende Bezahlung
- Unfähigkeit, um Hilfe zu bitten, oder der Zwang, helfen zu müssen (Helfer-Syndrom)

- **Vorkommen des Burn-out-Syndroms**

Das Burn-out-Syndrom kommt in allen Schichten der Bevölkerung, in jedem Lebensalter, unabhängig vom Geschlecht, bei Frauen und Männern und auch bei Kindern, die ihre Gefühle und eigenen Bedürfnisse (z.B. Spielen) permanent unterdrücken müssen, vor.

- **Vorbeugungsmöglichkeiten und Bewältigungsmöglichkeiten**

Nach Freudenberger und North (1995) kann das Burn-out verhindert und rückgängig gemacht werden. Der Schlüssel dazu sei die Selbstachtung. Als Anleitung zum Rückgängigmachen von Symptomen und Bewusstmachen von Ursachen dient ein »Zwölf-Punkte-Programm«:

1. Hören Sie auf mit dem Verleugnen
2. Vermeiden Sie Isolation
3. Ändern Sie Ihre Lebensumstände
4. Vermindern Sie Ihren verstärkten Einsatz
5. Hören Sie auf, sich überfürsorglich zu verhalten
6. Lernen Sie, »nein« zu sagen
7. Fangen Sie an, kürzer zu treten und Abstand zu nehmen
8. Geben Sie sich neue Werte
9. Lernen Sie, Ihr persönliches Tempo zu bestimmen
10. Kümmern Sie sich um Ihren Körper

11. Versuchen Sie, sich so wenig wie möglich zu sorgen und zu ängstigen
12. Behalten Sie Ihren Sinn für Humor!

27.7 Soziale Intelligenz und soziale Kompetenz

27.7.1 Soziale Intelligenz

Intelligenz ist die Fähigkeit, schnell und fehlerfrei zu denken, d.h. möglichst rasch und korrekt Wahrnehmungen zu verstehen, Begriffe zu bilden, Wissensinhalte zu kombinieren, Schlüsse aus ihnen zu ziehen und Probleme zu lösen. Intelligenz bezieht sich sowohl auf abstrakte Denkaufgaben als auch auf alltägliche Probleme und Situationen (vgl. Fürstler u. Hausmann 2000).

Als soziale Intelligenz bezeichnet Herkner (1986) jene verhaltensbezogenen Intelligenzkomponenten, die im Alltag, im Berufs- und Privatleben und bei der Lösung zwischenmenschlicher Probleme von größter Bedeutung sind, z.B.:

- die Aufnahme und Verarbeitung der Informationen in Bezug auf Bedürfnisse, Gefühle, Wünsche von Mitmenschen,
- die Beobachtung von Bewegungen, Handlungen, Gesten, Gesichtsausdruck und Körperhaltung.

Mit zunehmendem Alter kann sich aufgrund der Lebenserfahrung Weisheit entwickeln. Als Weisheit wird allgemein eine auf Lebenserfahrung und Einsicht beruhende innere Reife und kluge Überlegenheit im geistigen Sinne bezeichnet. Philosophisch betrachtet, ist Weisheit das Wissen um die wesentlichen Wahrheiten des Lebens sowie ein dementsprechendes Leben.

27.7.2 Soziale Kompetenz

Als soziale Kompetenz wird die gelungene Interaktion und Kommunikation mit anderen Menschen bezeichnet. Sie ist sowohl durch das Wissen über sich selbst als auch über den Mitmenschen gekennzeichnet.

Nach Niven und Robinson (2001) gehören zu den sozialen Kompetenzen folgende Fähigkeiten:

- Selbstachtung,
- Selbstverwirklichung,
- Selbstbeobachtung,
- Selbstöffnung,
- nonverbale Kommunikation,
- Fragen und Zuhören,
- Selbstbehauptung und
- Umgang mit Gefühlen.

Für die soziale Kompetenz sind v.a. folgende Fähigkeiten wesentlich:

- Wahrnehmungsfähigkeit,
- Gefühle wahrnehmen und ausdrücken können,
- Introspektionsfähigkeit,
- Antizipationsfähigkeit,

- Feedback nehmen und geben können,
- Verhaltensflexibilität,
- zuhören können,
- Konfliktfähigkeit,
- Aggressionsfähigkeit, ohne destruktiv zu sein,
- Konfrontationsfähigkeit,
- Kritikfähigkeit (aktiv und passiv),
- Frustrationstoleranz,
- Rollenidentifikation,
- Beziehungsfähigkeit (befriedigende zwischenmenschliche Interaktion und Kommunikation),
- Initiative,
- Selbstexploration, um zu mehr Selbsterkenntnis zu gelangen.

Grundvoraussetzung für soziale Kompetenz ist die persönliche Kompetenz. Niven und Robinson (2001) verstehen darunter die Fähigkeit, sich auf sich selbst verlassen und sein eigenes Leben planen zu können. Sie haben ein Trainingsprogramm entworfen, durch das die Fertigkeiten, die im Umgang mit Schwierigkeiten, Lebensereignissen und Krisen nützlich und nötig sind, vorangebracht werden sollen. Es besteht aus folgenden sechs Bausteinen:

- Zielsetzung,
- Wissenserwerb,
- Entscheidungsfindung,
- Risikoabwägung,
- soziale Unterstützung,
- Entwicklung von Fertigkeiten planen.

Das Ziel des Programms besteht darin, Personen mit Energie und Fähigkeiten auszustatten, um sich selbst helfen zu können. Der Schwerpunkt liegt auf Prävention und auf Wachstum, nicht auf Behandlung und Heilung.

Grundzüge der sozialen Sicherheit

Andrea Vysoky

E. Jedelsky (Hrsg.), *Heimhilfe,*
DOI 10.1007/978-3-662-46106-8_28, © Springer-Verlag Berlin Heidelberg 2016

Österreich bietet ein weit gefächertes Spektrum an Angeboten zur sozialen Absicherung. Neben dem Pflegegeld, den regional unterschiedlichen Angebot an sozialen Dienstleistungen und der Unterstützungsmöglichkeit durch Bestellung eines Sachwalters gibt es auch noch verschiedene finanzielle Beihilfen wie Rezeptgebührenbefreiung, Wohnbeihilfen, Fernseh- und Rundfunkgebührenbefreiung oder Zuschüsse zu den Telefongebühren. Ausführlichere Informationen dazu sind u.a. auf der Internetseite ▶ www.sozialinfo.wien.gv.at sowie auf den Internetseiten Ihres Bundeslandes bzw. Sozialversicherungsträgers zu finden.

28.1   Pflegegeld

Der Anspruch auf Gewährung von Pflegegeld basiert auf der Grundlage des entsprechenden Pflegegeldgesetzes. Das Pflegegeld ist eine zweckgebundene Leistung zur pauschalierten Abgeltung von pflegebedingten Mehraufwendungen, um pflegebedürftigen Personen die notwendige Betreuung und Hilfe so weit wie möglich zu sichern und die Möglichkeit zu verbessern, ein selbstbestimmtes bedürfnisorientiertes Leben zu führen.

- **Voraussetzungen für die Gewährung von Pflegegeld**

Anspruch auf Pflegegeld besteht für Personen, die aufgrund einer körperlichen, geistigen oder psychischen Behinderung oder einer Sinnesbehinderung einen ständigen Betreuungs- und Hilfsbedarf (Pflegebedarf) von mehr als 60 Stunden monatlich haben, der voraussichtlich mindestens sechs Monate andauern wird. Eine weitere Anspruchsvoraussetzung ist der gewöhnliche Aufenthalt in Österreich.

- **Pflegegeldantrag, Antrag auf Erhöhung des Pflegegeldes**

Der Antrag ist schriftlich mit Antragsformular bzw. formlos an den zuständigen Pflegegeldträger zu stellen. Nach Prüfung und Feststellung der Pflegegeldstufe wird das Pflegegeld ab dem Monat nach der Antragsstellung mittels Bescheid zuerkannt bzw. erhöht. Ein erneuter Antrag binnen eines Jahres ist nur mit Bescheinigung einer wesentlichen Änderung des Pflegebedarfs möglich. Die Zuerkennung bzw. Ablehnung hat binnen sechs Monaten zu erfolgen. Antragsberechtigt sind in erster Linie der Pflegebedürftige, Sachwalter, gesetzliche Vertreter, Angehörige. Ist der Pflegebedürftige mit der zuerkannten Pflegegeldstufe nicht einverstanden, kann er innerhalb von drei Monaten eine Klage beim zuständigen Arbeits- und Sozialgericht einreichen.

Pflegebedarf   Pflegebedarf im Sinne der Pflegegeldgesetze liegt dann vor, wenn jemand sowohl bei Betreuungsmaßnahmen als auch bei Hilfsverrichtungen Unterstützung braucht. Die Ermittlung des Pflegebedarfs erfolgt anhand von Richt-, Mindest- und Fixwerten im Rahmen einer ärztlichen Untersuchung. Dies kann bei Bedarf auch im Rahmen eines Hausbesuchs erfolgen.

Bei der Einstufung des Pflegebedarfs von Personen mit einer schweren geistigen oder schweren psychischen Behinderung, insbesondere einer demenziellen Erkrankung, ist auf die besondere Intensität der Pflege Bedacht zu nehmen. Um diesen erweiterten Pflegebedarf entsprechend zu berücksichtigen, ist jeweils ein Pauschalwert hinzuzurechnen, der den Mehraufwand der gesamten erschwerten Pflegesituation abzugelten hat (Erschwerniszuschlag).

Höhe des Pflegegeldes   Die Höhe des Pflegegeldes ist abhängig vom Pflegebedarf und wird in sieben Stufen unterteilt. Über die Pflegegeldstufe entscheidet die zuständige Stelle auf der

Grundlage eines ärztlichen Sachverständigengutachtens. Das Pflegegeld wird 12-mal jährlich ausbezahlt.

Meldepflicht Meldepflicht (Anzeigepflicht) besteht für jede Änderung der Anspruchsvoraussetzungen, die das Ruhen, die Minderung oder den Verlust des Anspruchs zur Folge haben kann (z.B. Krankenhaus- oder Kuraufenthalte, Bezug anderer in- und ausländischer Geldleistungen wegen Pflegebedürftigkeit, Aufnahme in ein Pflegeheim). Die Meldung hat innerhalb von vier Wochen an die pflegegeldauszahlende Stelle zu erfolgen.

Das Pflegegeld ruht ab dem zweiten Tag eines stationären Krankenhaus-, Rehabilitations- oder Kuraufenthalts. Ab dem Tag der Entlassung wird das Pflegegeld wieder ausbezahlt.

28.2 Sachwalterschaft

Ein Sachwalter (SW) ist eine vom Gericht bestellte Person, die die Interessen zum Wohle der betroffenen Person gegenüber Behörden, Gesundheitseinrichtungen, Ämtern und privaten Vertragspartnern zu vertreten hat und rechtliche Angelegenheiten für volljährige Personen, die aufgrund einer psychischen Erkrankung, geistigen Behinderung oder aus anderen Gründen nicht ohne Nachteil für sich sorgen können, regelt.

> ❗ **Eine körperliche Behinderung ist kein Grund für eine Sachwalterschaft.**

Eine Anregung auf Bestellung eines Sachwalters kann vom Betroffenen selbst oder durch andere (z.B. Angehörige, Betreuer, Spitäler, Behörden) beim zuständigen Bezirksgericht eingebracht werden. Der Richter hat sich einen persönlichen Eindruck zu verschaffen und ein Urteil zu bilden, ob und für welche Belange eine Person einen Sachwalter braucht.

Die Bestellung eines SW erfolgt durch das zuständige Bezirksgericht mittels eines Beschlusses. Der Beschluss beinhaltet u. a. die konkrete Bestellung, den bestellten Sachwalter und dessen Aufgabengebiet. Die Bestellung eines Sachwalters kann für einzelne Angelegenheiten, einen Kreis von Angelegenheiten (z.B. Vermögensangelegenheiten) oder alle Angelegenheiten des Betroffenen erfolgen und richtet sich nach den individuellen Bedürfnissen des Betroffenen.

Einzelne Rechte der Betroffenen bleiben von der Sachwalterschaft unberührt. Der Betroffene kann wählen, heiraten (mit Zustimmung des SW), eine Testamentserrichtung (vor Gericht oder einem Notar) und geringfügige Anschaffungen des täglichen Lebens (wie Einkauf von Lebensmitteln) vornehmen.

Über Angelegenheiten der Heilbehandlung und der Aufenthaltsbestimmung (z.B. Pflegeheim) entscheidet der Betroffene so lange selbst, wie die Einsichts- und Urteilsfähigkeit gegeben ist, sofern der Sachwalter nicht auch für diese Angelegenheiten vom Gericht bestellt wurde.

Zu den Angelegenheiten eines Sachwalters zählen u.a. die Vermögenssorge (Vertretung vor Behörden, Sicherung des Einkommens und finanzieller Ansprüche wie Pflegegeld usw.), die Personensorge (Sicherstellung und Kontrolle der erforderlichen sozialen Betreuung und medizinischen Behandlungen), regelmäßiger Kontakt mit dem Betroffenen (mindestens einmal im Monat) sowie ein regelmäßiger Bericht und Rechnungslegung (über Person und Vermögen) an das Gericht.

▪ Vorsorgevollmacht

Eine Vorsorgevollmacht ermöglicht es Personen, zu einem Zeitpunkt, zu dem sie noch über die erforderliche Geschäftsfähigkeit, Einsichts- und Urteilsfähigkeit verfügen, eine Person ihres

Vertrauens als zukünftigen Vertreter zu betrauen. So ist es evtl. später nicht erforderlich, einen Sachwalter zu bestellen.

Die Angelegenheiten, zu deren Besorgung die Vollmacht erteilt wird, müssen genau bestimmt werden. Soll die Vollmacht auch zur Besorgung schwerwiegender Angelegenheiten ermächtigen, muss der Vollmachtgeber vor Erteilung der Vollmacht von einem Rechtsanwalt, Notar oder Gericht über die Rechtsfolgen belehrt worden sein.

- **Sachwalterverfügung**

Zu einem Zeitpunkt, zu dem noch die erforderliche Geschäftsfähigkeit, Einsichts- und Urteilsfähigkeit vorliegt, können Wünsche auf eine Person, die zukünftig eine eventuell notwendige Sachwalterschaft übernehmen soll, festgelegt werden.

- **Vertretungsbefugnis nächster Angehöriger**

Bei Verlust der Geschäfts-, Einsichts- oder Urteilsfähigkeit können nächste Angehörige die Vertretung des Betroffenen für bestimmte Rechtsgeschäfte übernehmen. Die Vertretungsbefugnis muss von einem Notar registriert werden.

- **Patientenverfügung**

Mit dieser Willenserklärung kann ein Patient im Voraus bestimmte medizinische Behandlungen ablehnen, wenn er zum Zeitpunkt der Behandlung nicht mehr einsichts-, urteils- oder äußerungsfähig ist.

28.3   Soziale Dienste

Die Bundesländer mit ihren Gemeinden tragen Sorge für die Erbringung von sozialen Diensten für Menschen mit Pflege- und Betreuungsbedarf. Soziale Dienste umfassen ein breites Angebot an Dienstleistungen, wie Heimhilfe, Hauskrankenpflege, Essen auf Räder, Besuchsdienst, Reinigungsdienst, und sind in den Sozialhilfegesetzen verankert.

Es gibt in den Gemeinden und Ländern auch private Unterstützungsangebote, die den Alltag der Klientinnen erleichtern können. Einkaufsdienste mit Hauszustellung, Medikamentenzustellung, Hausbesuche von Fußpflegerin, Optikerin, Friseurin und Bücherei entlasten Klientinnen und Angehörige und erhöhen zusätzlich die Lebensqualität.

Informationen über die einzelnen Angebote und die Fördermöglichkeiten erhält man bei der zuständigen Bezirkshauptmannschaft, dem Magistrat oder Gemeindeamt bzw. direkt bei den Trägerorganisationen.

28.4   Beratungszentren Pflege und Betreuung – soziale Dienste in Wien

Die Beratungszentren »Pflege und Betreuung« des Fonds Soziales Wien informieren über soziale Dienste, Förderungen, Dienstleistungen, Hilfsmittel, unterstützen bei Anträgen und vieles mehr. Ein multiprofessionelles Team informiert kostenlos über vorhandene Angebote an Leistungen, die es ermöglichen, ein weitgehend selbstständiges Leben in den eigenen vier Wänden so lange wie möglich zu führen.

Mitarbeiterinnen der Beratungszentren »Pflege und Betreuung« leisten auch Soforthilfe in akuten Fällen. Im Rahmen des Case Managements zur Subjektförderung beraten die Mitarbeiterinnen über bestmögliche Unterstützung, ermitteln den individuellen Pflege- und

Betreuungsbedarf, erstellen gemeinsam mit den Klienten ein individuelles Betreuungskonzept, berechnen die Kosten für die notwendigen Leistungen und unterstützen bei der Förderantragsstellung und der Organisation der notwendigen sozialen Dienste, welche durch anerkannte Einrichtungen des Fonds Soziales Wien geleistet werden. Der Leistungsumfang orientiert sich am Bedarf der Klientinnen unter Berücksichtigung der jeweiligen Pflegegeldstufe.

Die Höhe der individuellen Kosten für die geförderten sozialen Dienste sind sozial gestaffelt und richten sich v.a. nach Einkommen, Pflegegeld, Miete und dem benötigten Leistungsausmaß. Die Differenz zwischen Kostenbeitrag des Klienten und den tatsächlichen Kosten der geförderten Leistungen tragen regional unterschiedlich Gemeinden, Länder und Sozialversicherungsträger.

Um für soziale Dienste eine Förderung zu bekommen (in Wien z.B. Hauskrankenpflege, Heimhilfe usw.), ist der Bezug von Pflegegeld Voraussetzung.

Die Erstberatung des Fonds soziales Wien (Tel. 01/24524) informiert ebenfalls über Hilfseinrichtungen und -möglichkeiten der öffentlichen und privaten Wohlfahrt, veranlasst Hilfsmaßnahmen wie den Einsatz sozialer Dienste, pflegerische Notversorgung durch mobile Gesundheits- und Krankenpflegepersonen, sozialarbeiterische Akutinterventionen und organisiert die Sofortbelieferung mit Essen auf Rädern am Wochenende und an Feiertagen für Klientinnen nach Krankenhausentlassungen. Die Internetseiten des Fonds Soziales Wien ► www.fsw.at enthalten weitere Informationen.

28.4.1 Heimhilfe

Heimhelferinnen unterstützen im hauswirtschaftlichen und persönlichen Bereich.

Aufgaben der Heimhelferinnen (Beispiele)
- Aufrechterhaltung des Haushalts (Einkauf, Sauberhalten der Gebrauchsgegenstände, Wäsche, Kleidung usw.)
- Förderung und Erhaltung des körperlichen Wohlbefindens (Unterstützung bei der Körperpflege, bei der Zubereitung von Mahlzeiten usw.)
- Förderung der Selbstständigkeit durch Motivation zur selbstständigen Ausführung von täglichen Aktivitäten (wie Abstauben, Blumen gießen, Begleitung beim Einkauf usw.)
- Sicherung der sozialen Grundbedürfnisse (Aufrechterhaltung der Kontakte zu Nachbarn, Angehörigen usw.)

28.4.2 Mobile Hauskrankenpflege

Hierbei ist zwischen Hauskrankenpflege und der medizinischen Hauskrankenpflege zu unterscheiden.

Hauskrankenpflege

Hauskrankenpflege ist die fachliche Pflege durch diplomierte Gesundheits- und Krankenpflegepersonen und Pflegehelferinnen und kann zeitlich unbegrenzt in Anspruch genommen werden.

Ziele sind die Aufrechterhaltung, Förderung und Wiederherstellung des körperlichen, geistigen und sozialen Wohlbefindens sowie die Schaffung und Erhaltung des Pflege- und Betreuungsmilieus.

■ **Mobile Kinderkrankenpflege**
Dies ist ein spezielles Angebot für die Betreuung schwerkranker und behinderter Kinder durch diplomierte Gesundheits- und Kinderkrankenpflegepersonen im eigenen Zuhause.

■ **Medizinische Hauskrankenpflege**
Die medizinische Hauskrankenpflege ist eine ASVG-Leistung und schafft die Möglichkeit, die Klientinnen in ihrer gewohnten häuslichen Umgebung medizinisch zu versorgen. Sie wird ausschließlich von diplomierten Gesundheits- und Krankenpflegepersonen auf Basis ärztlicher Anordnungen erbracht und umfasst mitverantwortliche Tätigkeiten nach dem Gesundheits- und Krankenpflegegesetz, wie die Verabreichung von Injektionen, Sondenernährung, Wundversorgung, Kanülen-, Stoma- oder Katheterpflege.

Der jeweilige Krankenversicherungsträger gewährt diese rein medizinisch bedingte, krankenhauersetzende Versorgung für 28 Tage – eine Verlängerung ist nach chefärztlicher Bewilligung seitens des Sozialversicherungsträgers möglich.

28.4.3 Besuchsdienst

Zu den Aufgaben des Besuchsdienstes zählen die Förderung der Selbstständigkeit und der sozialen Integration von Menschen durch Begleitung bei oder Erledigung von Arzt- und Behördenwegen, die Begleitung bei Rollstuhlfahrten, Einkäufen und Besorgungen; ebenso die Sicherung sozialer Grundbedürfnisse wie die Erledigung von Korrespondenz, Aufrechterhaltung der Kontakte zu Nachbarn, Angehörigen und Freunden, aber auch Begleitung ins Kaffeehaus, Theater, Kino usw.

28.4.4 Reinigungsdienst

Mitarbeiter und Mitarbeiterinnen des Reinigungsdienstes übernehmen schwere häusliche Arbeiten wie Großreinigung, Fenster putzen, Türen-, Möbel- und Bodenpflege. Die Förderung des Reinigungsdienstes ist an den Bezug von Pflegegeld gebunden.

Alternativen zum Reinigungsdienst sind, regional unterschiedlich, die von sozialen Organisationen angebotene Haus- und Heimservicedienste, welche Wohnungsreinigung, Wäscheversorgung, Versorgung von Haustieren und Pflanzen, kleinere Reparaturarbeiten, Abnehmen und Aufhängen der Vorhänge sowie viele Arbeiten rund ums Haus erledigen.

28.4.5 Sonderreinigung

Der Sonderreinigungsdienst führt Entrümpelungen und Grobreinigung bei verwahrlosten Wohnungen von Klientinnen durch, die aufgrund ihrer Lebenssituation dazu nicht selbstständig in der Lage sind.

28.4.6 Wäschepflegedienst

Die Abholung und Zustellung der Wäsche erfolgt wöchentlich, zweiwöchentlich oder monatlich. Die Wäsche wird gewaschen, gebügelt und wiedergebracht. Auf Wunsch wird auch ein kostenpflichtiger Nähservice (Ausbesserungsarbeiten) angeboten. Der Wäschepflegedienst ist an den Bezug von Pflegegeld gebunden.

28.4.7 Essen auf Rädern

Für Klientinnen, die nicht mehr in der Lage sind, ihr tägliches Essen selbst zuzubereiten, besteht die Möglichkeit der täglichen Zustellung von fertigen Mahlzeiten. Dabei stehen verschiedene Menüformen zur Auswahl, z.B. Voll-/Normalkost, leicht verdauliche Kost, Diabetikermenüs, vegetarische Menüs. Die Förderung der täglichen Zustellung von Essen auf Rädern ist an den Bezug von Pflegegeld und an den entsprechenden Bedarf gebunden. Unabhängig vom Bezug von Pflegegeld besteht die Möglichkeit der Zustellung von Wochenmenüs.

28.4.8 Familienhilfe

Können Familienmitglieder z.B. durch einen Krankenhausaufenthalt ihren Aufgaben nicht nachkommen, übernimmt stellvertretend, ergänzend, entlastend oder unterstützend die Familienhelferin Aufgaben im hauswirtschaftlichen, pädagogischen, pflegerischen und sozialen Bereich in der Familie. Die Familienhilfe kann zumeist 4–6 Wochen in Anspruch genommen werden. Auskünfte erteilen die Ämter für Jugend und Familie.

28.4.9 Kinderbetreuung daheim

Die Kinderbetreuung ist ein Betreuungsdienst für erkrankte Kinder bis zum 12. Lebensjahr. Dieser Dienst bietet Hilfe für berufstätige Eltern oder Alleinerziehende, welche die gesetzliche Pflegefreistellung bereits verbraucht haben. Der Einsatz kann bis zu 9,5 Stunden pro Tag erfolgen und dauert so lange, solange das Kind erkrankt ist.

28.4.10 Mobile Ergotherapie

Ergotherapeutinnen beraten über die Auswahl und den Einsatz von Hilfsmitteln und bei Wohraumadaptierungen (kann auch ein Haus sein). Ergotherapie setzt wichtige Maßnahmen zur Rehabilitation von kranken, behinderten, älteren und pflegebedürftigen Personen und hat das Ziel, die Selbstständigkeit zu stärken bzw. wiederherzustellen. Die Therapeutinnen unterstützen beim Selbsthilfetraining (An- und Ausziehen, Körperpflege etc.), beim Funktionstraining (z.B. nach einem Schlaganfall) und beim neuropsychologischen Training (z.B. Orientierung, Gedächtnis, Konzentration etc.). Für die Therapie ist eine ärztliche Verordnung notwendig.

28.4.11   Tageszentren für Seniorinnen

Die Tageszentren bieten vielfältige Möglichkeiten der Tagesbetreuung für Menschen, die ihre selbstständige Lebensführung trotz hohen Alters, Betreuungs- und Pflegebedarfs sowie einer Behinderung nicht aufgeben möchten.

Gemeinsame Aktivitäten wie Bewegungsgruppen, Gedächtnistraining, Werk-, Keramik-, Musik-, Literatur- und Theatergruppen, Ausflüge und Feste bieten eine abwechslungsreiche Tagesgestaltung. Manche Tageszentren haben sich auf besondere Klientengruppen spezialisiert, z.B. auf Menschen mit Multipler Sklerose oder auf Schlaganfallpatienten.

28.4.12   Kontinenzberatung

Inkontinenz ist noch immer ein Tabuthema. Die meisten Formen können jedoch gebessert oder sogar geheilt werden. Die Kontinenzberatung des Fonds Soziales Wien bietet kostenlose Information und Beratung an. Dies erfolgt auf Wunsch auch anonym in den Beratungszentren »Pflege und Betreuung« oder im Rahmen eines Hausbesuchs.

28.4.13   Seniorenwohngemeinschaften

In betreuten Wohngemeinschaften für Seniorinnen können ältere Menschen, die aus körperlichen, sozialen oder psychischen Gründen nicht alleine wohnen können oder möchten, gemeinsam leben. Die Bewohnerinnen können auf Wunsch soziale Dienste (wie Heimhilfe, Hauskrankenpflege, Essen auf Rädern in Anspruch) nehmen.

Rechtliche Grundzüge für Heimhelferinnen

Ruth Kaltenbacher und Siegfried Weilharter

E. Jedelsky (Hrsg.), *Heimhilfe*,
DOI 10.1007/978-3-662-46106-8_29, © Springer-Verlag Berlin Heidelberg 2016

Das Zusammenleben von Menschen in einer Gemeinschaft bedarf einer Ordnung. Es gibt verschiedene gesellschaftliche Ordnungen, z.B. Recht, Sitte, Moral, die diese Aufgabe erfüllen. Das Recht schafft allgemeinverbindliche und im Gegensatz zu anderen Ordnungen durchsetzbare Regeln, die auch als Normen (Sollensvorschriften) bezeichnet werden. Norm bedeutet, dass jemand etwas tun oder unterlassen soll oder zu einem Verhalten ermächtigt ist. Die Summe aller Normen ist die Rechtsordnung.

29.1   Privatrecht

Das Privatrecht regelt die Rechtsbeziehungen von Rechtssubjekten (Rechtspersonen) untereinander. Es stellt gesetzliche Rahmenbedingungen zur Verfügung, innerhalb derer Rechtssubjekte ihre Angelegenheiten nach eigenen Vorstellungen rechtsverbindlich regeln können, z.B. Familien- und Erbrecht, Vertragsrecht.

29.1.1 Rechtssubjekt – Rechtsfähigkeit

Rechtssubjekt (Rechtsperson) ist, wer **rechtsfähig** ist. Rechtsfähig ist, wer Träger von Rechten und Pflichten sein kann. Wer Träger von Rechten und Pflichten ist, bestimmt die Rechtsordnung. Natürliche Personen (also Menschen) sind rechtsfähig. Niemand ist davon ausgenommen, so sind z.B. auch Bewusstlose oder Kleinkinder rechtsfähig. Die Rechtsordnung kennt aber auch juristische Personen, z.B. Vereine, Aktiengesellschaften, die ebenfalls Träger von eingeschränkten Rechten und Pflichten sind.

29.1.2 Handlungsfähigkeit

Handlungsfähig ist, wer rechtswirksam durch eigenes Verhalten Rechte und Pflichten begründen kann, z.B. Verträge schließen oder ein Testament verfassen. Der Umfang der Handlungsfähigkeit richtet sich nach dem Alter und dem Geisteszustand eines Menschen. Personen unter 7 Jahren sind vollkommen geschäftsunfähig, unmündig Minderjährige zwischen 7 und 14 Jahren sind beschränkt geschäftsfähig, mündig Minderjährige zwischen 14 und 18 Jahren sind erweitert beschränkt geschäftsfähig. Mit Vollendung des 18. Lebensjahres erreicht der geistig Gesunde die volle Geschäftsfähigkeit. **Deliktsfähig** ist, wer aus eigenem rechtswidrigen Verhalten schadenersatzpflichtig werden kann.

29.1.3 Vorsorgevollmacht – Vertretungsbefugnis nächster Angehöriger – Sachwalterschaft

Mit dem Sachwalterrechts-Änderungsgesetz 2006 (SWRÄG 2006) traten (per 1. Juli 2007) umfangreiche Veränderungen in der Vertretung von geistig behinderten und psychisch kranken Personen in Kraft.

Eine **Vorsorgevollmacht** ermöglicht jemandem zu einem Zeitpunkt, an dem er noch über seine Geschäftsfähigkeit, Einsichts- und Urteilsfähigkeit verfügt, eine andere Person (seines Vertrauens) für den Fall, dass er seine Angelegenheiten nicht mehr selbst regeln kann, z.B. bei

Auftreten einer Demenzerkrankung, geistigen Verwirrtheit, länger dauernden Bewusstlosigkeit nach einem Schlaganfall etc., als zukünftigen Vertreter zu betrauen.

Es handelt sich hierbei um einen sogenannten Bevollmächtigungsvertrag, d.h., der Bevollmächtigte muss seiner Bevollmächtigung zustimmen. In dieser wird festgelegt, welche bestimmte Aufgaben (z.B. Zustimmung in ärztliche Behandlungen, Abschluss von Kaufverträgen usw.) er zu besorgen bzw. erledigen soll, wenn der Vollmachtgeber seine Geschäftsfähigkeit, Einsichts- und Urteilsfähigkeit verliert.

Für die Errichtung einer Vorsorgevollmacht gelten bestimmte Formerfordernisse. Abhängig vom Inhalt der Verfügung ist eine solche vor einem Notar oder Rechtsanwalt oder bei Gericht zu errichten, insbesondere wenn die Vollmacht auch in medizinische Behandlungen, die gewöhnlich mit einer schweren oder nachhaltigen Beeinträchtigung der körperlichen Unversehrtheit oder der Persönlichkeit verbunden sind, oder Entscheidungen über die dauerhafte Änderung des Wohnortes umfasst.

Eine besondere Form der Vorsorgevollmacht ist die **Sachwalterverfügung**. Hierin wird bestimmt, wer im Anlassfall (Verlust der Geschäftsfähigkeit bzw. der Einsichts- und Urteilsfähigkeit) zum Sachwalter bestellt werden soll.

Wurde nicht durch Errichtung einer Vorsorgevollmacht vorgesorgt und ist auch noch kein Sachwalter bestellt, so besteht für bestimmte Rechtsgeschäfte des täglichen Lebens, die den Lebensverhältnissen der davon Betroffenen entsprechen, eine **Vertretungsbefugnis durch nächste Angehörige**. Der Begriff »Rechtsgeschäfte« meint Tätigkeiten im Zuge der Haushaltsführung, Organisation der Pflege, Zustimmung zu nicht schweren medizinischen Behandlungen, Geltendmachung von finanziellen Ansprüchen, wie Pflegegeld, Sozialhilfe etc.

Als nächste Angehörige gelten der im gemeinsamen Haushalt lebende Ehegatte, der mindestens drei Jahre im gemeinsamen Haushalt lebende Lebensgefährte, die volljährigen Kinder und Eltern.

Kann eine Person Ihre Angelegenheiten nicht mehr selbst besorgen und will der nächste Angehörige für ihn tätig werden, so hat er seine Vertretungsbefugnis im Österreichischen Zentralen Vertretungsverzeichnis ÖZVV registrieren zu lassen. Dazu sind ein Nachweis des Verwandtschaftsverhältnisses zur betroffenen Person und ein entsprechendes ärztliches Zeugnis, worin bestätigt wird, dass der Vertretene aufgrund einer psychischen Erkrankung oder geistigen Behinderung nicht mehr in der Lage ist, die Geschäfte des täglichen Lebens ohne Nachteil für sich selbst zu besorgen, erforderlich.

Besteht zu bestimmten Angehörigen kein Vertrauen, so kann ein Widerspruch im ÖZVV, das von der Österreichischen Notariatskammer geführt wird, erfolgen.

Wenn es sich um Angelegenheiten handelt, für die durch eine Vertretungsbefugnis nächster Angehöriger oder eine Vorsorgevollmacht nicht vorgesorgt ist, wird im Regelfall eine **Sachwalterschaft** notwendig. Die Einleitung eines Verfahrens zur Bestellung eines Sachwalters erfolgt auf Antrag der behinderten Person beim zuständigen (Pflegschafts-)Gericht. Allerdings kann jeder die Einleitung eines Verfahrens anregen.

Ein Sachwalter kann für einzelne oder mehrere Aufgaben und Angelegenheiten bestellt werden. Der Betroffene ist dann entweder absolut geschäftsunfähig oder nur in jenen Bereichen geschäftsfähig, für die kein Sachwalter bestellt wurde.

Der Sachwalter wird vom (Pflegschafts-)Gericht überwacht, für bestimmte Tätigkeiten ist vom Sachwalter eine gerichtliche Genehmigung einzuholen. Eine Sachwalterschaft kann erweitert, eingeschränkt oder wieder aufgehoben werden, sie endet sofort, wenn der Besachwaltete stirbt.

29.1.4 Haftungsrecht

Hier wird lediglich die **Verschuldenshaftung** im Rahmen des Schadenersatzrechtes des Allgemeinen Bürgerlichen Gesetzbuches behandelt. Grundsätzlich gilt: Wer einen Schaden erleidet, hat ihn selbst zu tragen. Bei Vorliegen bestimmter Voraussetzungen, nämlich Schaden, Kausalität, Rechtswidrigkeit und Verschulden, hat der Geschädigte einen Anspruch gegen den Schädiger auf Ersatz seines Schadens.

Schaden   Schaden ist jeder Nachteil, der jemandem an Vermögen, Rechten oder seiner Person zugefügt worden ist. Der Schaden an geldwerten Gütern, z.B. der Bruch eines Brillenglases oder die Beschädigung eines Fahrzeuges, wird materieller Schaden oder Vermögensschaden genannt. Immaterieller Schaden (Nichtvermögensschaden) ist ein Schaden, der nicht das Vermögen einer Person betrifft, z.B. Körper- oder Ehrverletzungen. Tritt kein Schaden ein, hat der gröbste Fehler keine schadenersatzrechtlichen Konsequenzen.

Kausalität   Unter Kausalität versteht man einen ursächlichen Zusammenhang zwischen dem Verhalten des Schädigers und dem Eintritt des Schadens. Das Verhalten kann eine Handlung oder eine Unterlassung sein. Der Schädiger muss grundsätzlich nur für jene Nachteile einstehen, die durch sein Verhalten verursacht wurden. Für atypische bzw. zufällige Kausalverläufe haftet der Schädiger nicht.

Rechtswidrigkeit   Ein Verhalten ist dann rechtswidrig, wenn es gegen vertragliche Verpflichtungen, ein Gebot oder Verbot der Rechtsordnung (z.B. die Ausführung von Tätigkeiten durch eine Heimhelferin, die im Berufsrecht keine Deckung finden) oder gegen die guten Sitten verstößt.

Verschulden   Verschulden ist die persönliche Vorwerfbarkeit des rechtswidrigen Verhaltens. Es werden drei Verschuldensgrade unterschieden: leichte Fahrlässigkeit, grobe Fahrlässigkeit und Vorsatz. Leichte Fahrlässigkeit meint ein Verschulden, das auch einem sorgfältigen Menschen einer bestimmten Bezugsgruppe, z.B. der Berufsgruppe der Heimhelferinnen, unterlaufen kann. Grobe Fahrlässigkeit liegt bei einem Verhalten vor, das einer sorgfältigen Vergleichsperson niemals passieren würde. Vorsatz liegt vor, wenn der Schädiger bewusst rechtswidrig handelt, den schädigenden Erfolg vorsieht und sich mit seinem Eintritt abfindet. Diese Unterscheidung ist wegen der unterschiedlichen Rechtsfolgen, insbesondere hinsichtlich des Umfanges des Schadenersatzes, von Bedeutung.

Delikts- und Vertragshaftung   Im Zweifel gilt die Vermutung, dass ein Schaden ohne Verschulden eines anderen entstanden ist. Bei der Deliktshaftung (ist ein Eingriff in sogenannten absolute Rechte, wie z.B. Leben, Gesundheit, Eigentum) muss der Geschädigte jedenfalls ein Verschulden des Schädigers behaupten und unter Beweis stellen. Wird ein Schaden im Rahmen der Erfüllung eines Vertrags herbeigeführt, muss der Schädiger behaupten und beweisen, dass ihn kein Verschulden an der Entstehung des Schadens trifft (Beweislastumkehr).

Haftung mehrerer Schädiger   Wenn mehrere Personen einen Schaden fahrlässig herbeiführen und sich die einzelnen Anteile bestimmen lassen, verantwortet jeder nur den durch sein Verhalten verursachten Schaden. Wurde der Schaden vorsätzlich zugefügt oder lassen sich die Anteile der Einzelnen nicht bestimmen, haften alle solidarisch, also jeder für den ganzen

Schaden (»Einer für alle und alle für einen«). Derjenige, der den Schaden ersetzt hat, hat einen Regressanspruch (Rückersatzanspruch) gegen die anderen Schädiger.

Mitverschulden des Geschädigten   Hat der Geschädigte zum Eintritt des Schadens schuldhaft beigetragen (Eigenverschulden), haftet er verhältnismäßig mit dem Schädiger – lassen sich die Anteile nicht bestimmen, geschieht dies zu gleichen Teilen. Der Geschädigte ist verpflichtet, seinen Schaden so gering wie möglich zu halten (Schadensminderungspflicht).

Haftung für fremdes Verhalten   Jeder haftet grundsätzlich nur für sein eigenes Verhalten. In einer Ausnahme jedoch bestimmt die Rechtsordnung auch die Haftung für fremdes Verhalten, nämlich die Haftung des Geschäftsherrn für seine Gehilfen. Es wird zwischen Erfüllungsgehilfen und Besorgungsgehilfen unterschieden. Erfüllungsgehilfe ist eine Person, deren sich ein Geschäftsherr, z.B. ein Arbeit- bzw. Dienstgeber, zur Erfüllung seiner vertraglichen Verpflichtung, z.B. der Betreuung von Klientinnen durch Heimhelferinnen, bedient. Er haftet für das Verhalten der Erfüllungsgehilfen, wie für sein eigenes. Besorgungsgehilfe ist eine Person, deren sich ein Geschäftsherr zur Besorgung seiner sonstigen Tätigkeiten bedient. Der Geschäftsherr haftet hier nur, wenn er eine untüchtige oder wissentlich gefährliche Person zur Besorgung seiner sonstigen Tätigkeiten heranzieht. Der Geschäftsherr hat also für Schäden, die von seinen Gehilfen verursacht werden, einzustehen. Der Geschäftsherr hat aber einen Rückersatzanspruch gegen seine Gehilfen. Die Höhe des Rückersatzes richtet sich nach dem Grad des Verschuldens der Gehilfen.

Art des Schadenersatzes   Der Geschädigte soll so gestellt werden, als wäre der Schaden nicht eingetreten (Naturalersatz). Ist ein Naturalersatz nicht möglich, ist der Schaden in Geld abzugelten.

Geltendmachung   Schadenersatzansprüche müssen binnen drei Jahren ab Kenntnis des Schadens und des Schädigers gerichtlich geltend gemacht werden, ansonsten tritt eine Verjährung ein. Endgültig erlischt ein Schadenersatzanspruch nach 30 Jahren.

29.2   Öffentliches Recht

Das öffentliche Recht bzw. öffentlich rechtliche Rechtsverhältnisse können durch Über- und Unterordnung charakterisiert werden. Das Wiener Sozialbetreuungsberufegesetz (WSBBG) wird z.B. dem öffentlichen Recht zugerechnet.

29.2.1 Ausgewählte Aspekte des Berufsrechts der Heimhilfe

Im Folgenden werden ausgewählte Aspekte des Berufsrechts der Heimhelferinnen anhand des Wiener Sozialbetreuungsberufegesetzes (WSBBG) dargestellt.

Das Gesetz wurde aufgrund einer vertraglichen Vereinbarung (sogenannte §15 a Vereinbarung) zwischen dem Bund und den Ländern vom Land Wien erlassen. Derartige Vereinbarungen zwischen dem Bund und den einzelnen Bundesländern sollen sicherstellen, dass in allen Bundesländern ähnliche Gesetze erlassen werden und so die Ausbildung und das Berufsbild der Heimhelferinnen in allen Bundesländern einheitlich sind.

Im § 5 WSBBG werden die allgemeinen Berufspflichten geregelt. Ein Diskriminierungsverbot soll sicherstellen, dass Heimhelferinnen ihren Beruf ohne Unterschied der Person gewissenhaft ausüben. Das Wohl und die Gesundheit der betreuten Menschen sind unter Einhaltung der hiefür geltenden Vorschriften und nach Maßgabe der fachlichen Erkenntnisse und Erfahrungen zu wahren.

§ 6 regelt die Verschwiegenheitspflicht. Heimhelferinnen sind zur Verschwiegenheit über alle ihnen in Ausübung ihres Berufs anvertrauten oder bekannt gewordenen Geheimnisse verpflichtet. Diese Verschwiegenheitspflicht gilt jedoch u.a. dann nicht, wenn die durch die Offenbarung des Geheimnisses betroffene Person die Heimhelferin von der Geheimhaltung entbunden hat, wenn also beispielsweise die zu betreuende Klientin oder der zu betreuende Klient ausdrücklich will, dass die Heimhelferin einer Vertrauensperson Auskunft erteilt.

§ 7 WSBBG normiert die Aufgaben der Heimhelferin, wobei zwischen einem eigenverantwortlichen Bereich und einem Bereich, in dem Tätigkeiten der Basisversorgung durchgeführt werden, zu unterscheiden ist.

Eigenverantwortlicher Bereich   Hier werden Heimhelferinnen auf Anordnung von Klientinnen und Klienten oder Angehörigen der Sozial- und Gesundheitsberufe tätig. Es werden Aufgaben im hauswirtschaftlichen Bereich ausgeführt. Der eigenverantwortliche Bereich umfasst insbesondere

- hauswirtschaftliche Tätigkeiten, v.a. Sorge für Sauberkeit und Ordnung in der unmittelbaren Umgebung der betreuten Personen,
- Beheizen der Wohnung, Beschaffen des Brennmaterials,
- Unterstützung bei Besorgungen außerhalb des Wohnbereichs,
- Unterstützung bei der Zubereitung und Einnahme von Mahlzeiten,
- einfache Aktivierung, wie Anregung zur Beschäftigung,
- Förderung von Kontakten im sozialen Umfeld,
- hygienische Maßnahmen wie die Wäschegebarung,
- Beobachtung des Allgemeinzustandes und rechtzeitiges Herbeiholen von Unterstützung durch andere Berufsgruppen,
- Unterstützung von Pflegepersonal und
- Dokumentation.

Bereich, in dem Tätigkeiten der Basisversorgung durchgeführt werden   Diese Tätigkeiten dürfen ausschließlich nach Anleitung und Aufsicht von Angehörigen des gehobenen Dienstes für Gesundheits- und Krankenpflege durchgeführt werden.

Die Tätigkeiten der Basisversorgung umfassen Unterstützung
- bei der Körperpflege,
- beim An- und Auskleiden,
- bei der Nahrungs- und Flüssigkeitsaufnahme,
- im Zusammenhang mit Ausscheidungen,
- beim Lagern,
- bei der Einnahme und Anwendung von Arzneimitteln sowie
- der Bewegungsfähigkeit (bzw. Förderung dieser).

Schließlich beinhaltet § 13 WSBBG eine Fortbildungspflicht für Heimhelferinnen. Es besteht die Verpflichtung, im Zeitraum von zwei Jahren fachspezifische Fortbildungen im Ausmaß von mindestens 16 Stunden zu absolvieren.

29.2.2 Grund- und Freiheitsrechte

Die Rechtsordnung räumt jedem und jeder Grund- und Freiheitsrechte ein, über deren Einhaltung Höchstgerichte wachen. Eingriffe in die Grund- und Freiheitsrechte bedürfen in der Regel einer gesetzlichen Grundlage.

Menschenwürde Die Menschenwürde ist unantastbar und unter allen Umständen zu achten und zu wahren.

Recht auf Leben Dieses Recht umfasst den Schutz des Lebens und der körperlichen Integrität. Der Staat kommt seiner Verpflichtung dadurch nach, indem er entsprechende Schutzgesetze erlässt, z.b. Schutz von Leib und Leben im Strafrecht.

Recht auf Achtung des Privat- und Familienlebens Dieses Recht schützt die Privatsphäre des Menschen. Als Privatsphäre sind u.a. spezifische Interessen, Neigungen und Gewohnheiten einer Person, etwa das Intimleben oder geschlechtliche Neigungen, zu verstehen. Zur Privatsphäre zählen auch Gesundheitsdaten.

Recht auf Freiheit Dieses Recht schützt einerseits vor willkürlicher Verhaftung, andererseits vor jeglicher willkürlicher Beschränkung der persönlichen Freiheit. Ein Freiheitsentzug bzw. eine Freiheitsbeschränkung bedarf eines gesetzlichen Grundes, z.B. Freiheitsentzug als Strafe oder wegen Tatverdachts. Es kann ein Freiheitsentzug bzw. eine Freiheitsbeschränkung auch wegen einer Krankheit erfolgen, z.B. wenn der Betreffende eine Gefahrenquelle für die Ausbreitung ansteckender Krankheiten ist (»Zwangsbehandlung« aufgrund einschlägiger Sanitätsgesetze) oder eine Person wegen ihrer psychischen Erkrankung sich oder andere gefährdet (freiheitsentziehende oder freiheitsbeschränkende Maßnahmen aufgrund des Unterbringungsgesetzes oder des Heimaufenthaltsgesetzes).

Recht auf Datenschutz Dieses Recht schützt die Geheimhaltung anvertrauter personenbezogener Daten, soweit ein schutzwürdiges Interesse daran besteht. Überdies besteht Schutz vor unberechtigter Ermittlung und unberechtigter Weitergabe von Daten. Jeder, der Daten sammelt, muss dafür einen berechtigten Grund haben und hat bestimmte Pflichten zu erfüllen (Melde- und Informationspflichten). Der in seinen Rechten Betroffene hat ein Auskunftsrecht und das Recht auf Richtigstellung/Löschung von Daten. Das Recht auf Löschung besteht jedoch nur, wenn dem keine gesetzlichen Pflichten entgegenstehen, z.B. die Pflicht der Heimhelferin zur Dokumentation. Gesundheitsdaten sind besonders schutzwürdige Daten.

29.2.3 Patientenrechte

Patientenrechte stellen eine Umsetzung der Grund- und Freiheitsrechte im Gesundheits- und Sozialwesen dar. Es dürfen beispielsweise die im Folgenden aufgelisteten Patientenrechte angeführt werden.

Patientenrechte (Beispiele)

- Recht auf rücksichtsvolle Behandlung
- Recht auf ausreichende Wahrung der Privatsphäre
- Recht auf Vertraulichkeit
- Recht auf fachgerechte und möglichst schmerzarme Behandlung und Pflege
- Recht auf Aufklärung und umfassende Information über Behandlungsmaßnahmen und Risken
- Recht auf Zustimmung zur Behandlung oder Verweigerung der Behandlung
- Recht auf Einsicht in die Krankengeschichte
- Recht auf vorzeitige Entlassung
- Recht auf religiöse Betreuung und psychische Unterstützung
- Recht auf Sterbebegleitung
- Recht auf würdevolles Sterben und Kontakt mit Vertrauenspersonen

In allen Bundesländern wurden zur Durchsetzung und Wahrung der Patientenrechte **Patientenanwaltschaften/-vertretungen**, die idR auch für Angelegenheiten der Pflege zuständig sind, eingerichtet. Die Patientenanwälte/-vertreter sind weisungsfrei und unabhängig. Die Inanspruchnahme ist kostenfrei. Die Patientenanwaltschaften/-vertretungen beraten und informieren, prüfen konkrete Beschwerden und Anliegen von Patienten und deren Angehörigen, klären Mängel und Missstände auf, unterstützen bei der außergerichtlichen Schadensregulierung bei Patientenschäden und arbeiten mit allen Organisationen und Einrichtungen im Gesundheits- und Sozialwesen zusammen.

Überdies besteht seit dem Jahr 2001 eine gesetzliche Regelung, die in allen Bundesländern einen **Patientenentschädigungsfonds** für nicht eindeutige Haftungsfälle im stationären und ambulanten Krankenhausbereich vorsieht. In manchen Bundesländern können auch Patienten, bei deren Behandlung es zu (dann aufgeklärten) Komplikationen kam, die ihrerseits zu einer erheblichen Schädigung geführt haben, aus diesen Fonds entschädigt werden. Hinsichtlich der Höhe der Entschädigung bestehen aber beachtliche Unterschiede.

Serviceteil

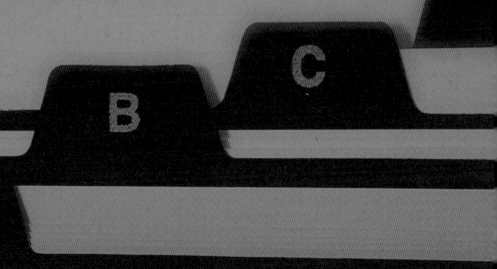

E. Jedelsky (Hrsg.), *Heimhilfe*,
DOI 10.1007/978-3-662-46106-8 © Springer-Verlag Berlin Heidelberg 2016

Literatur

Abrams G et al. The standardisation of terminology in lower urinary tract funtion. Neurology and Urododynamics 21(2); 167–171 (2002)

Antonovsky A. Salutogenese. Zur Entmystifizierung der Gesundheit. dgvt, Tübingen 1997

Arets J, Obex F, Vaessen J, Wagner F. Professionelle Pflege. Theoretische und praktische Grundlagen, Bd. 1. Eicanos, Bocholt 1996

Argyle M. Körpersprache und Kommunikation. Junfermann, Paderborn 1979

Arndt M. Ethik denken – Maßstäbe zum Handeln in der Pflege. Thieme, Stuttgart 1996

Arndt M. Ethik denken – Maßstäbe zum Handeln in der Pflege, 2. Aufl. Thieme, Stuttgart 2007

Asmussen-Clausen M. Praxisbuch Kinaesthetics: Erfahrungen zur individuellen Bewegungsunterstützung auf Basis der Kinästhetik. Urban & Fischer, München 2006

Aulbert E, Zech D. Lehrbuch der Palliativmedizin. Schattauer, Stuttgart 1997

Bateson G. Geist und Natur. Eine notwendige Einheit, 5. Aufl. Suhrkamp, Frankfurt am Main 1997

Baumgartner I, Häfele W, Schwarz M, Sohm K. OE-Prozesse. Die Prinzipien systemischer Organisationsentwicklung. Ein Handbuch für Beratende, Gestaltende, Betroffene, Neugierige und OE-Entdeckende, 5. Aufl. Haupt, Bern Stuttgart Wien 1998

Becker P. Prävention und Gesundheitsförderung. In: Schwarzer R (Hrsg) Gesundheitspsychologie, 2. Aufl. Hogrefe, Göttingen 1997, S 517–534

Berzlanovich A, Schleicher B, Rásky É. Gewalt gegen ältere Pflegebedürftige. Medical Tribune, Plattform Geriatrie 39, 30 (2012a)

Berzlanovich A, Schöpfer J, Keil W. Todesfälle bei Gurtfixierungen. Dtsch Arztebl 109(3), 27–32 (2012b)

Berzlanovich A, Schleicher B, Rásky É. Gerichtsverwertbare Dokumentation von Gewalt. Praxis Pflegen 17, 19 (2014)

Bieli-Brunner M. »Es war immer so selbstverständlich …«. Eine qualitative Untersuchung über das Erleben und die Bedeutung einer fortschreitenden Krebserkrankung im Zusammenhang mit veränderter Leistungsfähigkeit, Bewältigung und Lebensqualität. In: Mayer H (Hrsg) Pflegeforschung. Aus der Praxis für die Praxis, Bd. 1: Qualitative Forschungsarbeiten aus dem Berufsfeld Pflege. Facultas, Wien 2000

Bienstein C, Fröhlich A. Basale Stimulation in der Pflege. Die Grundlagen. Bundesverband für Körper- und Mehrfachbehinderte e. V. Kallmeyer'sche Verlagsbuchhandlung, Düsseldorf 2003

Birkenbihl VF. Kommunikationstraining. Zwischenmenschliche Beziehungen erfolgreich gestalten, 11. Aufl. mvg, München 1991

Blöink M, Husser J. Psychiatrische Erkrankungen. In: Oswald W, Herrmann W, Kanowski S, Lehr UM, Thomae H (Hrsg) Gerontologie. Medizinische, psychologische und sozialwissenschaftliche Grundbegriffe, 2. überarb. u. erw. Aufl. Kohlhammer, Stuttgart 1991

Böhm E. Alte verstehen. Grundlagen und Praxis der Pflegediagnose, 2. Aufl. Psychiatrie-Verlag, Bonn 1992a

Böhm E. Ist heute Montag oder Dezember? Erfahrungen mit der Übergangspflege. Psychiatrie-Verlag, Bonn 1992b

Böhm E. Verwirrt nicht die Verwirrten. Neue Ansätze geriatrischer Krankenpflege, 6. Aufl. Psychiatrie-Verlag, Bonn 1992c

Borchert M. et al. Älterwerden – Lust oder Last. ÖBV, Wien 1991

Brösskamp-Stone U, Kickbusch I, Walter U. Gesundheitsförderung und Prävention. In: Schwartz F, Badura B, Leidl R, Raspe H, Siegrist J (Hrsg) Das Public Health Buch. Gesundheit und Gesundheitswesen. Urban und Schwarzenberg, München 1998

Buber M. Das dialogische Prinzip. Lambert, Heidelberg 1973

Burisch M. Das Burnout-Syndrom – Theorie der inneren Erschöpfung, 2. Aufl. Springer, Berlin Heidelberg 1994

Bühler C. Der menschliche Lebenslauf als psychologisches Problem. Leipzig 1959

Cappell E. Neue Strukturen in der pflegerischen Versorgung: Auswirkungen auf Lebenslage und Lebensqualität pflegebedürftiger Menschen. In: Schroeter KR, Rosenthal T (Hrsg) Soziologie der Pflege. Grundlagen, Wissensbestände und Perspektiven. Juventa Verlag, Weinheim 2005

Cavanagh S. Pflege nach Orem. Lambertus, Freiburg im Breisgau 1995

Charlier S. Grundlagen der Psychologie, Soziologie und Pädagogik für Pflegeberufe. Thieme, Stuttgart 2001

Cullberg J. Krisen und Krisentherapie. In: Sonneck G et al.: Krisen – Intervention und Suizidverhütung. Ein Leitfaden für den Umgang mit Menschen in Krisen. Facultas, Wien 1985

Cyran W, Halhuber MJ. Erotik und Sexualität im Alter. G. Fischer, Stuttgart 1992

Daimler R. Verschwiegene Lust – Frauen über 60 erzählen von Liebe und Sexualität. Kiepenheuer und Witsch, Köln 1991

Deutsches Netzwerk für die Qualitätsentwicklung in der Pflege (DNQP) (Hrsg). Deutscher Expertenstandard zur Förderung der Kontinenz 2007

Dorsch F. Psychologisches Wörterbuch, 10., neubearb. Aufl. Hans Huber, Bern 1982

Eder A, Mitterbauer E. Qualitätssicherung im Wiener Netzwerk gesundheitsfördernder Schulen. In: Dür W, Pelikan J (Hrsg) Qualität in der Gesundheitsförderung. Facultas, Wien 1998

Erikson EH. Identität und Lebenszyklus. Suhrkamp, Frankfurt am Main 1980

Erikson EH. Der vollständige Lebenszyklus. Suhrkamp, Frankfurt am Main 1988

Ewels L, Simnet I (1999) Sichtweisen und Verständnis der Gesundheit. In: Naidoo J, Wills J (2003) Lehrbuch der Gesundheitsförderung. Herausgegeben von der Bundeszentrale für gesundheitliche Aufklärung, Köln, S 6–7

Ewels L, Simnet I. In: Naidoo J, Wills J (2003) Lehrbuch der Gesundheitsförderung. Herausgegeben von der Bundeszentrale für gesundheitliche Aufklärung, Köln 1999

Feldenkrais M. Bewusstheit durch Bewegung. Suhrkamp, Frankfurt am Main 2004

Feser H. Der menschliche Lebenszyklus. Fichtinger, Schwabenheim a. d. Selz 2000

Flach FF. Depression als Lebenschance, 4. Aufl. Rowohlt Taschenbuch, Reinbek bei Hamburg 2004

Franke A (2006) Modelle von Gesundheit und Krankheit. Hans Huber, Hogrefe, Göttingen 2006

Frankl VE. Ärztliche Seelsorge. dtv, München 1982

Franzkowiak P, Wenzel E. Risikoverhalten und Gesundheitsförderung. Überlegungen zu einem neuen Ansatz für Gesundheitserziehung, Forschung und Politik. International Journal of Health Education 1: 30–40 (1983)

Freudenberger H, North G. Burnout bei Frauen. Über das Gefühl des Ausgebranntseins. Fischer, Frankfurt am Main 1995

Frieling-Sonnenberg W. Das Schweigen durchbrechen – Frühkindliche Erfahrungen und gesellschaftliche Bedingungen bestimmen die Einstellung zur Sexualität im Alter (Teil 2). Altenpflege 6: 386–390 (1994)

Fürstler G, Hausmann C. Psychologie und Sozialwissenschaft für Pflegeberufe, Bd. 2. Facultas, Wien 2000

Gadamer HG. Über die Verborgenheit der Gesundheit. Suhrkamp, Frankfurt am Main 1993

Gatterer G. Neuropsychologische Behandlung im Alter. In: Metha G (Hrsg) Die Praxis der Psychologie. Springer, Wien New York (2004), S 228

GiG-net. Gewalt im Geschlechterverhältnis. Erkenntnisse und Konsequenzen für Politik, Wissenschaft und soziale Praxis. Verlag Barbara Budrich, Opladen/Farmington Hills 2008

Glasl F. Konfliktmanagement. Haupt, Bern 1980

Görgen T, Bauer R, Fritsch N, Greve W, Herbst S, Kotlenga S, Mauder B et al. »Sicherer Hafen« oder »gefahrvolle Zone«? Kriminalitäts- und Gewalterfahrungen im Leben alter Menschen. Ergebnisse einer multimethodalen Studie zu Gefährdungen älterer und pflegebedürftiger Menschen. Bundesministerium für Familie, Senioren, Frauen und Jugend, Berlin 2009

Gordon T. Managerkonferenz. Rowohlt, Reinbek bei Hamburg 1987

Greber F, Kranich C. Häusliche Gewalt: Manual für Fachleute 2013

Grobner C. Sterben im Krankenhaus. Pflege bei sterbenden Menschen und Patient/innen. Diplomarbeit, Wien 2009

Grond E. Pflege Inkontinenter. Brigitte Kunz Verlag, Hannover 1997

Großklaus-Seidel M. Ethik im Pflegealltag. Wie Pflegende ihr Handeln reflektieren und begründen können. Kohlhammer, Stuttgart 2002

Grundböck A, Nowak P, Pelikan J. Gesundheitsförderung – eine Strategie für Krankenhäuser im Umbruch. Facultas, Wien 1997

Grundböck A, Nowak P, Pelikan J. Neue Herausforderungen für Krankenhäuser. Qualität durch Gesundheitsförderung – Gesundheitsförderung mit Qualität. Facultas, Wien 1998

Grundel A, Liepe K, Fuchs-Römmelt U, Möller K, Hocher R, Grewe HA, Blättner B. Dokumentation auffälliger Befunde bei Pflegebedürftigen. Handlungsempfehlungen für Pflegefachkräfte. Pg-papers 01 – Diskussionspapiere aus dem Fachbereich Pflege und Gesundheit der Hochschule Fulda 2014

Habermann M. »Interkulturelle Kompetenz«. Schlagwort oder handlungsleitende Zielvorstellung in der Altenpflege. Pflege und Gesellschaft (2003) 1

Hatch F, Maietta L. Kinästhetik. Gesundheitsentwicklung und menschliche Aktivitäten. Urban & Fischer, München 2006

Havighurst RJ. Successful agin. In: Williams RH, Tibbits C, Donahue W (eds) Process of Aging. New York 1963

Heißenberg A. Berufliche Handlungskompetenz. In: Lauber A (Hrsg) Grundlagen beruflicher Pflege. Thieme, Stuttgart 2001

Hellbernd H, Brzank P, Wieners K, Maschewsky-Schneider U. Häusliche Gewalt gegen Frauen: gesundheitliche Versorgung – Das S.I.G.N.A.L.-Interventionsprogramm. Handbuch für die Praxis. Wissenschaftlicher Bericht. Bundesministerium für Familie, Senioren, Frauen und Jugend, Berlin 2004

Herkner W. Psychologie. Springer, Wien New York 1986

Herkner W. Einführung in die Sozialpsychologie. Huber, Bern 1992

Herriger N. Empowerment in der sozialen Arbeit. Eine Einführung, 4., erw. u. aktual. Aufl. Kohlhammer, Stuttgart 2010

Hurrelmann K. Gesundheitssoziologie. Eine Einführung in sozialwissenschaftliche Theorien von Krankheitsprävention und Gesundheitsförderung. Juventa, Weinheim 2000

Hurrelmann K, Klotz T, Haisch J (Hrsg) Lehrbuch Prävention und Gesundheitsförderung. Huber, Bern 2004

Hurrelmann K, Klotz T, Haisch J (Hrsg) Lehrbuch Prävention und Gesundheitsförderung, 3., vollst. überarb. Aufl. Huber, Bern 2010

Janig H, Penz H, Pipam W, Likar R. Lebensqualität und Schmerz im Alter – Ergebnisse einer repräsentativen Befragung im Bundesland Kärnten. In: Likar R, Bernatzky G, Pipam W, Janig H, Sadjak A (Hrsg) Lebensqualität im Alter. Therapie und Prophylaxe von Altersleiden. Springer, Wien New York 2005, S 47–87

Janus L. Wie die Seele entsteht. Hoffmann und Campe, Hamburg 1991

Juchli L. Pflege – Praxis und Theorie der Gesundheits- und Krankenpflege. Thieme, Stuttgart 1994

Junkers G. Klinische Psychologie und Psychosomatik des Alterns. Schattauer, Stuttgart 1995

Kelly-Heidenthal P, Marthaler MT. Pflege delegieren. Huber, Bern 2008

Kesselring A. Die Lebenswelt der Patienten. Huber, Bern 1996

Kickbusch I. Die Gesundheitsgesellschaft. Verlag für Gesundheitsförderung, Werbach-Gamburg 2006

Kienzle T, Paul-Ettlinger B. Aggression in der Pflege. Kohlhammer, Stuttgart 2001

Kinigadner S, Binder-Krieglstein C, Gatterer G, Laireite A-R, Tesar N, Wolf K. Gerontopsychologie in Österreich. In: Metha G (Hrsg) Die Praxis der Psychologie. Springer, Wien New York 2004

Kolip P, Wydler H, Abel T. Gesundheit: Salutogenese und Kohärenzgefühl. Einleitung und Überblick. In: Wydler H, Kolip P, Abel T (Hrsg) Salutogenese und Kohärenzgefühl. Grundlagen, Empirie und Praxis eines gesundheitswissenschaftlichen Konzepts. Juventa, Weinheim 2000

Körtner U. Grundkurs Pflegeethik. UTB Facultas, Wien 2004

Krenn M, Papouschek U. Mobile Pflege und Betreuung als interaktive Arbeit: Anforderungen und Belastungen. Forschungsbericht. Forschungs- und Beratungsstelle Arbeitswelt (Forba), Wien 2003

Kübler-Ross E. Interviews mit Sterbenden. Kreuz-Verlag, Stuttgart 1971

Kunze U. Präventivmedizin, Epidemiologie und Sozialmedizin für Human- und Zahnmediziner, 3., überarb. Aufl. Facultas, Wien 2004

Lehner E, Schopf A, Stiehr K, Ohms C, Döhner H, Kohler S. Breaking the Taboo. Gewalt gegen ältere Frauen in der Familie: Erkennen und Handeln. Österreichisches Rotes Kreuz, Wien 2010

Mahler MS. Die psychische Geburt des Menschen. Fischer, Frankfurt 1996

Meggeneder O. Qualitätssicherung in der betrieblichen Gesundheitsförderung. In: Dür W, Pelikan J (Hrsg) Qualität in der Gesundheitsförderung. Facultas, Wien 1998

Mercado B. Heraustreten aus seiner konkret definierten Welt. Eine Herausforderung der Transkulturellen Pflege. In: Mayer H (Hrsg) Pflegeforschung aus der Praxis für die Praxis, Bd. 1. Facultas, Wien 2000

Mollenkopf H, Schakib-Ekbatan K, Oswald F, Langer N. Technische Unterstützung zur Erhaltung von Lebensqualität im Wohnbereich bei Demenz. Ergebnisse einer Literatur-Recherche. In: Deutsches Zentrum für Alternsforschung an der Universität Heidelberg, Abteilung für Soziologie und Ökologische Gerontologie (Hrsg) Forschungsberichte aus dem DZFA. Nr. 19 (April 2005) S 12ff

Motamedi S. Richtig streiten – Konflikte lösen. Kreuz-Verlag, Zürich 1997

Naidoo J, Wills J. Lehrbuch der Gesundheitsförderung. Herausgegeben von der Bundeszentrale für gesundheitliche Aufklärung. Köln 2003

Naidoo J, Wills J. Lehrbuch der Gesundheitsförderung. Herausgegeben von der Bundeszentrale für gesundheitliche Aufklärung, 2. Aufl. Köln 2010

Niven N, Robinson J. Psychologie für Pflegende. Huber, Bern 2001

Nutbeam D (2000) Gesundheitskompetenz. In: Steinbach H (2011) Gesundheitsförderung, 3. aktual. Aufl. Facultas, Wien, S 50

Nydahl P, Bartoszek G. Basale Stimulation. Neue Wege in der Intensivpflege, 3. vollst. überarb. Aufl. Urban und Fischer, München 2000

Peseschkian N. Positive Psychotherapie, 28. Aufl. Fischer, Frankfurt am Main 2004

Pflege Heute. Lehrbuch für Pflegeberufe, 5., überarb. Aufl. Urban und Fischer, München 2011

Piaget J (1938) Das Erwachen der Intelligenz beim Kinde. Klett, Stuttgart 1975

Piaget J (1937) Der Aufbau der Wirklichkeit beim Kinde. Klett, Stuttgart 1975

Piaget J (1967) Biologie und Erkenntnis. Fischer, Frankfurt am Main 1975

Pickenhain L. Basale Stimulation. Neurowissenschaftliche Grundlagen, 2. Aufl. verlag selbstbestimmtes leben, Düsseldorf 2000

Prochaska J, Di Clemente C. Stages of change in the modification of problem behaviours. Progress in behaviour modification 28: 183–218 (1989)

Prochaska J, Redding C, Evers K. The transtheoretical model and stages of change. In: Glanz K, Lewis F,

Rimder B (eds) Health Behaviour and Health Education. Jossey-Bass, San Francisco 1997, pp 60–84

Rappauer A. Heimhilfe: Beruf oder Berufung? Eine qualitative Untersuchung zur Wahrnehmung von Aus-, Fort- und Weiterbildung durch Heimhelferinnen und Expertinnen. Diplomarbeit, Universität Wien 2003

Ringel E. Das Alter wagen – Wege zu einem erfüllten Lebensabend. dtv, München 1994

Rosenmayr L. Gerosoziologie. In: Oswald WD, Herrmann WM, Kanowski S, Lehr UM, Thomae H (Hrsg) Gerontologie. Medizinische, psychologische und sozialwissenschaftliche Grundbegriffe. Kohlhammer, Stuttgart 1984, S 176–183

Rosenmayr L. Die Kräfte des Alters. Edition Atelier, Wien 1990

Roth G. Das Gehirn und seine Wirklichkeit. Kognitive Neurobiologie und ihre philosophischen Konsequenzen. Suhrkamp, Frankfurt am Main 1997

Schäffler A, Menche N, Bazlen U, Kommerell T (Hrsg) Pflege Heute. Lehrbuch und Atlas für Pflegeberufe. Urban & Fischer, München 2000

Scheibel G. Konflikte verstehen und lösen. Ein Handbuch für Betroffene und Berater. Brendo, Moers 1996

Schleicher B. Gesundheitliche Versorgung gewaltbetroffener Frauen – Ein Leitfaden für Krankenhaus und medizinische Praxis. Gesundheit Österreich, Bundesministerium für Wirtschaft, Familie und Jugend, Wien 2010

Sethi D, Wood S, Mitis F, Bellis M, Penhale B, Iborra Marmolejo I, Lowenstein A, Manthorpe G, Ulvestad Kärki F. European report on preventing elder maltreatment. World Health Organization. Genf 2011

Schulz von Thun F. Miteinander reden 1, Störungen und Klärungen. Allgemeine Psychologie der Kommunikation. Rowohlt, Reinbek bei Hamburg 1994

Schwarz F, Badura B, Leidl R, Raspe H, Siegrist J (Hrsg) Das Public Health Buch. Gesundheit und Gesundheitswesen. Urban und Schwarzenberg, München 1998

Schwarz G. Konfliktmanagement. Konflikte erkennen, analysieren, lösen, 5. Aufl. Gabler, Wiesbaden 2001

Stefan H, Allmer F, Eberl J et al. POP PraxisOrientierte Pflegediagnostik. Springer, Wien 2009

Steinbach H. Gesundheitsförderung, 3. aktual. Aufl. Facultas, Wien 2011

Stern D. Die Lebenserfahrung des Säuglings. Stuttgart, Klett-Cotta 1992

Stutz Steiger T. Gesundheitskompetenz – ein Thema auch für die Weiterbildung. Education Permanente (2011) 4, Gesundheit Santé: 4–6

Stutz Steiger T, Spycher S. Gesundheitskompetenz – Grundlage für einen neuen Blick auf die

Gesundheit. Die Volkswirtschaft. Das Magazin für Wirtschaftspolitik (2006) 12: 14–16

Suter R, Marty-Teuber B, Knobel S, Marty-Teuber S. Kinaesthetics Konzeptsystem, 3. Aufl. European Kinaesthetics Association EKA 2009

Tesar N. Psychotherapie. In: Metha G (Hrsg) Die Praxis der Psychologie. Springer, Wien New York (2004), S 227

Thilo F, Sommerhalder K, Hahn S. Gesundheitskompetenz – ein Konzept für die professionelle Pflege? In: Pflege (2012) 25(6): 427–438

Waller H. Gesundheitswissenschaft. Eine Einführung in Grundlagen und Praxis, 2., überarb. Aufl. Kohlhammer, Stuttgart 1996

Waller H. Gesundheitswissenschaft. Eine Einführung in Grundlagen und Praxis von Public Health, 3. Aufl. Kohlhammer, Stuttgart 2002

Wasan A, Wootton J, Jamison R. Dealing with difficult patients in your pain practice. Regional Anesthesia and Pain Medicine (2005) 30: 184–192

Watzlawick P et al. Lösungen: zur Theorie und Praxis menschlichen Wandels, 4. Aufl. Huber, Bern 1988

Watzlawick P et al. Menschliche Kommunikation: Formen, Störungen, Paradoxien, 8. unveränd. Aufl. Huber, Bern 1990

Wechsler D. Hamburg-Wechsler Intelligenz Test. Huber, Bern 1956

Weiglhofer H. Die Förderung der Gesundheit in der Schule. Facultas, Wien 2000

Wiendieck G. Entwicklung einer Skala zur Messung der Lebenszufriedenheit im höheren Lebensalter. Zeitschr Gerontol (1970): 136–146

World Health Organization. International Classification of Functioning, Disability and Health 2001

Wydler H, Kolip P, Abel T. Salutogenese und Kohärenzgefühl. Grundlagen, Empirie und Praxis eines gesundheitswissenschaftlichen Konzepts. Juventa, Weinheim 2000

Zedlitz-Herpertz SV. Aktivierende Förderung mit älteren Menschen. Übungssammlung. Ernst Reinhardt, München 2004

Zegelin A. »Festgenagelt sein«. Der Prozess des Bettlägerigwerdens. Huber, Bern 2005

Zimbardo P, Gerrig R. Psychologie, 7. Aufl. Springer, Berlin Heidelberg New York 2003

Zintl V. Lernen mit System. Urban und Schwarzenberg, München 1998

Internetadressen

Herriger N. Empowerment – Brückenschläge zur Gesundheitsförderung (2002). Verfügbar unter
► http://www.empowerment.de/files/Materialie-2-Empowerment-Brueckenschlaege-zur-Gesundheitsfoerderung.pdf (Zuletzt gesehen: 2.7.2014)

Herriger N (2009) Empowerment in der Arbeit mit Menschen mit Behinderung – Eine kritische

Reflexion. ▶ http://www.alle-inklusive.de/wp-content/uploads/2009/11/vortragsskript-herriger-empowerment.pdf (Zuletzt gesehen: 23.6.2014)

▶ http://arbeitsblaetter.stangl-taller.at/TEST/HALB/Testergebnis.php

Kickbusch I. Die Gesundheitsgesellschaft (2012). Verfügbar unter ▶ http://www.ilonakickbusch.com/kickbusch/gesundhietsgesellschaft/index.php (Zuletzt gesehen: 26.6.2014)

Porzolt F – ▶ http://www.rosen-coaching.de/nlp-lebensqualitaet/nlp-lebensqualitaet-test.html (Zuletzt gesehen: 1.11.2010)

Rechtsinformationssystem des Bundeskanzleramtes – ▶ http://www.ris.bka.gv.at/ Wiener Patienten-anwaltschaft: ▶ http://www.patientenanwalt.wien.at

Riegler A. Gesundheitskompetenz (2012). Verfügbar unter ▶ http://www.alexanderriegler.at/health-literacy-in-der-praxis.html (Zuletzt gesehen: 2.7.2014)

Sommerhalder K, Abel T (2007) Gesundheitskompe-tenz: eine konzeptuelle Einordnung. Bericht im Auftrag des BAG Bern. ▶ http://www.bag.admin.ch/themen/gesundheitspolitik/00388/02873/index.html?lang=de (Zuletzt gesehen: 26.06.2014)

UNHCR – ▶ http://www.unhcr.de

World Health Organization. Ottawa Charta for Health Promotion. Canadian Journal of Public Health 77: 425–430 (1986). Verfügbar unter ▶ http://www.euro.who.int/_data/assets/pdf_file/0006/129534/Ottawa-charter-G.pdf (Zuletzt gesehen: 26.06.2014)

WHO, Regionalbüro für Europa (1986) Ottawa Charta zur Gesundheitsförderung. ▶ http://www.euro.who.int/_data/assets/pdf_file/0006/129534/Otta-wa-charter-G.pdf (Zuletzt gesehen: 26.06.2014)

Stichwortverzeichnis

Printing: Ten Brink, Meppel, The Netherlands
Binding: Ten Brink, Meppel, The Netherlands